Infecções Vulvovaginais

Infecções Vulvovaginais
Segunda Edição

William J. Ledger, MD, FACOG
Professor Emeritus
Former, Obstetrician and Gynecologist in Chief Weill
Cornell Medicine, New York, USA

Steven S. Witkin, PhD
Distinguished Professor of Infection and Immunology in
Obstetrics and Gynecology Weill Cornell Medicine,
New York, USA

Revisão Técnica
Iara M. Linhares
Livre-Docente – Departamento de Obstetrícia e Ginecologia da
Faculdade de Medicina da Universidade de São Paulo
Research Associate – Department of Obstetrics and Gynecology
Weill Cornell Medicine, New York – USA

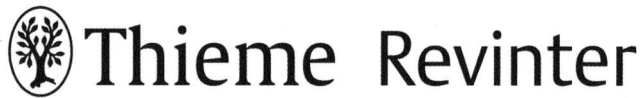

> **Dados Internacionais de Catalogação na Publicação (CIP)**
>
> L473i
>
> Ledger, William J.
> Infecções vulvovaginais/William J. Ledger e Steven S. Witkin; tradução de Iara Moreno Linhares e Nelson Gomes de Oliveira – 2. Ed. – Rio de Janeiro – RJ: Thieme Revinter Publicações Ltda, 2017.
>
> 174 p.: il; 18,5 x 26,5 cm.
>
> Título original: *Vulvovaginal Infections*
> Inclui: Bibliografia e Índice Remissivo
> ISBN 978-85-67661-28-5
>
> 1. Vagina – Doenças. 2. Vulva – Doenças. I. Witkin, Steven S. II. Título.
>
> CDD: 618.1
> CDU: 618.15/.16

Nota: O conhecimento médico está em constante evolução. À medida que a pesquisa e a experiência clínica ampliam o nosso saber, pode ser necessário alterar os métodos de tratamento e medicação. Os autores e editores deste material consultaram fontes tidas como confiáveis, a fim de fornecer informações completas e de acordo com os padrões aceitos no momento da publicação. No entanto, em vista da possibilidade de erro humano por parte dos autores, dos editores ou da casa editorial que traz à luz este trabalho, ou ainda de alterações no conhecimento médico, nem os autores, nem os editores, nem a casa editorial, nem qualquer outra parte que se tenha envolvido na elaboração deste material garantem que as informações aqui contidas sejam totalmente precisas ou completas; tampouco se responsabilizam por quaisquer erros ou omissões ou pelos resultados obtidos em consequência do uso de tais informações. É aconselhável que os leitores confirmem em outras fontes as informações aqui contidas. Sugere-se, por exemplo, que verifiquem a bula de cada medicamento que pretendam administrar, a fim de certificar-se de que as informações contidas nesta publicação são precisas e de que não houve mudanças na dose recomendada ou nas contraindicações. Esta recomendação é especialmente importante no caso de medicamentos novos ou pouco utilizados. Alguns dos nomes de produtos, patentes e *design* a que nos referimos neste livro são, na verdade, marcas registradas ou nomes protegidos pela legislação referente à propriedade intelectual, ainda que nem sempre o texto faça menção específica a esse fato. Portanto, a ocorrência de um nome sem a designação de sua propriedade não deve ser interpretada como uma indicação, por parte da editora, de que ele se encontra em domínio público.

Tradução:
IARA MORENO LINHARES (Caps. 1 a 8 e 11)
Livre-Docente do Departamento de Obstetrícia e Ginecologia da Faculdade de Medicina da Universidade de São Paulo (FMUSP)
Research Associate – Department of Obstetrics and Gynecology Weill Cornell Medicine, New York – USA

NELSON GOMES DE OLIVEIRA (Caps. 9, 10, 12 a 14)
Médico e Tradutor, RJ

Revisão Técnica:
IARA MORENO LINHARES
Livre-Docente do Departamento de Obstetrícia e Ginecologia da Faculdade de Medicina da Universidade de São Paulo (FMUSP)
Research Associate – Department of Obstetrics and Gynecology Weill Cornell Medicine, New York – USA

Título original:
Vulvovaginal Infections, Second Edition
Copyright © 2016 by Taylor & Francis Group
ISBN 978-1-4822-5752-6

© 2017 Thieme Revinter Publicações Ltda.
Rua do Matoso, 170, Tijuca
20270-135, Rio de Janeiro – RJ, Brasil
http://www.ThiemeRevinter.com.br

Thieme Medical Publishers
http://www.thieme.com

Impresso no Brasil por Intergraf Indústria Gráfica Eireli.
5 4 3 2 1
ISBN 978-85-67661-28-5

Todos os direitos reservados. Nenhuma parte desta publicação poderá ser reproduzida ou transmitida por nenhum meio, impresso, eletrônico ou mecânico, incluindo fotocópia, gravação ou qualquer outro tipo de sistema de armazenamento e transmissão de informação, sem prévia autorização por escrito.

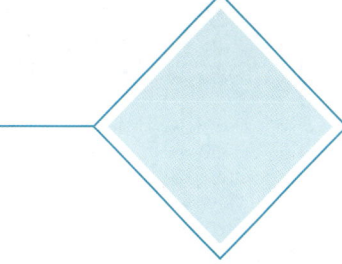

Sumário

Prefácio — vii

Capítulo 1
MICROBIOLOGIA DA VAGINA — 1
- Microbioma humano — 1
- Do nascimento à puberdade — 1
- Mulheres em idade reprodutiva — 2
- Gestação — 3
- Microbioma vulvar — 3
- Pós-menopausa — 4
- Características únicas do microbioma vaginal humano — 4
- Ácido láctico — 4
- Resumo e conclusões — 4
- Referências — 5

Capítulo 2
IMUNOLOGIA VAGINAL — 7
- Imunidade das células epiteliais vaginais — 9
- Sinalização de "perigo" pelas proteínas de choque térmico — 10
- Modulação do sistema imune por metabólitos microbianos — 10
- Produção de anticorpos no trato genital inferior — 11
- Intercurso sexual e imunidade vaginal — 11
- Resumo e conclusões — 11
- Referências — 12

Capítulo 3
DIAGNÓSTICO DA DOENÇA VULVOVAGINAL — 13
- Introdução — 13
- Foco do médico na paciente — 13
- História — 13
- Equipamentos necessários ao diagnóstico — 14
- Exame físico — 15
- Exame pélvico — 15
- Testes de laboratório com demora nos resultados — 22
  - Coloração de Gram — 22
  - Culturas — 24
  - Testes com sondas de DNA — 26
  - Testes de reação de cadeia de polimerase — 26
  - Análises independentes da cultura — 27
  - Testes de polimorfismo genético — 27
- Referências — 27

Capítulo 4
CANDIDÍASE VULVOVAGINAL — 29
- Introdução — 29
- Microbiologia — 29
- Imunologia — 30
- Diagnóstico — 32
- Tratamento — 35
- Referências — 43

Capítulo 5
VAGINOSE BACTERIANA — 47
- Introdução — 47
- Microbiologia — 48
- Imunologia — 50
- Diagnóstico — 50
- Tratamento — 54
- Referências — 55

Capítulo 6
VAGINITE POR *TRICHOMONAS VAGINALIS* — 59
- Introdução — 59
- Microbiologia — 59
- Imunologia — 60
- Diagnóstico — 61
- Tratamento — 62
- Referências — 65

Capítulo 7
VAGINOSE CITOLÍTICA, VAGINITE AERÓBICA E VAGINITE INFLAMATÓRIA DESCAMATIVA — 69
- Introdução — 69
- Microbiologia — 70
- Imunologia — 71
- Diagnóstico — 71
- Tratamento — 73
- Referências — 76

Capítulo 8
HERPES GENITAL — 77
- Introdução — 77
- Microbiologia — 78
- Imunologia — 79
- Diagnóstico — 80
- Tratamento — 83
- Referências — 86

Capítulo 9
INFECÇÕES GENITAIS POR PAPILOMAVÍRUS HUMANO 89
   Introdução 89
   Microbiologia 92
   Imunologia 93
   Prevenção 93
   Diagnóstico 95
   Tratamento 98
   Referências 100

Capítulo 10
OUTRAS DOENÇAS SEXUALMENTE TRANSMITIDAS DA VULVA E VAGINA 103
   Introdução 103
   Microbiologia e imunologia 105
   Diagnóstico 106
   Tratamento 112
   Referências 115

Capítulo 11
VULVOVAGINITE ALÉRGICA 117
   Introdução 117
   Microbiologia 118
   Imunologia 118
   Diagnóstico 119
   Tratamento 121
   Referências 124

Capítulo 12
VULVOVAGINITE MENOPÁUSICA 125
   Introdução 125
   Microbiologia 126
   Imunologia 127
   Diagnóstico 127
   Tratamento 132
   Referências 136

Capítulo 13
VESTIBULODINIA 137
   Introdução 137
   Microbiologia 138
   Imunologia 139
   Diagnóstico 140
   Tratamento 142
   Referências 146

Capítulo 14
DISTÚRBIOS DERMATOLÓGICOS CAUSANDO DOENÇA VULVAR 149
   Fundamentos 149
   Imunologia e microbiologia 149
   Lichen sclerosus 150
   Lichen planus 150
   Úlceras aftosas e doença de Behçet 150
   Pemphigus 151
   Diagnóstico 151
      Distúrbios de descamação da pele 151
      Psoríase 152
      Lichen sclerosus 152
   Doenças erosivas e inflamatórias da pele 155
   Tratamento 157
   Psoríase da vulva 157
   Referências 159

ÍNDICE REMISSIVO 161

Prefácio

Muitas transformações ocorreram desde a publicação da primeira edição deste livro em 2007. Em razão do desenvolvimento contínuo de protocolos cada vez mais sensíveis e fundamentados em amplificação de genes, houve avanços importantes na caracterização da microbiota endógena que povoa o trato genital inferior em mulheres de todas as idades. Alterações nesta microbiota, em mulheres com várias doenças vulvovaginais, também foram descritas mais claramente. Concomitantemente, houve um grande aumento na nossa compreensão geral e apreciação dos diferentes componentes dos sistemas imunes inato e adaptativo e suas interações. Isto teve como paralelo uma avaliação mais sofisticada dos mecanismos imunes que estão em atividade no trato genital feminino sadio e das alterações específicas que aumentam a suscetibilidade e as consequências de várias doenças infecciosas e não infecciosas. De um modo mais importante, houve uma apreciação aumentada das interações entre a hospedeira e o micróbio no trato genital, tendo sido enfatizada a importância destas inter-relações na promoção de saúde ou doença.

Preocupamo-nos porque muitos destes avanços científicos recentes não se difundiram entre os ginecologistas clínicos, médicos de atenção primária e dermatologistas com clínicas atarefadíssimas, ou entre os residentes e colegas destas disciplinas. A compreensão e a apreciação incompletas dos novos conhecimentos no campo das doenças vulvovaginais, infelizmente, negarão às suas pacientes uma assistência adequada. Um grande impulso para escrever uma segunda edição deste livro foi tentar alcançar os clínicos atarefados, residentes ou colegas pela explicação dos avanços nas doenças individuais de maneira que seja relevante para sua clínica.

Nesta edição, procuramos apresentar uma fundamentação científica para o tratamento de pacientes com sintomatologia vulvovaginal. Parafraseando o conselho de Euclides a Ptolomeu I, não existe uma estrada real para o tratamento das pacientes com estes problemas. Cada paciente tem um problema individual que frequentemente exigirá um investimento de tempo e atenção para obter um diagnóstico corretamente e fornecer tratamentos adequado e apropriado. Nosso objetivo neste livro é fornecer sugestões para diagnóstico e tratamento precisos que evitarão tratamentos ineficientes e desconforto e estresse para estas mulheres.

Este texto oferece uma abordagem abrangente ao assunto. Os médicos são biólogos e usam classificações para obter ordem nos seus contatos com pacientes. A Figura P. 1, de uma extensão de floresta inculta, serve como exemplo da ausência de ordem na apresentação de pacientes com sintomatologia vulvovaginal. É um quadro indefinido, sem nenhuma clareza. Nos livros médicos, esta imagem vaga da desordem da natureza se transforma no padrão de um campo plantado geometricamente, no qual cada fileira de mudas e árvores representa uma entidade clínica definida, como vaginose bacteriana, vaginite por *Candida* e vaginite por *Trichomonas* (Figura P. 2), cada uma com sintomas descritos, achados diagnósticos e tratamento. Muito frequentemente, o médico, constrangido pelo tempo, atribui arbitrariamente à paciente uma destas três entidades, sem testagem apropriada. Quando a paciente diagnosticada erradamente não responde, ela é designada novamente para outra destas três categorias. Além destas classificações erradas, estas três categorias diagnósticas não se responsabilizam por todas as pacientes com vulvovaginite. Este texto expandirá a lista de possibilidades diagnósticas e fornecerá técnicas para realizar um diagnóstico e opções de tratamento corretos. Finalmente, nós retiramos a ênfase dos sinais e sintomas clássicos de várias entidades de doença vulvovaginal. Estas apresentações clássicas não se aplicam à maioria das pacientes com problemas vulvovaginais e tiram a atenção do crescente número de mulheres assintomáticas que têm uma infecção sexualmente transmitida. Em cada um dos capítulos sobre entidades de doença vulvovaginal, são apresentadas opções de tratamento detalhadas. Detalhes de terapia são oferecidos, com ênfase particular nas nuances que podem ser aplicadas em mulheres que não respondem à medicação original prescrita, ou que respondem e a seguir tornam-se novamente sintomáticas depois que o tratamento terminou.

Tenha em mente as potenciais limitações de nossas percepções. Vulvovaginite crônica tem sido um filho adotivo da pesquisa médica em todo o mundo. Em muitos casos, a fisiopatologia da doença e a terapia adequada não estão ainda estabelecidas. Cada pesquisa clínica possui uma população distinta de pacientes e tende a fazer observações independentes e a estabelecer práticas exclusivas. As opiniões e práticas neste texto não referenciadas a um autor específico ou a outras publicações simplesmente refletem a experiência em pesquisa clínica de mais de três décadas dos autores. Agora, convidamos você a continuar a leitura.

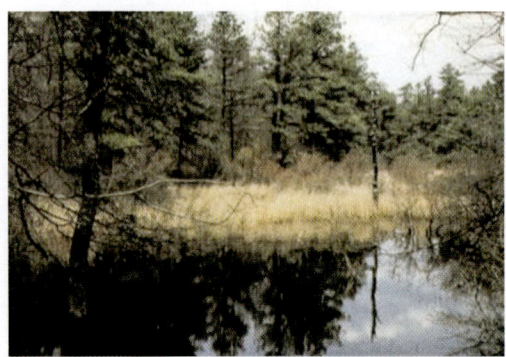

FIGURA P. 1 Uma floresta inculta. A desordem da natureza reflete os sinais e sintomas aleatórios na variada população de mulheres com vulvovaginite.

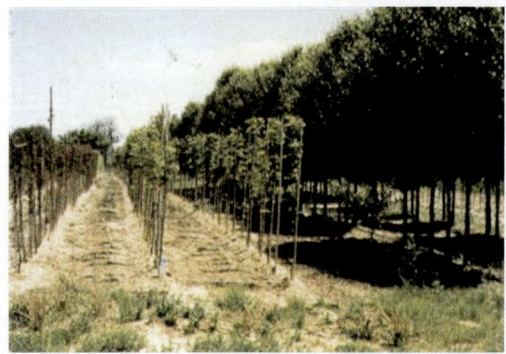

FIGURA P. 2 A ordem de plantação cultivada. Cada fileira de plantas semelhantes reflete as classificações do livro de doenças vulvovaginais, em que a primeira fileira representa vaginose bacteriana; a segunda, vulvovaginite por *Candida;* e a terceira, vulvovaginite por *Trichomonas*.

Infecções Vulvovaginais

Capítulo 1

Microbiologia da Vagina

Nos últimos anos, nossos conhecimentos sobre a microbiologia da vagina têm passado por profundas alterações. Por causa do concomitante desenvolvimento das técnicas independentes de cultura, o gene bacteriano codificador do RNA 16S ribossômico e a análise computadorizada das regiões hipervariáveis dentro deste gene permitiram a caracterização de uma importante e mais acurada imagem do microbioma vaginal. Novos estudos detalhando a composição do microbioma vaginal em ciclos menstruais consecutivos, em resposta a alterações ambientais e em diferentes estilos de vida, agora aparecem, frequentemente, na literatura médica. Esta abundante quantidade de novos dados capacita-nos a redefinir o que constitui um meio bacteriano vaginal normal, isto é, não patogênico avaliar com maior precisão obter o diagnóstico e tratar individualmente a mulher. Entretanto, nosso conhecimento dos mecanismos responsáveis pelas características do microbioma vaginal em mulheres, individualmente, nos diferentes estágios da vida, e em diversos ambientes, e os desencadeantes que induzem alterações patológicas na composição bacteriana neste sítio ainda permanecem fragmentários. Neste capítulo sumarizaremos o estado dos conhecimentos atuais sobre a composição do microbioma bacteriano no trato genital inferior sob diferentes condições e tentaremos analisar o significado biológico de tais observações. Análises posteriores e interpretações do microbioma vaginal em mulheres com definidas condições patológicas, como candidíase vulvovaginal, vaginose bacteriana e tricomoníase serão abordadas nos subsequentes capítulos destes tópicos.

MICROBIOMA HUMANO

Grandes estudos multicêntricos, multinacionais, financiados pelo governo, começaram, pela primeira vez, a definir claramente os relacionamentos íntimos e mandatórios entre os microrganismos que colonizam os diferentes sítios do corpo e a fisiologia humana. Estima-se que existam em nosso corpo 10 vezes mais células bacterianas do que células humanas, e, pelo menos, 100 vezes mais genes bacterianos do que humanos.[1] Nossa dependência de genes bacterianos para a realização das funções biológicas para nossa saúde tem sido claramente elucidada. Os papéis essenciais nutricionais, imunológicos e protetores das populações bacterianas no intestino humano estão agora bem estabelecidos. Por exemplo, transplantes fecais, em que bactérias intestinais de indivíduos saudáveis são transferidas para pessoas com problemas intestinais, têm resultado na reversão dos sintomas patológicos com sucesso.[2] Também tem havido numerosas tentativas de alterar a composição bacteriana da vagina humana pela administração de bactérias "saudáveis", tanto por via oral como pela inserção direta na vagina, ou alterando o pH vaginal com preparações acídicas exógenas. Até o momento os resultados têm sido contraditórios ou fragmentários, em razão, ao menos em parte, do conhecimento incompleto sobre o que constitui a microbiota vaginal normal. Antes de podermos utilizar bactérias exógenas, tanto cepas naturais ou microrganismos geneticamente modificados em laboratórios, ou outros produtos para corrigir supostas deficiências e promover saúde vaginal, precisamos, inicialmente, entender com maior profundidade a composição e funções das bactérias endógenas, fatores que contribuem para a variabilidade do microbioma vaginal em mulheres, individualmente. A influência de fatores genéticos, imunes e ambientais nas interações bactéria-hospedeiro também deve ser levada em consideração.

DO NASCIMENTO À PUBERDADE

O dogma prevalente é que o trato genital superior feminino é estéril, e que o bebê recém-nascido primeiro se torna colonizado com bactérias após a ruptura das membranas materno-fetais e/ou durante a passagem através da vagina. Esta é, provavelmente, uma visão simplista e inacurada, ao menos para muitas gestações. Mulheres não grávidas podem ser positivas para bactérias em seu endométrio,[3] e bactérias têm sido recuperadas de quase 25% de placentas de mulheres que deram à luz por cesárea na ausência de trabalho de parto.[4] Bactérias, como vírus, têm sido consistentemente identificadas no fluido amniótico durante o segundo trimestre (revisto na referência[5]). Em qualquer evento, o bebê certamente se torna infectado com as bactérias da vagina da mãe durante o parto, e a vagina de menina tem composição bacteriana similar à de sua mãe. Em bebês nascidos por meio de cesárea de mulheres que não estavam em trabalho de parto, a microbiota vaginal do bebê é mais semelhante às bactérias da pele da mãe.[6] Em ambos os casos, entretanto, sob a influência dos estrogênios maternos, bactérias produtoras de ácido láctico, como espécies de *Lactobacillus*, colonizam a vagina a partir do trato gastrointestinal e tornam-se predominantes. Os estrogênios produzem depósito de glicogênio nas células epiteliais vaginais. Este é degradado pela enzima do hospedeiro alfa-amilase, e o produto é eficientemente utilizado pelos *Lactobacilli* para glicólise anaeróbia. O produto final, ácido láctico, torna a vagina ácida e retarda ou evita a proliferação de outras bactérias. Quando o estrogênio materno não está mais presente, o pH vaginal eleva-se para a neutralidade, a vagina do bebê de sexo feminino perde sua população de *Lactobacilli* e, contrariamente, torna-se dominada por bactérias entéricas e da pele, assim como por *Candida albicans* e *Mycoplasmas*.[7] Na puberdade, sob a influência dos crescentes níveis estrogênicos e consequente depósito de glicogênio nas células epiteliais, a composição bacteriana da vagina volta a ser dominada por bactérias produtoras de ácido láctico.

MULHERES EM IDADE REPRODUTIVA

Tem-se tornado cada vez mais evidente que a população bacteriana vaginal em mulheres saudáveis na idade reprodutiva pode ser bastante diversa e também mutável dentro de um ciclo menstrual ou entre diferentes ciclos.[8,9] Tais fatos fazem com que a definição do que constitui uma microbiota vaginal normal seja relativamente difícil de identificar e, claramente, ressalta a inacurácia de estabelecer um diagnóstico, baseando-se na análise de uma única amostra vaginal. A discussão seguinte enfatiza os principais achados obtidos de amostras de mulheres nos Estados Unidos e Europa Ocidental. Variações na predominância de espécies de *Lactobacillus*, assim como a detecção de um único gênero bacteriano com diferentes frequências, podem ser esperadas na análise comparativa das amostras de mulheres em outras partes do mundo e dependendo do *status* econômico e das normas culturais.[10] A diversidade de microrganimos mais comumente presentes na vagina de mulheres saudáveis na idade reprodutiva está detalhada na Tabela 1.1.

Aproximadamente 80% das mulheres saudáveis em idade reprodutiva parecem ser predominantemente colonizadas na vagina por uma ou uma combinação de quatro espécies de *Lactobacillus*: *L. crispatus*, *L. iners*, *L. gasseri* e *L. jensenii*. Outras espécies de *Lactobacillus* também são ocasionalmente detectadas, mas raramente predominantes. Em aproximadamente 20% das mulheres saudáveis, os *Lactobacilli* tanto estão presentes em pequeno número ou são indetectáveis, e o gênero bacteriano predominante pode ser único ou uma combinação de bactérias facultativas e anaeróbias: *Gardnerella vaginalis*, *Atopobium vaginae*, *Streptococcus*, *Prevotella*, *Sneathia*, *Mobiluncus* e outros biotipos. A proporção de mulheres em que uma espécie de *Lactobacilli* ou outros gêneros bacterianos é dominante variará com a população específica que está sendo avaliada. É importante enfatizar que outras bactérias, como *Atopobium*, *Megasphaera* e *Leptotrichia* também são produtoras de ácido láctico, e, portanto, um pH vaginal ácido pode ser mantido em ausência de *Lactobacilli*. A ausência de uma microbiota vaginal dominada por *Lactobacilli* é mais comum em mulheres hispânicas e afro-americanas do que em mulheres de origem asiática ou europeia. Em consequência, o pH do meio vaginal de mulheres hispânicas ou afro-americanas saudáveis é elevado, comparativamente ao de mulheres caucasianas ou de origem asiática.[11]

Estudos avaliando a microbiota vaginal durante diferentes estágios do ciclo menstrual também apresentaram resultados bastante variáveis. Em algumas mulheres a microbiota vaginal foi estável durante o ciclo e mesmo durante a menstruação, enquanto em outras mulheres amplas variações foram observadas em diferentes períodos de tempo. É importante enfatizar que, independentemente de terem ou não sido observadas variações, todas as mulheres permaneceram saudáveis. Assim, a aparente estabilidade

Tabela 1.1 Microrganismos mais frequentemente detectados na vagina de mulheres saudáveis em idade reprodutiva

Microrganismos	Espécies
Lactobacilli	*L. crispatus, L. iners, L. gasseri, L. jensenii*
Cocci	*Staphylococcus aureus, Streptococci, Peptococci, Peptostreptococci* dos grupos B e D
Bacilli	*Gardnerella vaginalis, Escherichia coli, Bacteroides* spp., *Prevotella* spp., Difteroides, Peropionibacteria, *Clostridia* spp., Fusobactéria
Micoplasmas	*Mycoplasma hominis, Ureaplasma urealyticum, Ureaplasma parvum*
Fungos	*Candida albicans*
Viroses	Papilomavírus humano

Tabela 1.2 Fatores que influenciam a composição da microbiota vaginal

Fator	Efeito
Estrogênio	Promove dominância de Lactobilli
Atividades sexuais	Sêmen, saliva e objetos estranhos na vagina alteram o pH e as funções imunes e introduzem microrganismos externos
Medicamentos	Alteram microbiota vaginal, imunidade local e pH vaginal
Menstruação	Eleva pH vaginal e altera ecologia vaginal
Contracepção	Contraceptivos orais alteram níveis estrogênicos, diafragmas e condons associam-se a aumento nos níveis de enterobactérias, dispositivo intrauterino aumenta Bacteroides e Streptococci do grupo B
Produtos vaginais	Duchas, desodorantes, absorventes e tampões podem alterar o ecossistema vaginal
Estado imune	Alergia ou tolerância a micróbios específicos alteram a magnitude e direção da imunidade natural local e da imunidade adquirida
Genética	Variações individuais na produção de fatores ativadores ou inibidores da imunidade influenciam a capacidade do hospedeiro tolerar bactérias comensais e prevenir a proliferação de bactérias patogênicas

ou instabilidade da população bacteriana não é preditiva de saúde vaginal. As alterações mais frequentes na composição da microbiota vaginal na maioria das mulheres foram observadas durante a menstruação e após o intercurso sexual. Tais alterações foram temporárias. Deve-se notar que o microbioma do ejaculado humano foi caracterizado em estudo recente, existem mais bactérias do que espermatozoides em uma amostra de sêmen. Tem sido sugerido que os microbiomas vaginal e seminal de parceiros sexuais possam ser semelhantes.[12] Os fatores que influenciam a composição do microbioma vaginal estão representados na Tabela 1.2.

GESTAÇÃO

Apenas poucos estudos até o momento avaliaram alterações na microbiota vaginal durante a gestação,[13-16] e, por isso, os dados devem ser analisados com cautela, podendo ser modificados com novos estudos. Provavelmente em razão do aumento no estrogênio e, portanto, no depósito de glicogênio, parece que durante a gestação a microbiota vaginal dominada por *Lactobacilli* é mais frequente, enquanto que a não *Lactobacilli* é detectada com menor frequência. Além das espécies de *Lactobacilli* que predominam em mulheres não grávidas, um estudo com mulheres grávidas demonstrou que *L. johnsonii* também se torna predominante. Durante os estágios gestacionais finais, o microbioma começa a reverter para as características presentes antes da concepção.

O parto prematuro permanece um grande problema em obstetrícia, e a infecção ascendente do trato genital inferior ao superior é a principal causa desse evento. Dois estudos investigaram se o parto prematuro poderia ser predito pela análise do microbioma durante a gestação.[14,16] Outra investigação avaliou o microbioma vaginal em mulheres submetidas à reprodução assistida (fertilização *in vitro* e transferência de embrião) para determinar se isto seria preditivo do resultado.[17] Um grupo observou que, tanto em mulheres que conceberam naturalmente como através de fertilização *in vitro*, houve uma grande diversidade de espécies no microbioma de mulheres que não tiveram parto a termo do que em mulheres que tiveram parto a termo.[14,17] Os autores concluíram que a presença de bactérias na vagina que não podem ser detectadas por técnica de cultura pode contribuir de maneira importante para o parto prematuro. Entretanto, um segundo estudo com uma população maior de mulheres concluiu que a diversidade e a abundância da microbiota vaginal não foram diferentes entre mulheres que tiveram parto pré-termo depois de trabalho de parto prematuro com aquelas que tiveram parto a termo.[16] Certamente são necessárias novas investigações para verificar tais observações discordantes. Um fator complicante é que uma espécie bacteriana pode ser patogênica em uma mulher, e comensal em uma segunda mulher. Sua relativa concentração, relações com outras bactérias presentes no mesmo microbioma, fatores genéticos e imunes do hospedeiro e fatores ambientais influenciarão a probabilidade de patogenicidade.

MICROBIOMA VULVAR

Existem apenas raros estudos publicados que avaliaram o microbioma em diferentes regiões da vulva – grandes lábios,[18] pequenos lábios[19] e vestíbulo vaginal.[20] Em cada caso, a microbiota nessas localizações extravaginais reflete fortemente a composição presente na corresponde vagina. Parece que as bactérias presentes nas secreções provenientes da vagina são as colonizadoras predominantes nestes sítios externos. Dessa forma, teoricamente, pode ser possível determinar a população bacteriana predominante na vagina pela análise não invasiva destes sítios vaginais.

PÓS-MENOPAUSA

Existe uma diminuição na produção de estrogênios durante a menopausa, com o concomitante afinamento do epitélio vaginal e perda do glicogênio. Portanto, não é surpresa que a concentração de bactérias produtoras de ácido láctico diminua na vagina de muitas mulheres na pós-menopausa. Isto é acompanhado por um aumento na colonização de cocos Gram-positivos, *Prevotella* e coliformes e elevação do pH vaginal.[21] O uso de terapia de reposição hormonal pode reverter essa alteração e levar à restituição da microbiota vaginal dominada por *Lactobacilli*. As consequências da alteração nas populações bacterianas e seus produtos na vagina de mulheres após a menopausa ainda permanecem pouco estudados.

CARACTERÍSTICAS ÚNICAS DO MICROBIOMA VAGINAL HUMANO

O presente capítulo estaria incompleto se não mencionasse que o microbioma vaginal em mulheres é único e diferente de qualquer outra espécie, incluindo nossos parentes primatas.[22] O pH vaginal de animais mais utilizados em experimentos de laboratório – camundongos, ratos e coelhos – é próximo ao neutro, e o microbioma não é dominado por *Lactobacilli*. De maneira semelhante, as concentrações de glicogênio e de ácido láctico vaginais, assim como as espécies de *Lactobacilli*, estão bastante reduzidas em primatas não humanos, quando comparados às mulheres.[23] Isto, necessariamente, leva ao questionamento da relevância da utilização de modelos não humanos para o estudo das infecções genitais do trato genital feminino, assim como para distúrbios não infecciosos. Leva também à outra fascinante questão especulativa: porque teria o microbioma vaginal desenvolvido sua composição única durante o curso da evolução e como estas alterações provêm proteção ideal para a mulher contra infecção e outras lesões durante os estados não gestacional e gestacional? Um estudo recente, realizado por Stumpf *et al.*, sugeriu possíveis explicações.[23] As características únicas do microbioma feminino humano podem ser decorrentes da frequência aumentada do ciclo estral comparado aos primatas não humanos, o fato de que apenas a fêmea humana é sexualmente receptiva em todos os estágios do ciclo menstrual e/ou que o ciclo gestacional na mulher é mais longo do que em outros primatas. Em cada um desses cenários, a vagina humana pode necessitar de mecanismos de proteção únicos e aumentados contra infecções, se comparados a outros mamíferos.

ÁCIDO LÁCTICO

Qualquer que seja a explicação final para a dominância evolucionária das bactérias produtoras de acido láctico na vagina humana, a maioria espécies de *Lactobacilli*, está claro que essa alteração coincide com a saúde vaginal.[24] Estudos recentes têm identificado múltiplos mecanismos pelos quais o ácido láctico, especificamente, promove saúde. O ácido láctico, em um ambiente acídico, e não outros componentes acídicos relacionados, inibe o crescimento de uma multitude de bactérias associadas à vaginose bacteriana e também é tóxico para o vírus da imunodeficiência humana.[25] Então, o ácido láctico tem papel único, promovendo a dominância de micróbios com um baixo potencial patogênico. O ácido láctico também tem sido cada vez mais reconhecido como um ativo participante nas defesas imunes. Já foi demonstrado que, em presença de um análogo sintético da cadeia dupla de DNA viral, o ácido láctico potencializou a proteção de citocinas pró-inflamatórias protetoras pelas células epiteliais vaginais.[26] Outros estudos não envolvendo o meio vaginal têm demonstrado que o ácido láctico promove a indução de resposta imune caracterizada pela ativação da subclasse de linfócitos auxiliares Th17,[27] promove a ativação de células dendríticas para, ativamente, apresentarem antígenos estranhos aos linfócitos,[28] e induz a liberação de interferon gama, o principal ativador das células fagocíticas.[29]

As bactérias produtoras de ácido láctico são únicas na produção de ambos os isômeros, D-ácido láctico e L-ácido láctico. Contrariamente, as células dos mamíferos produzem, quase que exclusivamente, o isômero L-ácido láctico.[24] A produção única do isômero D-ácido láctico por algumas cepas de *Lactobacilli* pode aumentar a proteção contra a invasão microbiana para o trato genital superior.[30] A enzima Matrix metaloproteinase (MMP)-8 tem a propriedade de alterar a integridade da cérvice. O indutor da MMP-8, *extracellular matrix metalloproteinase inducer* (EMMPRIN), é produzido pelas células epiteliais vaginais, e sua concentração nas secreções vaginais depende dos níveis relativos dos isômeros D e L do ácido láctico. A produção de níveis elevados do isômero D limita a concentração de EMPRIN e, consequentemente, a de MMP-8, e minimiza as alterações cervicais produzidas pela MMP-8 que podem promover a migração bacteriana para o trato genital superior. De maneira interessante, *L. iners* difere do *L. crispatus*, *L. gasseri*, e *L. jensenii* por sua inabilidade de produzir D-ácido láctico. A cepa de *L. iners* que foi avaliada mostrou não possuir o gene que codifica para a enzima D-lactato desidrogenase, a qual converte o piruvato, precursor do ácido láctico, em D-ácido láctico.[30] As implicações clínicas dessa observação ainda não foram determinadas. Entretanto, diversos estudos têm indicado que *L. iners* está, frequentemente, associado à presença de bactérias vaginais atípicas, assim como com a presença de sintomas clínicos.[31,32] São necessárias futuras investigações para melhor explorar a relação entre o D-ácido láctico e a saúde vaginal.

RESUMO E CONCLUSÕES

Agora está extremamente claro, com base no desenvolvimento e refinamentos dos métodos não cultiváveis de identificação de bactérias, que não existe um único microbioma vaginal que defina o que é normal. Em vez disso, múltiplos microbiomas são compatíveis com normalidade. Adicionalmente, uma composição bacteriana relativamente constante ou outra que varie durante ou entre os ciclos menstruais estão igualmente associadas à saúde vaginal, isto é, ausência de sinais e sintomas.

Estudos que tenham avaliado a microbiota vaginal apenas em um único momento e correlacionado os achados com vários distúrbios podem, então, ter conclusões errôneas. Denominar como anormal populações vaginais em mulheres assintomáticas, que não são dominadas por *Lactobacilli* e tratá-las com antibióticos ou outras preparações antimicrobianas, pode não ser útil. Tal conduta pode meramente interferir com o ecossistema vaginal único daquela mulher e aumentar sua suscetibilidade à proliferação de microrganismos que normalmente estão suprimidos. É mandatório que o médico primeiro determine o que é normal para a mulher, individualmente, antes de iniciar um curso de tratamento para alterar seu ambiente microbiano. Futuras análises do microbioma vaginal e a presença de metabólitos microbianos únicos na vagina podem levar ao desenvolvimento de tratamentos que não utilizem antibióticos para a prevenção de infecções relacionadas com o parto prematuro, particularmente nas regiões do mundo menos favorecidas.[33] Finalmente, a alteração evolucionária única que ocorreu na vagina humana, isto é, a dominância de bactérias produtoras de ácido láctico e o pH vaginal acídico, implica fortemente um papel específico para o ácido láctico e talvez para a presença de ambos os isômeros D e L do mesmo na manutenção da saúde vaginal ideal em mulheres na idade reprodutiva.

REFERÊNCIAS

1. Turnbaugh PJ, Ley RE, Hamady M *et al*. The human microbiome project. *Nature* 2007;449:804-810.
2. Moore T, Rodriguez A, Bakken JS. Fecal microbiota transplantation. A practical update for the infectious disease specialist. *Clin Infect Dis* 2014;58:541-545.
3. Swidsinski A, Verstraelen H, Loening-Baucke V *et al*. Presence of a polymicrobial endometrial biofilm in patients with bacterial vaginosis. *PLOS ONE* 2013;8(1):e53997.
4. Onderdonk AB, Hecht JL, McElrath TF *et al*. Colonization of second-trimester placenta parenchyma. *Am J Obstet Gynecol* 2008;199:52.e1-52.e10.
5. DiGiulio DB. Diversity of microbes in amniotic fluid. *Semin Fetal Neonatal Med* 2012;17:2-11.
6. Dominguez-Bello MG, Costello EK, Contreras M *et al*. Delivery mode shapes the acquisition and structure of the initial microbiota across multiple body habitats in newborns. *Proc Natl Acad Sci USA* 2012;107:11971-11975.
7. Hammerschlag MR, Alpert S, Rosner I *et al*. Microbiology of the vagina in children: Normal and potentially pathogenic organisms. *Pediatrics* 1978;62:57-62.
8. Ravel J, Gajer P, Abdo Z *et al*. Vaginal micro-biome of reproductive-age women. *Proc Natl Acad Sci USA* 2011;108(Suppl 1):4680-4687.
9. Gajer P, Brotman RM, Bai G *et al*. Temporal dynamics of the human vaginal microbiota. *Sci Transl Med* 2012;4:132ra52.
10. Pavlova SJ, Kilic AO, Kilic SS *et al*. Genetic diversity of vaginal lactobacilli from women in different countries based on 16S rRNA gene sequences. *J Appl Microbiol* 2002;92:451-459.
11. Fettweis JM, Brooks JP, Serrano MG *et al*. Differences in vaginal microbiome in African American women versus women of European ancestry. *Microbiology* 2014;160:2272-2282.
12. Hou D, Zhou X, Zhong X *et al*. Microbiota of the seminal fluid from healthy and infertile men. *Fertil Steril* 2013;100:1261-1269.
13. Aagaard K, Riehle K, Ma J *et al*. A metage-nomic approach to characterization of the vaginal microbiome signature in pregnancy. *PLOS ONE* 2012;7(6):e36466.
14. Hyman RW, Fukushima M, Jiang H *et al*. Diversity of the vaginal microbiome correlates with preterm birth. *Reprod Sci* 2014;21:32-40.
15. Romero R, Hassan SS, Gajer P *et al*. The composition and stability of the vaginal microbiota of normal pregnant women is different from that of non-pregnant women. *Microbiome* 2014;2:4.
16. Romero R, Hassan SS, Gajer P *et al*. The vaginal microbiota of pregnant women who subsequently have spontaneous preterm labor and deliver and those with a normal delivery at term. *Microbiome* 2014;2:18.
17. Hyman RW, Herndon CN, Jiang H *et al*. The dynamics of the vaginal microbiome during infertility therapy with in vitro fertilization-embryo transfer. *J Assist Reprod Genet* 2012;29:105-115.
18. Aly R, Britz MB, Maibach HI. Quantitative microbiology of human vulva. *Br J Dermatol* 1979;101:445-448.
19. Shiraishi T, Fukuda K, Morotomi N *et al*. Influence of menstruation on the microbiota of healthy women's labia minora as analyzed using a 16S rRNA gene-based clone library method. *Jpn J Infect Dis* 2011;64:74-80.
20. Jayaran A, Witkin SS, Zhou X *et al*. The bacterial microbiome in paired vaginal and vestibular

samples from women with vulvar vestibulitis syndrome. *Pathog Dis* 2014;72:181-188.
21. Brotman RM, Shardell MD, Gajer P *et al.* Association between the vaginal microbiota, menopause status, and signs of vaginal atrophy. *Menopause* 2014;21:450-458.
22. Witkin SS, Ledger WJ. Complexities of the uniquely human vagina. *Sci Transl Med* 2012;4:132fs11.
23. Stumpf RM, Wilson BA, Rivera A *et al.* The primate vaginal microbiome: Comparative context and implications for human health and disease. *Am J Phys Anthropol* 2013;57:119-134.
24. Linhares IM, Summers PR, Larsen B *et al.* Contemporary perspectives on vaginal pH and lactobacilli. *Am J Obstet Gynecol* 2011;204:120e1-120e5.
25. O'Hanlon DE, Moench TR, Cone RA. Vaginal pH and microbicidal lactic acid when lactobacilli dominate the microbiota. *PLOS ONE* 2013;8(11):e80074.
26. Mossop H, Linhares IM, Bongiovanni AM *et al.* Influence of lactic acid on endogenous and viral RNA-induced immune mediator production by vaginal epithelial cells. *Obstet Gynecol* 2011;118:840-846.
27. Witkin SS, Alvi S, Bongiovanni AM *et al.* Lactic acid stimulates interleukin-23 production by peripheral blood mononuclear cells exposed to bacterial lipopolysaccharide. *FEMS Immunol Microbiol* 2011;61:153-158.
28. Gottfried E, Kunz-Schughart LA, Ebner S *et al.* Tumor-derived lactic acid modulates dendritic cell activation and antigen expression. *Blood* 2006;107:2013-2021.
29. Fischer K, Hoffmann P, Voelkl S *et al.* Inhibitory effect of tumor cell-derived lactic acid on human T cells. *Blood* 2007;109:3812-3819.
30. Witkin SS, Mendes-Soares H, Linhares IM *et al.* Influence of vaginal bacteria and D- and L-lactic acid isomers on vaginal extracellular matrix metalloproteinase inducer: Implications for protection against upper genital tract infections. *mBio* 2013;4(4):e00460-13.
31. Tamraker R, Yamada T, Furuta I *et al.* Association between lactobacillus species and bacterial vaginosis-related bacteria and bacterial vaginosis scores in pregnant Japanese women. *BMC Infect Dis* 2007;7:128.
32. Wertz J, Isaacs-Cosgrove N, Holzman C *et al.* Temporal shifts in nonpregnant African-American women with and without bacterial vaginosis. *Interdiscip Perspect Infect Dis* 2008; Article ID: 181253.
33. Witkin SS. The vaginal microbiome, vaginal anti-microbial defence mechanisms and the clinical challenge of reducing infection-related preterm birth. *Br J Obstet Gynaecol* 2014;122:213-218.

Capítulo 2

IMUNOLOGIA VAGINAL

A invasão da vagina por uma multidão de microrganismos é, sem dúvida, uma ocorrência diária. Atividades sexuais (masturbação, relações sexuais, sexo oral receptivo), toque não sexual, contaminação do reto e exposições ambientais resultam em deposição de vários microrganismos na região vulvovaginal. Concomitantemente, níveis subinfecciosos de um número de diferentes micróbios colonizam a vagina de mulheres saudáveis. A prevenção do desenvolvimento de sintomas clínicos em resposta a esta constante incursão microbiana e a presença contínua de baixos níveis de microrganismos potencialmente patogênicos são responsabilidades do ecossistema microbiano endógeno normal, da barreira celular epitelial intacta e do sistema imune local do trato genital.

A barreira epitelial consiste em uma camada ceratinizada na superfície da vulva e uma fina camada de muco na vagina. A ceratina previne a adesão microbiana ao epitélio, enquanto que o muco vaginal sequestra microrganismos impedindo que entrem em contato com células vaginais. Além disso, a camada superficial da vagina descama a intervalos regulares, e os microrganismos aderidos a estas células descamadas são liberados no lúmen vaginal.

O sistema imune na vagina tem sido, didaticamente, dividido em dois braços: imunidade inata e imunidade adquirida. O sistema imune inato fornece uma defesa inicial e imediata contra microrganismos. Os elementos desse sistema naturalmente reconhecem, à primeira exposição, moléculas que são expressas por numerosos e diferentes micróbios. Os componentes microbianos que reagem com os componentes do sistema imune inato são comumente referidos como padrões moleculares associados aos patógenos (PAMPs), enquanto que os componentes do hospedeiro que reconhecem esses PAMPs são denominados receptores de reconhecimento de padrões (PRRs).[1] Estes podem estar localizados na superfície das células, estar presentes no citoplasma ou ainda ser encontrados no meio extracelular. Exemplos de PRRs e os específicos PAMPs que reconhecem estão ilustrados na Tabela 2.1.

A resposta imune inata envia sinais que alertam as células do sistema imune específico, os linfócitos T e B, para se tornarem ativadas e reconhecerem a presença de antígenos específicos que são únicos para determinado microrganismo. Este processo de reconhecimento antigênico pelos linfócitos requer vários dias e permanece por longo tempo. Uma vez que estejam sensibilizados a determinado antígeno, os linfócitos retêm uma memória imunológica e rapidamente reconhecem os antígenos frente a uma posterior exposição. Esta é a base para a vacinação.

Células dendríticas, também conhecidas como células de Langerhans, são provavelmente o mais importante elo de ligação entre as imunidades inata e adquirida no trato genital feminino. Estas células são potentes apresentadoras de antígenos. A superfície das células dendríticas contém altos níveis de receptores *Toll-like* (TLRs), e a ligação destes receptores a um PAMP microbiano rapidamente induz a maturação da célula dendrítica. A célula dendrítica madura adquire a capacidade de efetivamente fagocitar patógenos microbianos, degradá-los dentro do citoplasma em pequenos peptídeos antigênicos e transportar esses antígenos à superfície celular. A maturação também envolve a reorganização do esqueleto da célula dendrítica e facilita a migração da mesma aos linfonodos regionais. Nos linfonodos as células dendríticas entram em contato íntimo com os linfócitos T, induzindo-os a reconhecer especificamente os antígenos microbianos que foram processados e estão sendo apresentados pelas células dendríticas.

Macrófagos possuem múltiplos TLRs e, de maneira não específica, reconhecem uma variedade de patógenos microbianos. Também possuem receptores-ligadores de membrana para complemento e imunoglobulinas e opsonizam e destroem microrganismos. A associação de TLRs com seu ligante apropriado resulta na ativação dos genes do macrófago que resultam que codificam citocinas e quemocinas proinflamatórias. Tal liberação leva ao recrutamento de linfócitos T e à indução de imunidade específica ao patógeno. Uma vez dentro do macrófago, os microrganismos ingeridos são degradados, e seus componentes tornam-se disponíveis para a indução de imunidade específica dirigida ao antígeno, de maneira semelhante ao que ocorre nas células dendríticas. Nos linfonodos os linfócitos T tornam-se ativados para liberar a citocina, Interleucina 2 (IL-2) que, por sua vez, induz a replicação

Tabela 2.1 Receptores de reconhecimento de padrão (PRR) e o padrões moleculares associados a patógenos (PAMP) que eles reconhecem

PRR	Localização	PAMP Reconhecido
Receptor *Toll-like* (TLR)		
TLR1, TLR2, TLR6	Membrana celular	Triacil lipopeptídeos, peptidoglicano de bactérias Gram-positivas e micoplasmas, zimosan fúngico
TLR3	Intracelular	Cadeia dupla de RNA viral
TLR4	Membrana celular	Lipopolissacarídeo de bactérias Gram-negativas
TLR5	Membrana celular	Flagelos bacterianos
TLR7	Intracelular	Cadeia simples de RNA viral
TLR8	Intracelular	Cadeia simples de RNA viral
TLR9	Intracelular	Sequências de CpG DNA bacteriano e viral não metiladas
TLR10	Extracelular	Desconhecido, induzido por infecção viral, vitamina D
Receptor *NOD-like*	Citoplasma	Inflamossomas, regulação da imunidade pró-inflamatória
Receptores *RIG-like*	Citoplasma	Cadeias duplas intermediárias de RNA na replicação de vírus DNA e RNA

NOD, domínio de oligomerização de ligação de nucleotídeo; RIG, gene indutor do ácido retinoico.

dos linfócitos T e B, resultando na formação de abundante número de linfócitos com capacidade de reconhecer e responder a um específico micróbio invasor. As células T ativadas também liberam interferon gama, que estimula os macrófagos a se tornarem mais eficientes, englobando e processando microrganismos. Assim, um repertório de linfócitos T e B é formado (células de memória) que reconhecerão um microrganismo específico se este aparecer futuramente, rapidamente ativando a resposta imune celular e/ou humoral para evitar a proliferação do microrganismo e o aparecimento de doenças.

Os linfócitos T podem ser divididos em cinco principais subclasses, cada uma com diferentes especificidades. Existem quatro tipos de linfócitos T conhecidos como células $CD4^+$ (T auxiliares) e um tipo de célula $CD8^+$ (T citotóxica). A especificidade dos diferentes subtipos das células T está representada na Tabela 2.2. As vias de desenvolvimento utilizadas pelos linfócitos T, uma vez que deixem o timo, dependerão do antígeno e das propriedades da célula apresentadora de antígenos que encontrarem. As células T podem somente reconhecer antígenos e tornar-se sensibilizadas aos mesmos quando os antígenos são apresentados na superfície das células apresentadoras de antígenos em associação a um receptor do hospedeiro, denominado complexo maior de histocompatibilidade (MHC). As duas maiores classes de receptores do MHC são conhecidas como classe I e classe II. De maneira geral, antígenos de microrganismos extracelulares que foram englobados são encontrados em conjunção com receptores do MHC classe II e ativam células $CD4^+$; antígenos de bactérias e vírus que normalmente são intracelulares são associados a receptores do MHC classe I e ativam células $CD8^+$. As células $CD4^+$ são denominadas auxiliares porque, através da produção de citocinas, ajudam a ativação dos componentes do sistema inume adaptativo, como as células $CD8^+$ e a alteração celular nos linfócitos B para produzir anticorpos. As células T $CD8^+$ citotóxicas destroem mi-

Tabela 2.2 Subconjuntos dos linfócitos T

Família	Subconjunto	Citocinas	Função Principal
$CD4^+$	T_H1	Interferon-γ, IL-12	Imunidade mediada por células a patógenos intracelulares
	T_H2	Interleucinas 4, 5 e 13	Ativação da produção de anticorpos; mata parasitas
	T_H17	Interleucinas 17, 22 e 23	Combate fungos e patógenos extracelulares
	T_{reg}	Interleucina-10, TGF-β	Inibe a imunidade pró-inflamatória
$CD8^+$		Perfurina, granulisina e granzima	Destrói células infectadas com patógenos

TGF-β, fator de crescimento de transformação beta.

crorganismos intracelulares através da produção de citotoxinas e indução de apoptose.

As células *natural killer* são capazes de reconhecer e destruir células que estão infectadas por patógenos microbianos. Tal atividade não é aprendida e não é específica para determinado microrganismo, e, portanto, tais células são parte do sistema inato de defesa. As células *natural killer* encontram-se inibidas de reagirem com células que não estejam infectadas pela expressão de receptores específicos, denominados *killer cells immunoglobulin-like receptors (KIR)* localizados na sua superfície. O reconhecimento de complexos maiores de histocompatibilidade nas células saudáveis pelos KIR impede a lise celular mediada pela células *natural killer*. Entretanto, na presença de infecção, ocorre acentuada redução da regulação da expressão de superfície das células MHC classe 1 e, sob tais condições alteradas, as células *natural killer* não permanecem mais inibidas, ocorrendo então a lise. Citocinas, como o interferon gama, que são capazes de ativar o sistema imune adquirido, também são liberadas pelas células *natural killer* ativadas.

IMUNIDADE DAS CÉLULAS EPITELIAIS VAGINAIS

Apenas recentemente foi reconhecido que as células epiteliais vaginais são importantes componentes da defesa imune local contra patógenos.[2] Essas células constituem a superfície inicial com que os microrganismos exógenos entram em contato ao penetrarem na vagina. Em mulheres saudáveis sem sinais ou sintomas de infecção, os linfócitos, macrófagos e neutrófilos normalmente não estão presentes no lúmen vaginal em concentrações significativas. Portanto, talvez não seja motivo de surpresa que as células epiteliais vaginais, através da evolução, tenham desenvolvido mecanismos para o reconhecimento de invasores microbianos e para o fornecimento de sinais que atraem e ativam as células do sistema imune para combater a fonte de "perigo".

Já foi demonstrado que a superfície das células epiteliais vaginais contém moléculas chamadas receptores *Toll-like* (TLRs).[3] A ligação de um componente microbiano específico ao seu receptor *Toll-like* induz a ativação de fatores de transcrição que se dirigem do citoplasma para o núcleo e induzem a transcrição de genes que codificam citocinas e quemocinas pró-inflamatórias. A subsequente liberação de tais citocinas desencadeia a ativação das células imunes localizadas sob a lâmina própria, enquanto que as quemocinas induzem sua migração para o lúmen vaginal.

As células epiteliais vaginais também secretam componentes antimicrobianos específicos que inibem as funções microbianas ou matam os microrganismos. A lista desses PRRs encontra-se na Tabela 2.3. As células epiteliais liberam componentes capazes de, ao contato, matar rapidamente um amplo espectro de bactérias, fungos e vírus envelopados.[4,5] Um desses componentes é o inibidor de protease secretório dos leucócitos (SLPI), inibidor de protease serina que é bactericida para bactérias Gram-positivas e Gram-negativas. Também foi demonstrado que o SLPI interfere com a entrada do vírus da imunodeficiência humana nas células-alvo suscetíveis do hospedeiro. Peptídeos antimicrobianos, chamados de defensinas, possuem carga catiônica que se liga a moléculas carregadas com carga aniônica na superfície de microrganismos. A consequente disrupção na membrana leva à lise da célula afetada. Mesmo aqueles microrganismos que desenvolveram resistência aos antibióticos permanecem sensíveis a defensinas. Já foram identificadas pelo menos oito defensinas em seres humanos. A lectina ligadora de manose (*manno-*

Tabela 2.3 Componentes do sistema imune inato presentes no líquido vaginal

Componente	Atividade
SLPI	Bactericida para bactérias Gram-positivas e Gram-negativas; inibe entrada de HIV nas células e inibe atividade de proteases
Elafina	Inibe HIV e herpes genital e inibe atividade de proteases
HE-4	Inibe proteases bacterianas
Defensinas	Lisa membranas celulares bacterianas
MBL	Liga-se a resíduos de carboidrato nos vírus, bactérias e fungos, resultando em morte celular por opsonização ou lise mediada por complemento
NGAL	Liga-se a sideróforos bacterianos privando as bactérias de ferro
CCL20	Atrai células dendríticas e linfócitos; anti-HIV
Lisozima	Destrói membranas celulares de bactérias Gram-positivas
Lactoferrina	Sequestra ferro para evitar crescimento bacteriano

SLPI, inibidor de protease secretório de leucócito; HE-4, proteína de epidídimo humano 4; NGAL, lipocalina associada à gelatinase de neutrófilo; CCL20, quimiocina (C-C motif) ligante 20.

se-binding lectin – MBL) é um componente do sistema imune inato presente na circulação e nas secreções vaginais. Liga-se à manose, N-acetilglicosamina e resíduos de fucose nas superfícies microbianas. Isto resulta na destruição do micróbio mediada pelo complemento e/ou opsonização através de receptores MBL nos fagócitos.[6] A MBL também se liga à imunoglobulina A (IgA), e o complexo resultante tem a propriedade de ativar o complemento. Isto provê um novo mecanismo para a destruição de microrganismos mediada pela MBL, em que esta não se liga diretamente, mas que ocorre quando a imunidade vaginal IgA está presente. A deficiência na produção de MBL decorrente de um polimorfismo genético tem sido associada à candidíase vulvovaginal recorrente.[7] Dois outros produtos antimicrobianos produzidos por células epiteliais e liberados na vagina são lisozima e lactoferrina. A lisozima atua primariamente nas membranas celulares de bactérias Gram-positivas e pode também inibir o crescimento de *Candida albicans*. A lactoferrina, uma glicoproteína ligadora do ferro não heme, sequestra o ferro não complexo dos fluidos biológicos, dessa forma removendo o metal da potencial utilização por microrganismos. A lipocalina-gelatinosa associada aos neutrófilos (NGAL), ou lipocalina-2, também foi recentemente identificada no fluido vaginal.[8] NGAL liga-se aos sideróforos, componentes da maioria das bactérias Gram-negativas que sequestram o ferro necessário para o crescimento destas bactérias. Interferindo com a aquisição de ferro, NGAL bloqueia a proliferação bacteriana. Os níveis da NGAL vaginal estão mais elevados em mulheres com microbioma dominado por *Lactobacillus* e reduzidos em mulheres com vaginose bacteriana, sugerindo que NGAL possa ajudar no predomínio da microbiota vaginal saudável. Os *Lactobacilli* requerem manganês em vez do ferro para sua proliferação, enquanto que cepas de *Gardnerella vaginalis* liberam sideróforos e são dependentes do ferro.

Componentes da imunidade inata também estão presentes dentro do citoplasma das células. Uma proteína quinase, conhecida como PKR, é ativada pela cadeia dupla de RNA, um intermediário produzido durante a infecção viral intracelular. A PKR ativada bloqueia a síntese de proteínas virais e induz a produção da proteína antiviral, interferon alfa.

SINALIZAÇÃO DE "PERIGO" PELAS PROTEÍNAS DE CHOQUE TÉRMICO

Proteínas de choque térmico, ou proteínas de estresse compreendem uma série de famílias de proteínas que são essenciais à vida e estão presentes em todos os organismos vivos conhecidos, incluindo bactérias, plantas e seres humanos. Quando uma célula se encontra sob condições de estresse não fisiológico, como temperatura elevada (choque térmico) ou invasão por microrganismos, a biossíntese de proteínas de choque térmico é intensamente aumentada. A liberação de proteínas de choque térmico das células infectadas serve como um alerta inicial para o sistema imunológico de que as células estão em perigo e que as células imunes devem migrar e se concentrar na região de liberação das proteínas de choque térmico.[9] Diversos membros da família de proteínas de choque térmico ligam-se a receptores específicos na superfície das células fagocíticas. Isto resulta na liberação de citocinas e quemocinas por estas células, dando início à ativação do sistema imune. O sistema de complemento também é ativado por proteínas de choque térmico extracelulares. A deposição de componentes do complemento ativados sobre a superfície das células bacterianas resulta em lise celular ou em fagocitose por células que possuem receptores de complemento. Já foram identificadas proteínas de choque térmico extracelulares no lúmen vaginal de mulheres com história de candidíase vulvovaginal recorrente.

A proteína de choque térmico 70kDa (hsp70) induzível é também um adjuvante extremamente efetivo, capaz de potencializar a resposta imune aos microrganismos. Assim, a produção hsp70 vaginal em resposta à infecção resulta na ligação da hsp70 a antígenos microbianos. O complexo formado é muito mais eficiente do que o antígeno microbiano isolado na indução da imunidade antimicrobiana específica.

Modulação do Sistema Imune por Metabólitos Microbianos

Além da modulação da imunidade do hospedeiro pela ligação dos PAMPs aos PRRs, a direção e magnitude das respostas imunes também são influenciadas pela presença e concentração de produtos microbianos específicos.[10] A composição dos metabólitos microbianos na vagina, particularmente os ácidos graxos de cadeias curtas, varia com a população microbiana dominante, e isto ajuda a definir os parâmetros imunes. Os níveis de ácido láctico são mais elevados, quando *Lactobacilli* são o principal componente da microbiota vaginal. Ácido succínico e ácido acético substituem o ácido láctico como o principal ácido no lúmen vaginal, quando *Atopobium, Prevotella* e outros anaeróbios predominam. O ácido láctico, além de ser o produto final da glicólise anaeróbica, também influencia diversos parâmetros imunes, incluindo a estimulação das células da linhagem T_H17, como foi recentemente demonstrado,[11,12] a indução de citocinas pró-inflamatórias pelas células epiteliais em resposta ao RNA[13] viral sintético e a destruição seletiva de bactérias associadas à vaginose bacteriana.[14] A produção relativa dos isômeros D e L do ácido lático por *Lactobacilli* também modula a produção de matrix metaloproteinase[15] e dessa maneira pode aumentar a proteção contra a invasão microbiana do trato genital superior. Além disso, o acúmulo de ácido butírico na vagina especificamente aumenta a expressão das células T reguladoras e inibe a produção de citocinas pró-inflamatórias.[10]

PRODUÇÃO DE ANTICORPOS NO TRATO GENITAL INFERIOR

A capacidade de linfócitos B de produzirem anticorpos específicos a componentes dos microrganismos exracelulares é dependente de sua interação com complexos da interação de peptídeos microbianos com MHC classe II na superfície das células apresentadoras de antígenos. Anticorpos contra antígenos virais e bactérias que se replicam intracelularmente são normalmente gerados pela interação das células B com células que apresentam peptídeos em associação a receptores da classe MHC I. Uma vez preparado para reconhecer um microrganismo específico, o subsequente contato com esse micróbio resulta na produção de anticorpos específicos. O trato genital feminino contém linfócitos B capazes de produzirem tanto anticorpos IgG como IgA. A grande maioria destas células produtoras de anticorpos é localizada na endocérvice, mas menores quantidade têm sido encontradas na vagina.[16]

O lúmen vaginal contém uma mistura de anticorpos IgA e IgG. A maioria dos anticorpos IgG provavelmente não é induzida em resposta a patógenos do trato genital, mas é introduzida na vagina por transdução da circulação sistêmica. Contrariamente, é provável que a maioria dos anticorpos IgA tenha sua origem nos linfócitos B residentes na endocérvice. Ao contrário do IgA sistêmico, que é monomérico, a maioria do IgA vaginal é polimérica e contém um componente secretor.

O IgA secretor polimérico é um produto do sistema imune das mucosas, que é distinto da produção de anticorpos sistêmicos. Os linfócitos B, na cérvice e em outros sítios mucosos do organismo, produzem anticorpos com diferentes especificidades do que aqueles encontrados no sangue. Assim, os anticorpos IgA contra microrganismos vaginais podem estar presentes no fluido vaginal e ausentes da circulação periférica.

INTERCURSO SEXUAL E IMUNIDADE VAGINAL

Componentes específicos do esperma não são produzidos em mulheres e, portanto, os espermatozoides são vistos como "invasores estranhos" pelo sistema imune feminino. Entretanto, o desenvolvimento de imunidade para os espermatozoides, obviamente, não é desejável. A presença de anticorpos antiespermatozoides em mulheres é causa reconhecida de infertilidade. A deposição do sêmen na vagina humana resulta em influxo principalmente de leucócitos polimorfonucleares e, em baixos níveis, de macrófagos e linfócitos T. No entanto, na grande maioria de mulheres sexualmente ativas, a imunidade aos espermatozoides nunca é induzida. O principal componente responsável pela inibição do desenvolvimento de imunidade antiesperma parece ser o fluido seminal. O sêmen é o fluido corporal com maior concentração de prostaglandina E_2, um potente inibidor da produção de IL-2 pelos linfócitos T. O fator de crescimento transformante β, que é imunossupressor, também está presente em altas concentrações no sêmen. Além disso, o fluido seminal inibe a produção de interferon gama, que é o principal indutor da ativação de macrófagos, enquanto estimula a síntese de IL-10, citocina anti-inflamatória que inibe a indução de imunidade mediada por células.[17] Esta potente inibição da imunidade vaginal pelo fluido seminal é benéfica para a manutenção de fecundidade, mas pode inibir a imunidade vaginal de efetivamente combater os microrganismos patogênicos que estão presentes no ejaculado masculino ou permitir o supercrescimento de organismos patógenos presentes em pequenos números na vagina. Variações entre mulheres na frequência de relações sexuais e diferenças na extensão de fatores inibitórios da imunidade no sêmen de diferentes homens podem influenciar a probabilidade de microrganismos sexualmente transmissíveis escaparem dos mecanismos de defesa imune da vagina.

Já foi demonstrado que a sensibilização imune aos antígenos paternos pela exposição da vagina ao fluido seminal é benéfica para o sucesso do processo gestacional.[18] As células T reguladoras que especificamente reconhecem antígenos do parceiro sexual da mulher, como resultado da exposição ao sêmen, podem estimular a tolerância aos antígenos paternos expressos pelo embrião. Tem sido postulado que esse mecanismo é relevante para a observação que os abortamentos espontâneos são mais comuns em mulheres menos expostas ao parceiro masculino, como na inseminação com doador de esperma. Adicionalmente, a elevada incidência de pré-eclâmpsia nas primeiras gestações, e em gestações subsequentes com diferentes parceiros, pode similarmente estar relacionada com a deficiência nas células T reguladoras que reconhecem os antígenos paternos.

RESUMO E CONCLUSÕES

A vagina normalmente contém uma multidão de microrganismos comensais e é exposta diariamente a microrganismos de fontes externas. Existem diversos mecanismos locais para impedir o sucesso de patógenos exógenos invadindo a vagina, para manter as concentrações de microrganismos residentes em níveis subclínicos e também para assegurar a dominância das populações microbianas benéficas. As células epiteliais vaginais funcionam como sentinelas imunes, reconhecendo a presença de microrganismos exógenos, liberando componentes antimicrobianos e alertando o sistema imune para a presença dos mesmos. A presença de linfócitos B produtores de IgA na cérvice e na vagina facilita a indução da imunidade humoral específica no trato genital. Os metabólitos das bactérias vaginais comensais também contribuem para destruição seletiva de micróbios e ativação de componentes do sistema imune, quando potenciais patógenos se encontram presentes. Procedimentos ou tratamentos que resultam em alterações dessas propriedades das células epiteliais vaginais ou da microbiota vaginal podem influenciar negativamente os mecanismos imunes locais e aumentar a suscetibilidade à infecção.

REFERÊNCIAS

1. Janeway CA Jr, Medzhitov R. Innate immune recognition. *Annu Rev Immunol* 2002;20:197-216.
2. Quayle AJ. The innate and early immune response to pathogen challenge in the female genital tract and the pivotal role of epithelial cells. *J Reprod Immunol* 2002;57:61-79.
3. Yu L, Wang L, Chen S. Toll-like receptors, inflammation and tumor in the human female reproductive tract. *Am J Reprod Immunol* 2009;62:1-8.
4. Cole AM. Innate host defense of human vaginal and cervical mucosae. *Curr Top Microbial Immunol* 2006;306:199-230.
5. Patel MV, Ghosj M, Fahey JV et al. Innate immunity of the vagina (Part II): Anti-HIV activity and antiviral content of human vaginal secretions. *Am J Reprod Immunol* 2014;72:22-33.
6. Babovic-Vuksanovic D, Snow K, Ten RM. Mannose-binding lectin (MBL) deficiency: Variant alleles in a Midwestern population of the United States. *Ann Allergy Asthma Immunol* 1999;82:134-143.
7. Babula O, Lazdane G, Kroica J et al. Relation between recurrent vulvovaginal candidiasis, vaginal concentrations of mannose-binding lectin, and a mannose-binding lectin gene polymorphism in Latvian women. *Clin Infect Dis* 2003;37:733-737.
8. Beghini J, Giraldo PC, Linhares IM et al. Neutrophil gelatinase-associated lipocalin concentration in vaginal fluid: Relation to bacterial vaginosis and vulvovaginal candidiasis. *Reprod Sci* 2015;22:964-968.
9. Wallin RPA, Lundqvist A, Moré SH et al. Heat-shock proteins as activators of the innate immune system. *Trends Immunol* 2002;23:130-135.
10. Shapiro H, Thaiss CA, Levy M et al. The cross talk between microbiota and the immune system: Metabolites take center stage. *Curr Opin Immunol* 2014;30:54-62.
11. Shime H, Yabu M, Akazawa T et al. Tumor-secreted lactic acid promotes IL-23/IL-17 proinflammatory pathway. *J Immunol* 2008;180:7175-7183.
12. Witkin SS, Alvi S, Bongiovanni AM et al. Lactic acid stimulates interleukin-23 production by peripheral blood mononuclear cells exposed to bacterial lipopolysaccharide. *FEMS Immunol* 2011;61:153-158.
13. Mossop H, Linhares IM, Bongiovanni AM et al. Influence of lactic acid on endogenous and viral RNA-induced immune mediator production by vaginal epithelial cells. *Obstet Gynecol* 2011;118:840-846.
14. O'Hanlon DE, Moench TR, Cone RA. In vaginal fluid, bacteria associated with bacterial vaginosis can be suppressed with lactic acid but not hydrogen peroxide. *BMC Infect Dis* 2011;11:200.
15. Witkin SS, Mendes-Soares H, Linhares IM et al. Influence of vaginal bacteria and D- and L-lactic acid isomers on vaginal extracellular matrix metalloproteinase inducer: Implications for protection against upper genital tract infections. *mBio* 2013;4(4):e00460-13.
16. Mestecky J, Russell MW. Induction of mucosal immune responses in the human genital tract. *FEMS Immunol Med Microbiol* 2000;27:351-355.
17. Jeremias J, Mockel S, Witkin SS. Human semen induces interleukin 10 and 70 kDa heat shock protein gene transcription and inhibits interferon-gamma messenger RNA production in peripheral blood mononuclear cells. *Mol Hum Reprod* 1998;4:1084-1088.
18. Alijotas-Reig J, Llurba E, Gris JM. Potentiating maternal immune tolerance in pregnancy: A new challenging role for regulatory T cells. *Placenta* 2014;35:241-248.

Capítulo 3

Diagnóstico da Doença Vulvovaginal

INTRODUÇÃO

Para cuidar adequadamente da mulher com sintomatologia do trato genital inferior, o médico deve estar ciente dos novos conhecimentos sobre a fisiopatologia das afecções vulvovaginais. É necessária uma mente aberta; velhos dogmas devem ser abandonados. Muitas verdades contemporâneas contrariam os dogmas clínicos que têm sido repetidos edição após edição dos livros-textos de ginecologia ao longo dos anos. Existem muitos exemplos óbvios: o diagnóstico da etiologia destes sintomas nessas mulheres não é fácil, nem automático. Também não pode ser determinado com precisão após uma conversa telefônica em que uma paciente descreve um corrimento, um prurido ou desconforto. E mais, ela não pode ser definitivamente diagnosticada pela avaliação grosseira da vulva ou do conteúdo vaginal, quando o espéculo é inserido. A Figura 3.1 mostra uma vulva irritada, coberta por corrimento esbranquiçado. A Figura 3.2 mostra uma típica descarga vaginal esbranquiçada com aspecto de leite talhado, condição *sine qua non* dos achados físicos da vaginite por *Candida sp*. Ambas as pacientes não tinham evidências microscópicas de infecção por *Candida*, e também os resultados das culturas para o microrganismo foram negativos. Frequentemente os clínicos enfocam apenas as três entidades infecciosas mais comuns, vaginite por *Candida*, vaginose bacteriana (BV), ou vaginite por *Trichomonas vaginalis*, como sendo as únicas causas de sintomatologia vulvovaginal. Um exemplo desta simplificação de diretrizes diagnósticas é visto em um anúncio de uma fita para testar o pH que inclui um folheto explicativo com nomes de antifúngicos vaginais que são vendidos sem necessidade de prescrição médica (Figura 3.3). A mensagem é clara. Se a mulher com sintomas tiver um pH normal, ela deve ter vaginite por *Candida*. Se o pH for alcalino, ela tem BV. Esta visão estreita ignora uma ampla causa de sintomas. As pacientes podem ser sintomáticas por causa de alergia vaginal ou inflamação vulvar. Além disso, existem aquelas alterações de flora bacteriana vaginal profundas e de difícil detecção, que estão relacionadas com o ejaculado do parceiro masculino ou com as secreções orais de um novo parceiro. Também ocorrem alterações em razão de flutuações causadas por alteração hormonal pela gestação ou menopausa. O conhecimento do médico sobre esta ampla gama de etiologias evitará os tão frequentes erros diagnósticos, que se alternam entre fungos, bactérias ou protozoários, por médicos desesperados pela falta de resposta da paciente ao tratamento. Cada novo tratamento é fadado ao insucesso. Estas mulheres sintomáticas merecem um melhor destino, já que o cuidado apropriado começa com um diagnóstico acurado.

FOCO DO MÉDICO NA PACIENTE

O melhor cuidado da paciente começa quando os profissionais de saúde reconhecem que os problemas vulvovaginais não são triviais, mas são importantes e requerem atenção. Talvez estes casos representem a parte oculta de um *iceberg*, onde os sintomas sinalizam para uma séria doença não aparente. Apesar disso, deve haver a conscientização de que os sintomas persistentes afetam desfavoravelmente a qualidade de vida e com frequência levam a preocupações não explicitadas sobre infecções mais graves, como herpes genital, *Chlamydia trachomatis* e vírus da imunodeficiência humana (HIV), que, se presentes, poderiam causar grandes alterações nas futuras opções de vida para as pacientes. Parte do trabalho do médico é possibilitar a exteriorização de tais preocupações, lidar com as mesmas de maneira adequada e eliminá-las, realizando os testes adequados.

HISTÓRIA

O ponto inicial do cuidado da paciente com sintomas vulvovaginais é a história, que captará os pontos necessários para um diagnóstico acurado. Isto requer a empatia do médico dirigindo questões diretas à paciente. A chave para o sucesso nesta inter-relação é possibilitar que a paciente responda às questões sem induzir as respostas e sem

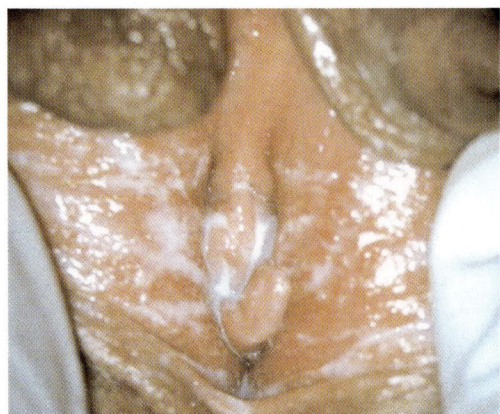

FIGURA 3.1 Vulva irritada coberta por exsudato branco. Não houve confirmação de *Candida* pela microscopia ou exame da vulva.

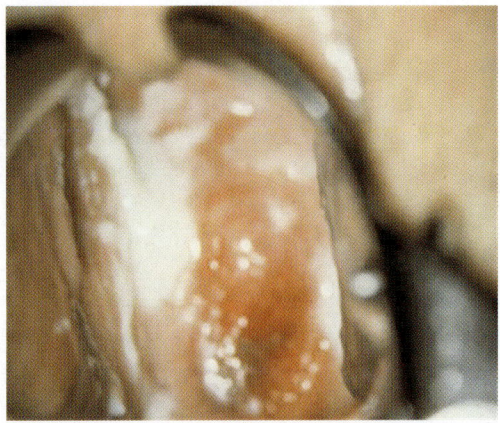

FIGURA 3.2 Descarga vaginal excessiva, branca, semelhante a leite talhado. Não houve confirmação de *Candida* por microscopia ou exame vulvar.

interrompê-la. Se a reposta da paciente necessitar ser mais esclarecida, ela deve ser imediatamente questionada.

"Qual é o seu problema"? Qualquer diagnóstico proferido pela paciente (por exemplo: "Eu tenho uma infecção por fungos" ou "Vaginose bacteriana") deve ser esclarecido por perguntas que se refiram à sintomatologia específica, isto é, corrimento, coceira, queimação ou odor.

"Quando isso começou?" Sua resposta deve ser registrada, e sua memória testada, perguntando se ela pode associar a ocorrência de algo novo em sua rotina diária ao primeiro sinal do problema. Com frequência a paciente referirá um novo parceiro sexual. Se sim, as perguntas seguintes devem ser: "Qual o tipo de contraceptivo que você está usando"? Deve-se também perguntar se ela foi exposta ao ejaculado masculino ou se observou alguma dor durante ou após o intercurso. Estas respostas provêm diretrizes para a subsequente investigação. Outros eventos relevantes incluem exercícios (bicicleta, corrida) e alterações na dieta. É também necessário e útil catalogar os medicamentos previamente utilizados ou em uso, perguntando como foi a resposta aos mesmos.

EQUIPAMENTOS NECESSÁRIOS AO DIAGNÓSTICO

Há um número limitado de auxiliares de diagnóstico necessários para habilitar o médico a iniciar acuradamente o processo de diagnóstico de vulvovaginite. Infelizmente, muitos médicos que cuidam de mulheres têm poucos ou nenhum destes auxiliares disponíveis em ambiente ambulatorial, onde as pacientes devem ser examinadas. Tal afirmação é especialmente verdadeira para o microscópio no consultório. Muitos médicos têm pouco ou nenhum treino em microscopia durante a faculdade de medicina ou a residência. Isto se reflete nas inacurácias de diagnóstico, particularmente no excesso de diagnóstico de infecção va-

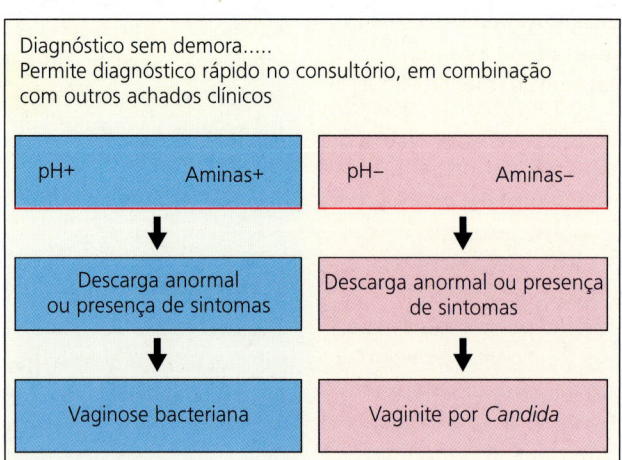

FIGURA 3.3 Texto de uma propaganda para um teste para a medida do pH vaginal e aminas. As implicações são claras: se a paciente sintomática não tiver vaginose bacteriana, ela tem *Candida*.

ginal por *Candida*. A prática de assistência ambulatorial de pacientes em ginecologia e obstetrícia é caracterizada por um grande número de pacientes e consultas agendadas a curtos intervalos de tempo. Os minutos adicionais requeridos para coletar um espécime para exame microscópico a fresco, a realização do exame e o registro dos resultados, quando realizados para várias pacientes, atrasarão o fluxo de pacientes, irritando as que estão aguardando pela consulta. A compensação monetária pela avaliação microscópica é mínima e, nos Estados Unidos, existem exigências burocráticas de instituições reguladoras *(Clinical Laboratory Improvement Amendments 1988 – CLIA)* para o preenchimento de papéis, que muitos médicos optam por evitar. Todos os consultórios, incluindo aqueles sem microscópio, deveriam ter papel indicador de pH disponível para verificação do pH vaginal, KOH 10% e lâminas de vidro para testar o odor vaginal (*whiff test*).

EXAME FÍSICO

O exame físico geral é importante ponto de partida no cuidado destas mulheres. O exame geral deve ser realizado, seja ou não a época prevista para a avaliação periódica de saúde. O exame físico fornece uma visão do estado geral de saúde e de nutrição da paciente e uma visão geral da saúde da pele. Idade, peso e hábitos corporais são importantes indicadores para orientar o tratamento. Procurar por alterações na pele e verificar se há sensibilidade na mesma. A paciente tem "pele de porcelana" e apresenta dermografismo, quando a pele é levemente arranhada? Além disso, a palpação cuidadosa das regiões inguinais para linfonodos é recomendada, porque isto pode refletir a reação à inflamação ou infecção vulvares.

EXAME PÉLVICO

Um erro cometido por muitos médicos é iniciar o exame pélvico com a inserção do espéculo vaginal. Para a mulher cuja principal queixa é a queimação, prurido vulvar ou incapacidade de ter relações sexuais devido à dor na entrada do vestíbulo vulvar, o uso prematuro do espéculo elimina a possibilidade de reconhecimento de vestibulodínea. Prurido vulvar, quando presente, pode ser por causa da candidíase vulvovaginal, mas este sintoma também pode estar presente pela formação de um novo crescimento tecidual na vulva ou uma infecção de lesões de herpes genital em cicatrização. A Figura 3.4 ilustra uma pequena irritação vulvar recorrente (na visão da paciente), que a perturba, mas não é por ela considerada como sendo outro problema, senão uma infecção recorrente por fungos. A cultura para herpes foi positiva para o *herpes simplex virus-*2 (HSV-2). Qualquer lesão vulvar com ruptura na superfície da pele deve ser cultivada e rastreada para HSV-1 e HSV-2. Outras lesões só serão encontradas pela inspeção direta. Pacientes com queixa de dispareunia podem ter vestibulodinia (Figura 3.5),

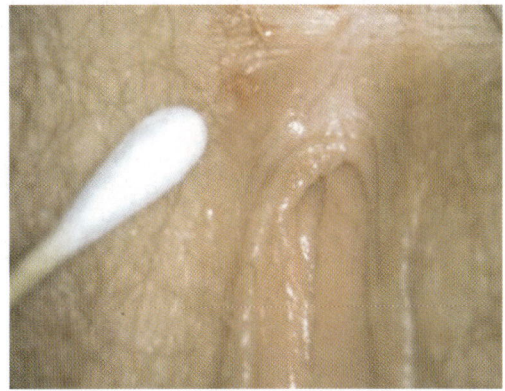

FIGURA 3.4 Uma irritação vulvar menor, sem importância para a paciente. Cultura positiva para HSV-2.

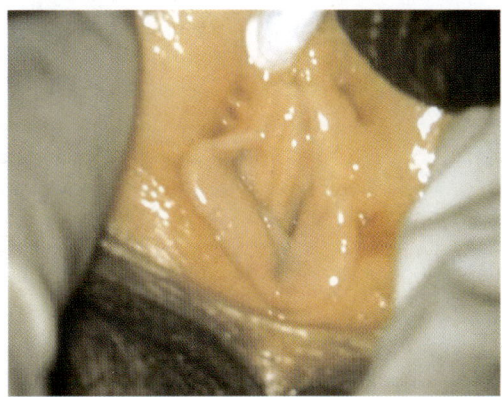

FIGURA 3.5 Paciente com glândulas vestibulares inflamadas (vestibulodinia).

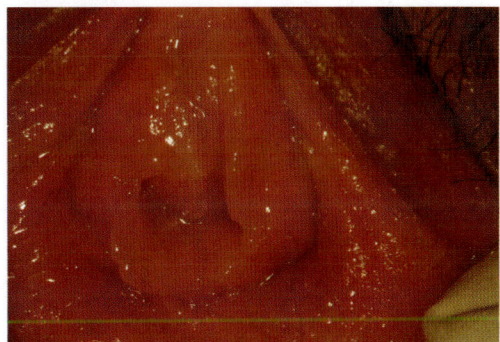

FIGURA 3.6 Inflamação vulvar generalizada.

vulvite (Figura 3.6) ou condiloma acuminado em um local onde poderá ter havido contato do pênis na tentativa de intercurso (Figura 3.7). O exame com uma lente manual de magnificação ou com o colposcópio sem dúvida ajuda muito a avaliar o detalhamento das lesões e a extensão da inflamação. O dispositivo Syris V-600 oferece inestimável ajuda mapeando a extensão da inflamação porque permite visualizar duas camadas celulares abaixo da superfície da pele.[2] Qualquer lesão vulvar ulcerada, independente do ta-

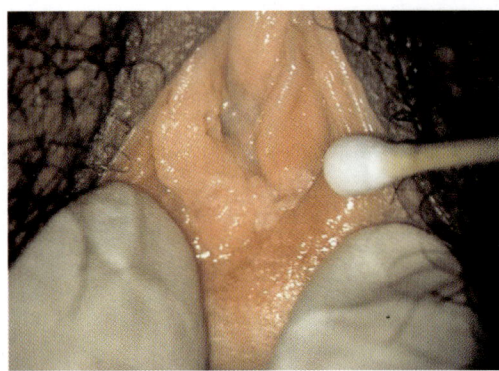

FIGURA 3.7 Descoberta de condiloma acuminado no introito de paciente com recente aparecimento de dispareunia.

manho, deveria ser cultivada e rastreada para HSV-1 e HSV-2. Se a vulva não é examinada, não pode ser feito um diagnóstico acurado.

O exame vaginal é o próximo passo na avaliação da paciente. Existe um protocolo a ser seguido que dá ao médico a melhor possibilidade de fazer o diagnóstico correto, utilizando da melhor maneira os auxilares de diagnóstico disponíveis.

O uso de papel indicador de pH é componente crucial na avaliação de uma paciente com sintomatologia vulvovaginal. O pH vaginal é normalmente ácido na população caucasiana (≤ 4,5), mas pode ser mais elevado, em torno de 5 em mulheres hispânicas e afro-americanas. Apesar destas variações entre diferentes populações étnicas, um pH elevado pode ser o primeiro indício da etiologia do problema em pacientes sintomáticas. Isto é comparável à leucocitose na urina. O pH elevado está frequentemente presente na vaginite por *Trichomonas vaginitis*, vaginose bacteriana, vaginite inflamatória descamativa, vaginite por deficiência de estrogênio e infecções causadas por *Neisseria gonorrhoeae, Chlamydia trachomatis, Staphylococcus aureus e Streptococcus* do grupo A.

Algumas orientações devem ser seguidas para a precisão do diagnóstico. As secreções mucosas do canal endocervical podem ser alcalinas, particularmente no meio do ciclo; portanto, a parede lateral vaginal deve ser o local da amostra para medida do pH, não a endocérvice. Muitos médicos utilizam a água da torneira para lubrificação do espéculo; entretanto, se o pH da água da torneira for alcalino, e a mesma for utilizada para lubrificação, deve-se evitar medir o pH na água que se acumula no fundo de saco posterior, porque um pH alcalino nesse caso será o da água, não o da vagina.

A espátula de plástico é o instrumento preferido para coletar secreção vaginal, que deve ser imediatamente colocada em uma lâmina de microscopia, contendo uma gota de soro fisiológico, e em outra, contendo hidróxido de potássio a 10% (KOH). Este procedimento é superior ao uso de um cotonete de algodão. O cotonete absorve parte da amostra vaginal e aumenta a chance da presença de fibras de algodão na amostra examinada ao microscópio (Figura 3.8). Para o microscopista inexperiente tais fibras podem ser erroneamente identificadas como hifas (Figura 3.9). As verdadeiras hifas podem ser identificadas pelas protrusões (Figura 3.10). O examinador deve ainda adicionar uma gota de fluido vaginal a uma gota de KOH 10% em uma lâmina de vidro e cheirar, para ver se emite um odor semelhante a peixe estragado. Para os médicos

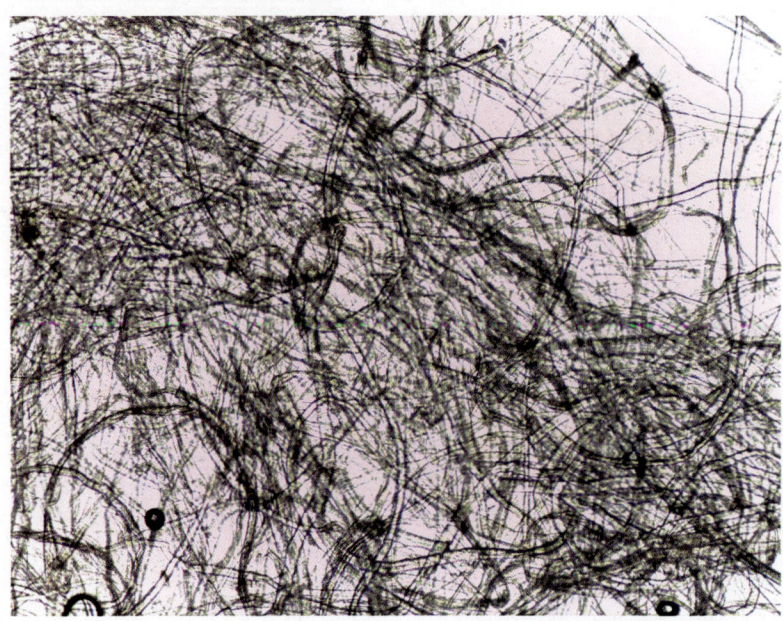

FIGURA 3.8 Fibras de algodão liberadas de um cotonete utilizado para preparar a lâmina.

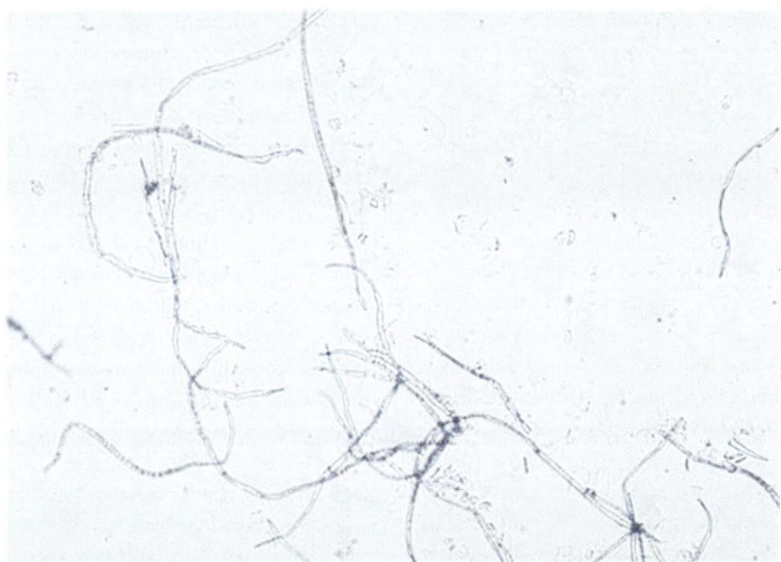

FIGURA 3.9 Fibras de algodão que podem ser tomadas por hifas pelo observador inexperiente e apressado.

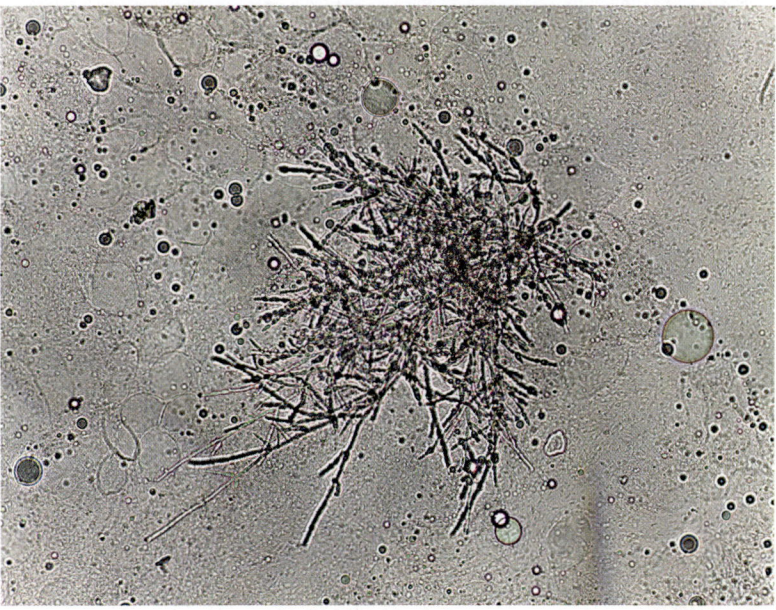

FIGURA 3.10 Hifas vistas na preparação de KOH. Os nódulos nas hifas são aparentes.

sem papel de pH ou microscópio, *kits* laboratoriais podem ser utilizados para a detecção de *Gardnerella vaginalis*, *Candida* e *T. vaginalis,* mas as informações obtidas com tais testes são limitadas. A simples presença de *G. vaginalis* não faz o diagnóstico de vaginose bacteriana, que ocorre por causa da excessiva proliferação deste e de outros microrganismos. Outro problema deste sistema de testes é que ele não permite a identificação da espécie de fungos.

O uso correto do microscópio no consultório é o fator crucial na obtenção de um diagnóstico preciso no momento da consulta. A visão microscópica pode imediatamente confirmar muitos diagnósticos e orientar o médico a solicitar testes laboratoriais confirmatórios. Infelizmente, nos Estados Unidos, muitos médicos já não mantêm um microscópio em seu consultório, em razão da regulamentação do *Clinical Laboratory Improvement (CLIA)* ou, quando têm o microscópio, raramente o utilizam. Aqueles que ocasionalmente utilizam o microscópio frequentemente não possuem a habilitação necessária para obter diagnósticos, por causa do limitado ou mesmo inadequado treinamento durante o ensino médico e a residência. Infelizmente, aqueles que tentam melhorar suas habilidades, realizando repetidas avaliações microscópicas, tornam-se desencorajados quando percebem que esta atividade diagnóstica consume tempo, mas não recebe a compensação financeira adequada. Contrariamente e felizmente, a escola médica, residência e pós-graduação na União Europeia continuam a enfatizar o uso do microscópio.

A competência básica do médico no consultório e a habilidade de realizar avaliações microscópicas acuradas do fluido vaginal de mulheres com sintomas vulvovaginais também auxiliam a adequada avaliação colposcópica de pacientes com citologias alteradas. Entretanto, as variações entre médicos americanos na interpretação colposcópica são relativamente grandes, embora a Residência Médica enfoque o treinamento em colposcopia e não em microscopia. Por outro lado, os residentes adquirem a habilidade em colposcopia porque recebem treinamento individualmente, e serão adequadamente remunerados quando, em sua prática futura, realizarem a colposcopia, o que certamente não ocorrerá com a microscopia.[1]

Preocupações sobre a incapacidade dos jovens médicos para diagnosticarem adequadamente infecções propriamente não se limitam a doenças vulvovaginais. Um artigo recente documentou o declínio na qualidade da microscopia realizada no contexto de infecções pulmonares e a consequente redução no percentual notificado de pneumonia pneumocócica.[2] Um editorial comentando este artigo resumiu os fatores que levaram a tal declínio.[3] Em 1988, as regulações da CLIA nos Estados Unidos eliminaram o uso de microscópios nos consultórios e o treinamento de médicos iniciantes em microscopia. Por que isto não foi mais bem divulgado e discutido? A resposta de um dos médicos resumiu esta falta de preocupação: "Se meu paciente parece ter pneumonia pneumocócica, eu geralmente escolho uma das fluoroquinolonas, uma vez que esta pareça ser a melhor droga presente. Se o paciente não tiver uma pneumonia pneumocócica, eu costumo escolher uma fluoroquinolona, porque essa parece ser a droga mais ativa contra as outras possibilidades diagnósticas".[3] A mensagem é clara: o custo-benefício do tempo que o médico dispende na avaliação não alterará os cuidados subsequentes ao paciente. O mesmo não é verdadeiro para o cuidado médico dedicado a uma mulher com doença vulvovaginal. Uso correto do microscópio fornecerá uma orientação importante para os cuidados iniciais e os subsequentes destas mulheres, por vezes infelizes pelos sintomas.

As ilustrações de exame a fresco disponíveis neste livro têm o objetivo de servir como auxílio para médicos que utilizam microscópios. A maior parte do exame microscópico pode ser feita com a varredura do campo sob baixa potência de magnificação. O microscopista começa por olhar os espaços entre as células epiteliais na preparação salina para avaliar a flora bacteriana. Na maioria das mulheres saudáveis as bactérias predominantes são os *Lactobacilli*, que se apresentam como bacilos curtos ou longos (Figura 3.11) Estes são mais claramente visualizados com a preparação de KOH, que torna as células escamosas "fantasmas", menos visíveis, e elimina os leucócitos e eritrócitos (Figura 3.12). Em contraste, um crescimento excessivo de bactérias com a presença de poucos ou nenhum *Lactobacilli* é evidente na próxima lâmina (Figura 3.13). O número excessivo de bactérias pode ser mais facilmente confirmado na lâmina preparada com KOH (Figura 3.14). A seguir o médico deve avaliar o

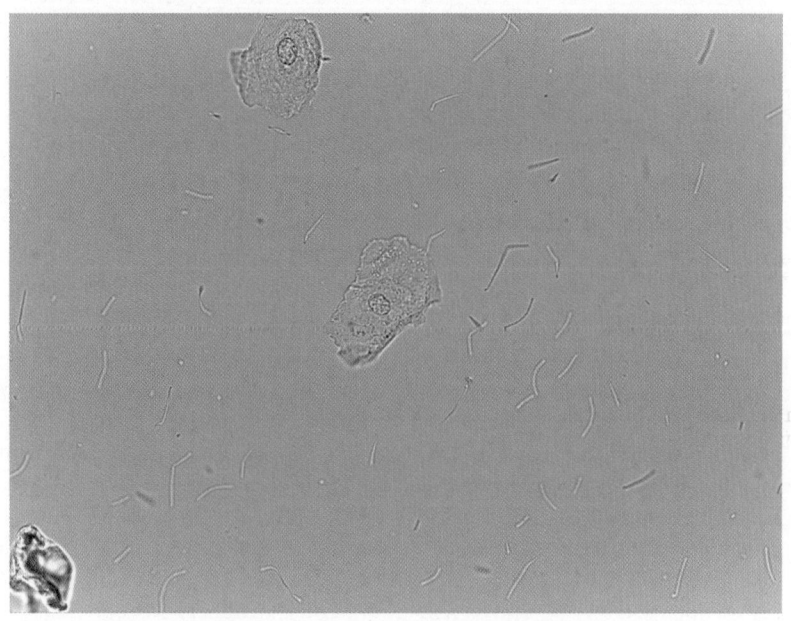

FIGURA 3.11 Preparação de NaCL mostrando predominância de *Lactobacilli*.

FIGURA 3.12 Predominância de *Lactobacilli* na preparação de KOH.

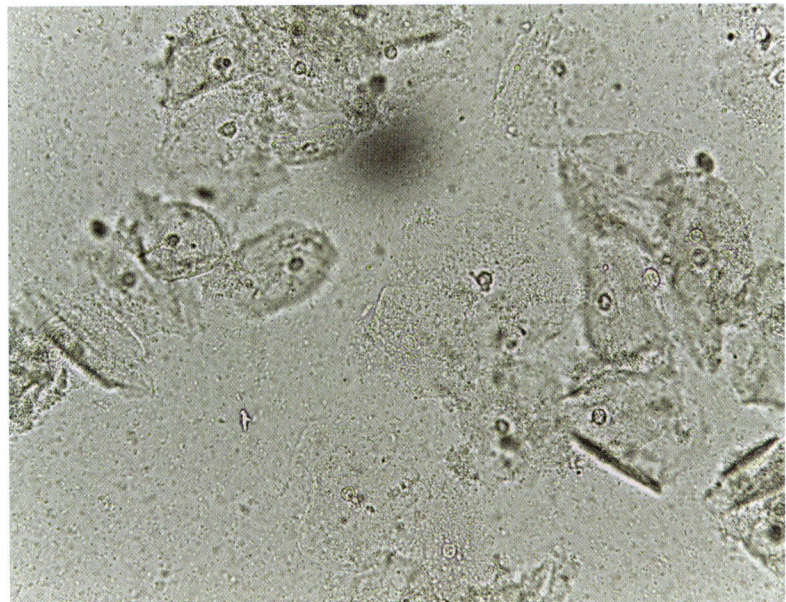

FIGURA 3.13 *Clue cells*, número aumentado de bactérias, ausência de *Lactobacilli*.

conteúdo vaginal preparado com salina para a presença de leucócitos. Um pequeno número está presente na candidíase não complicada (Figura 3.15) ou na vaginose bacteriana (Figura 3.13). Quando um número aumentado de leucócitos está presente (Figura 3.16), o médico deve considerar a possibilidade de outra infecção, incluindo *N. gonorrhoeae* e *C. trachomatis*. A vaginite por *T. vaginalis* frequentemente se apresenta com pH elevado, *whiff test* positivo e muitos leucócitos. Testes confirmatórios, tanto por métodos de cultura como por reação em cadeia da polimerase (PCR), devem ser realizados.

Nem todas as pacientes com vulvovaginite por *Candida* apresentam uma imagem facilmente identificada à microscópica. Uma lâmina de paciente sintomática com vulvovaginite por *Candida* com frequência mostrará grupos de células esfoliadas com hifas firmemente aderidas às mesmas, como ilustrado na Figura 3.17. A detecção de tais hifas se torna mais fácil com a preparação de KOH

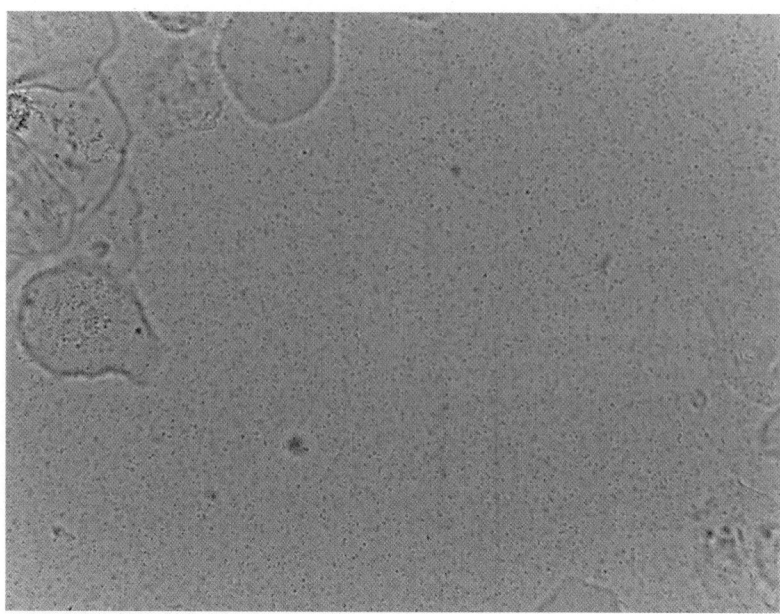

FIGURA 3.14 Preparação de KOH com um número excessivo de bactérias e sem *Lactobacilli*.

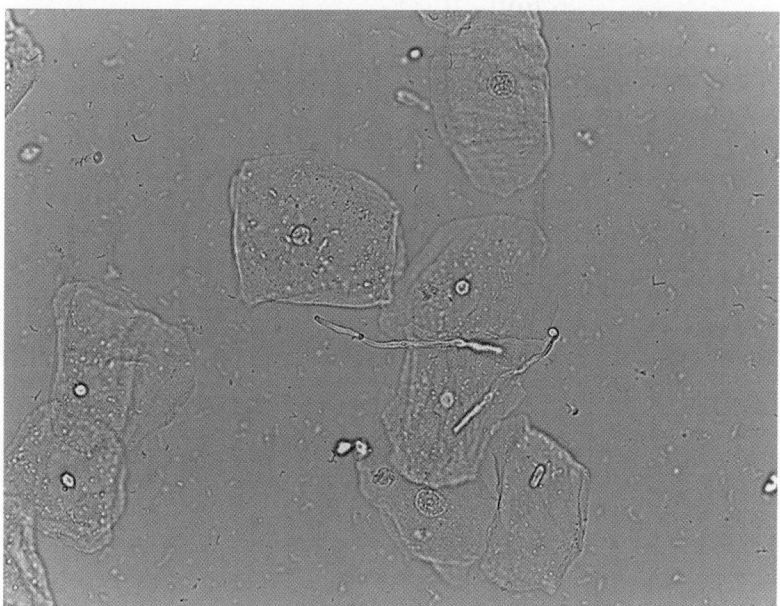

FIGURA 3.15 Raros leucócitos presentes em preparação salina de uma mulher com vaginite por *Candida*.

(Figura 3.18). Se a hifa for detectada, deve-se solicitar a cultura para fungos para confirmar o diagnóstico, porque um problema considerável é o superdiagnóstico de infecção vaginal por fungos. Existem muito mais pacientes diagnosticadas como tendo infecção por fungos do que as que realmente têm o problema. Quando há a presença de *clue cells*, com poucos leucócitos e ausência de *Lactobacilli*, é feito o diagnóstico de vaginose bacteriana (Figura 3.19). Quando há a presença de numerosos leucócitos (ver Figura 3.16), o médico deve considerar a possibilidade da presença de outra infecção. A vaginite por *T. vaginalis* frequentemente se apresenta com elevação do pH vaginal e teste de *whiff* positivo. Neste caso, o diagnóstico será de BV e tricomoníase, o que poderá ser confirmado por PCR.

Outras observações podem ser confusas. A Figura 3.20 mostra um objeto estranho complexo, visualizado tanto na preparação com salina como na com KOH, que

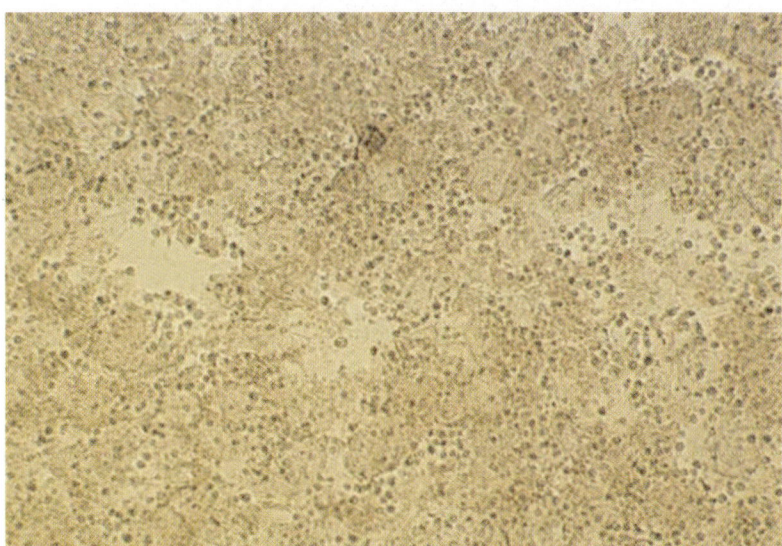

FIGURA 3.16 Número aumentado de leucócitos em uma paciente com vaginose bacteriana e vaginite por *Trichomonas*.

FIGURA 3.17 Hifas firmemente aderidas a células epiteliais vaginais esfoliadas.

foi erroneamente diagnosticado como uma massa de hifas decorrente de uma intensa infecção por *Candida*.

Na verdade, não houve crescimento de *Candida na* cultura, e a paciente revelou ter utilizado creme vaginal contendo estrogênio na noite anterior à coleta do material vaginal. A Figura 3.21 é uma imagem de alta magnificação de elementos que o microscopista menos avisado poderia interpretar como sendo esporos. Mais uma vez, não houve crescimento de fungos na cultura, e a paciente revelou ter utilizado creme vaginal com antifúngicos três noites antes da realização do exame. As imagens correspondiam a glóbulos de creme vaginal, não de esporos. Outras informações clínicas algumas vezes são obtidas. A Figura 3.22 mostra a presença de espermatozoides na preparação de solução salina. Isto confirma o fato de que um método contraceptivo de barreira não havia sido utilizado.

Esporos de *Candida* podem ser de difícil detecção na preparação salina (Figura 3.23). São mais claramente vistos em preparações de KOH (Figura 3.24). Para estes casos de não *albicans*, deve-se realizar a cultura.

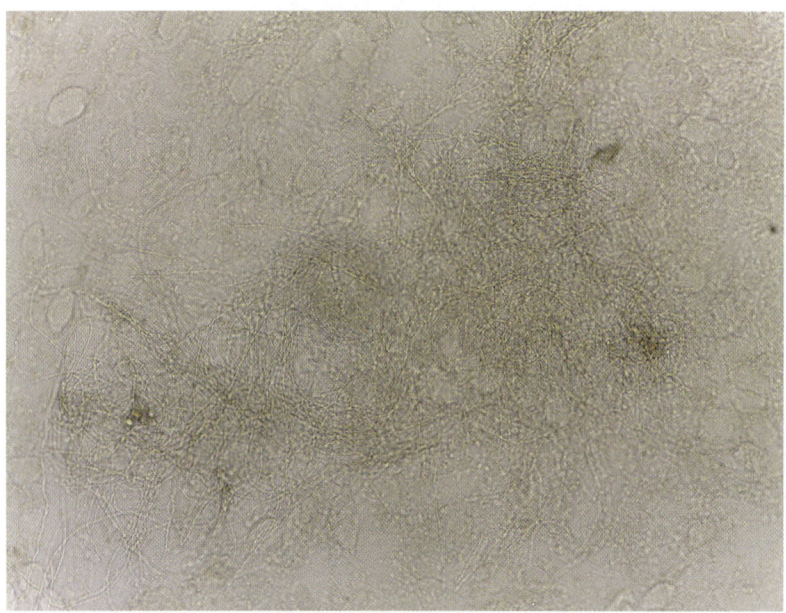
FIGURA 3.18 Preparação de KOH mostrando a presença de hifas.

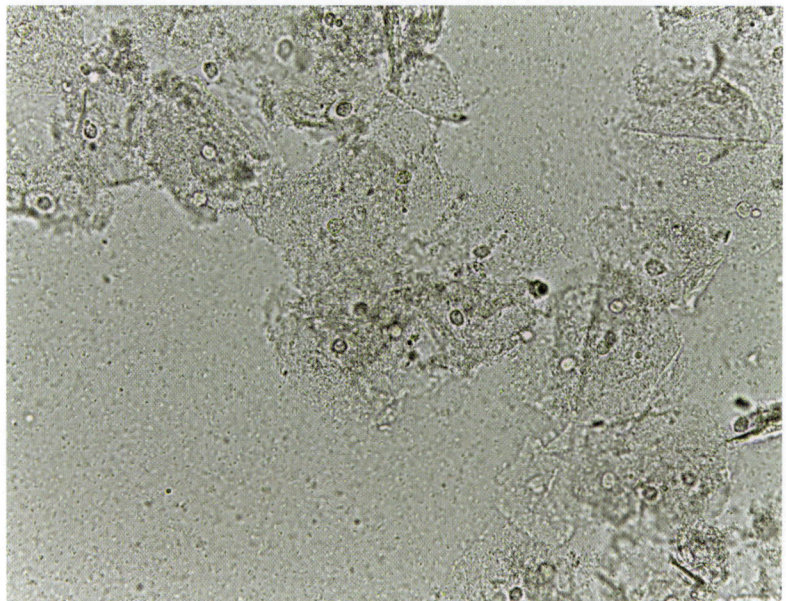
FIGURA 3.19 Vaginose bacteriana: presença de *clue cells*, raros leucócitos e ausência de *Lactobacilli*.

TESTES DE LABORATÓRIO COM DEMORA NOS RESULTADOS

Coloração de Gram

Atualmente nos Estados Unidos o uso da coloração de Gram para o diagnóstico de BV é quase universal. Isto foi uma evolução no diagnóstico. Muitos médicos não têm um microscópio disponível no consultório. Sem o microscópio, muitos não veem razão para manter solução KOH disponível e não têm incentivo para verificar o pH vaginal. Assim, três dos quatro componentes utilizados para fazer o diagnóstico imediato de vaginose bacteriana foram perdidos. Alternativamente, no laboratório, o esfregaço corado pelo Gram recebe um escore pelo sistema de Nugent. A Tabela 3.1 mostra a base para esse sistema.[4] De acordo com o resultado da lâmina, é dado o escore: normal, com pontuação de 0-3; intermediário, com pontuação de 4-6; e vaginose bacteriana, com pontuação de 7 ou

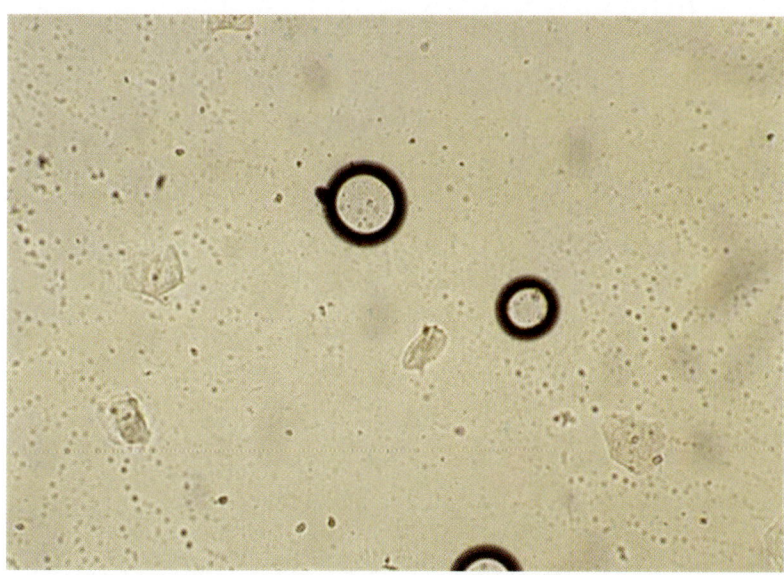

FIGURA 3.20 Complexos corpos estranhos presentes no exame microscópico com preparação de hidróxido de potássio. Eram resíduos de creme vaginal com estrogênio utilizado na noite anterior.

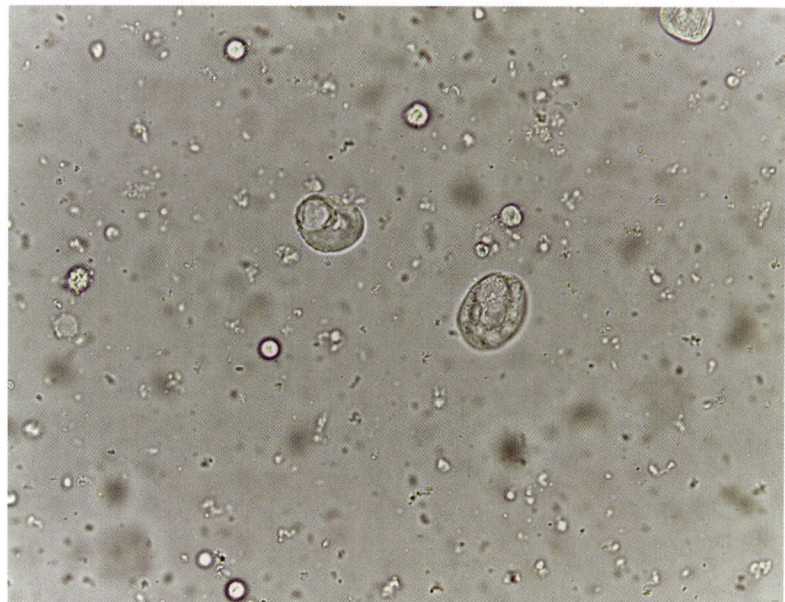

FIGURA 3.21 Glóbulos de gordura em preparação de KOH. Resíduo de creme vaginal antifúngico usado três noites antes.

superior. Existem vantagens para este sistema. As lâminas são lidas por microscopistas treinados, aliviando o médico ocupado da tarefa de diagnóstico laboratorial no consultório. A lâmina pode ser guardada, permitindo a avaliação da qualidade no futuro.

Entretanto, existem muitas desvantagens para este sistema. Um problema é que a lâmina só é lida após a paciente deixar o ambiente ambulatorial. Não faz diferença se o tempo para o resultado é o dia seguinte ou uma semana depois, porque requer um telefonema adicional para a paciente, se o resultado for positivo.

Existem problemas maiores na interpretação dos resultados do Gram. O escore microscópico equipara a presença de *Lactobacilli* com saúde vaginal. O problema é que a ausência de *Lactobacilli* não é indicativa de doença se outras bactérias que produzam ácido láctico estiveram presentes. Um exemplo é o *Atopobium vaginae,* um bacilo extremamente curto que é indistinguível da *Gardnerella* na

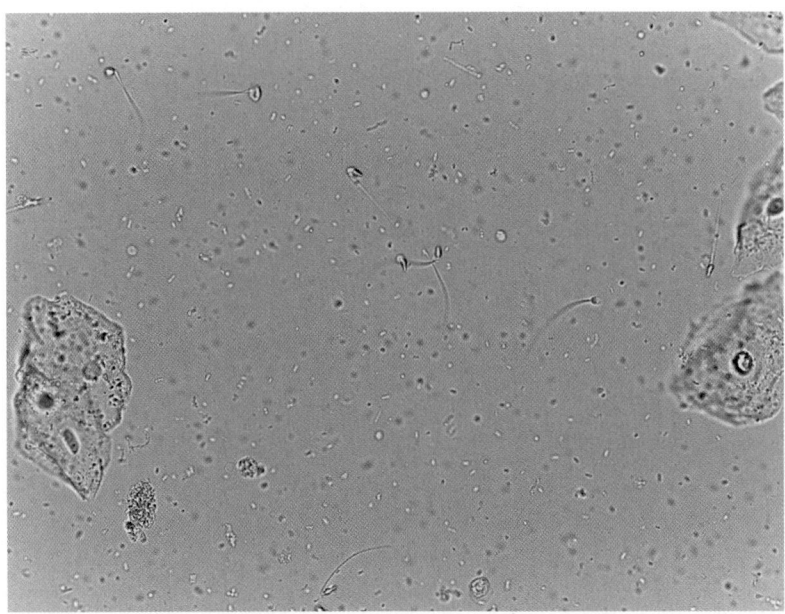

FIGURA 3.22 Espermatozoides vistos em preparação salina. Isso confirma a exposição sexual sem o uso de contraceptivo de barreira.

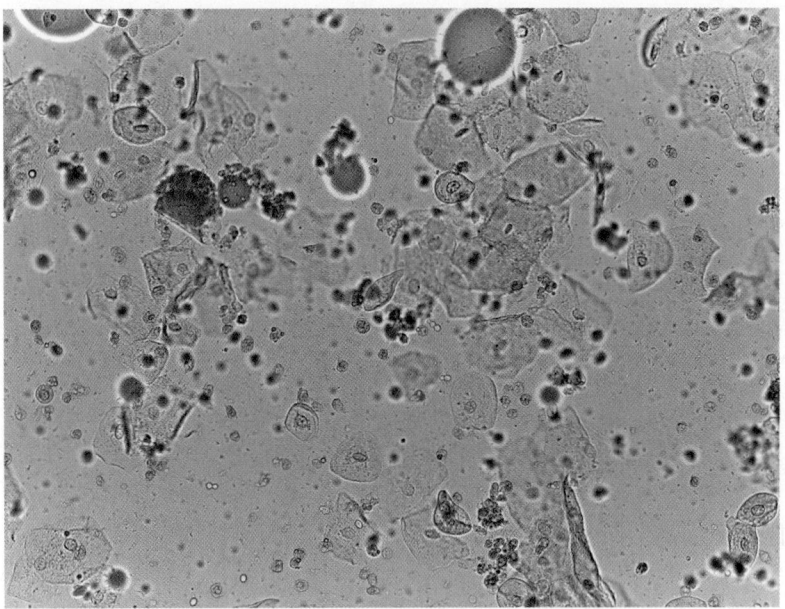

FIGURA 3.23 Dificuldade para identificar esporos em uma preparação salina.

coloração de Gram, mas que ajuda a manter a saúde vaginal porque produz ácido láctico.[5] Adicionalmente, *Lactobacillus iners*, o *Lactobacillus* recuperado com maior frequência na vagina de mulheres saudáveis quando se utilizam métodos não cultiváveis e associados à saúde, é um bacilo curto e pode ser considerado na avaliação pelo Gram como um bacilo curto associado à vaginose bacteriana.[6] Estas são as razões pelas quais muitas mulheres serão diagnosticadas como tendo BV quando o escore de Nugent é utilizado em lugar dos critérios de Amsel[7] e leva a uma outra categoria, a das mulheres assintomáticas portadoras de BV.

Culturas

A obtenção de culturas em mulheres com vulvovaginite sintomática é necessária para um cuidado adequado. É

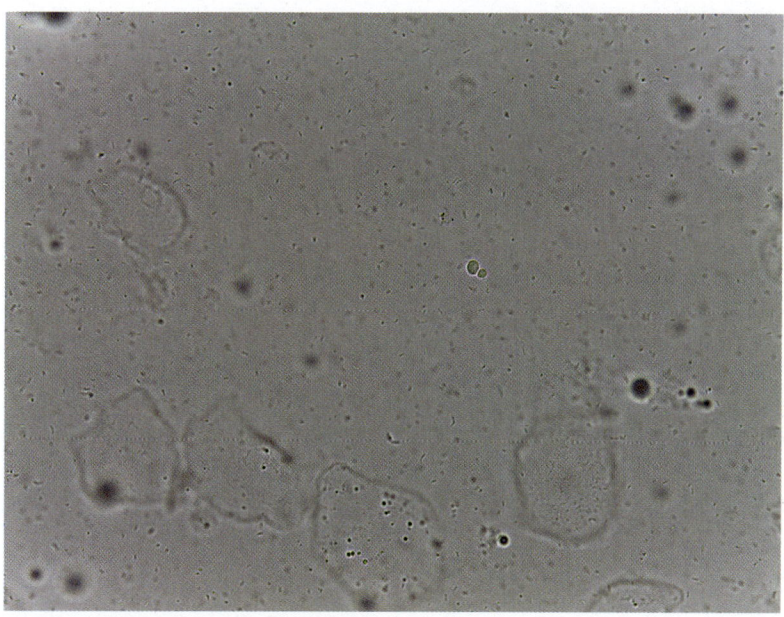

FIGURA 3.24 Esporos facilmente reconhecíveis em preparação de KOH.

Tabela 3.1 Sistema de escore (0-10) para esfregaços vaginais corados pelo Gram[a]

Escore[b]	Morfotipos de Lactobacillus	Morfotipos de Gardnerella e Bacteroides spp.	Bacilos Curvos Gram-Negativos e Variáveis
0	4+	0	0
1	3+	1+	1+ ou 2+
2	2+	2+	3+ ou 4+
3	1+	3+	
4	0	4+	

[a]Morfotipos recebem escore pelo número médio visto por campo em imersão com óleo. Note-se que menos peso é dado a bacilos curvos Gram-variáveis. Escore total = Lactobacilli + G. vaginalis e Bacteroides spp. + bacilos curvos.
[b]0, sem morfotipos anormais presentes. 1, menos do que um morfotipo anormal presente. 2, 1-4 morfotipos presentes. 3, 5-30 morfotipos presentes. 4, 30 ou mais morfotipos presentes.

importante em mulheres com suspeita de vulvovaginite por *Candida*. Se o médico, realizando microscopia, visualizar leveduras, a cultura confirmará a acuracidade do exame a fresco. Isto é importante, já que, estudos têm demonstrado que, na prática, frequentemente os médicos têm resultados falsos-positivos para *Candida* na microscopia a fresco.[6] Quando uma amostra é enviada para cultura, a maioria dos laboratórios irá selecionar colônias crescendo no meio inicial de ágar-sangue e transferi-las para o meio de Sabouraud, para confirmar a presença de leveduras. A identificação frequentemente é dada como "*albicans*" ou "não *albicans*". Se em uma mulher com um problema crônico ou recorrente não forem identificados fungos na microscopia, deve-se solicitar a cultura em um Sabouraud, com um pedido adicional para a identificação das espécies de *Candida*. Na cultura vaginal padrão em ágar-sangue, uma variedade de bactérias será isolada e identificada. O laboratório deverá também semear a amostra em meio de Thayer Martin ou equivalente para o isolamento do patógeno, *Neisseria gonorrhoeae*, se presente. Outros microrganismos Gram-positivos aeróbicos são possíveis problemas e não devem ser considerados apenas como parte da flora bacteriana normal da vagina. Estes incluem *Streptococcus* do grupo A, *Streptococcus pneumoniae* e *Staphylococcus aureus* coagulase-positiva. O isolamento do estreptococo do grupo B em cultura obtida de gestantes nas 35-37 semanas identifica candidatas para o uso de antibióticos intraparto, para diminuir o risco de infecção do recém-nascido. O *Streptococcus* do grupo B é frequentemente isolado em mulheres não grávidas, particularmente aquelas com vaginite inflamatória descamativa. Mas este achado laboratorial, por si mesmo, não estabelece diagnóstico e nem determina tratamento. O isolamento de *Gardnerella vaginalis* não confirma o diagnóstico de vaginose bacteriana. Bactérias sempre serão isoladas da vagina de mulheres saudáveis, sexualmente ativas. Um erro comum de tratamento em mulheres com vulvovaginite recorrente ou persistente, em que o primeiro tratamento falhou, é dar antibióticos sistêmicos contra uma espécie de bactéria que tenha sido isolada. Isto é particularmente verdadeiro quando é isolado o *Streptococcus* do grupo B. Como esperado, esta conduta não ajuda a paciente e muitas vezes faz com que a sintomatologia clínica piore.

Preocupação com outros microrganismos dita outras estratégias de cultura. Tais meios de cultura, idealmente, devem estar presentes no consultório para uso. Qualquer ferimento na vulva, mesmo em cicatrização, deve ter uma amostra do exsudato colocado em meio de transporte e encaminhado ao laboratório e semeado em cultura de células, para determinar a presença de HSV-1 e HSV-2. Na paciente com teste de *whiff* positivo ou se a microscopia mostrar um processo inflamatório à microscopia no consultório, deve-se semear uma amostra em meio de Diamond para determinar a presença de *Trichomonas vaginalis*. Isto pode ser feito mesmo quando ocorrer a identificação de *Trichomonas* no exame a fresco com salina, para controle de qualidade da microscopia realizada pelo médico.

Testes com Sondas de DNA

Os testes com DNA utilizando hibridização de uma sonda de DNA com especificidade para um destes microrganismos são comumente usados para determinar a presença de *Neisseria gonorrhoeae* e *Chlamydia trachomatis*. Estes são os testes mais convenientes para o médico realizar, particularmente aqueles que não trabalham com as facilidades de um laboratório próximo. No caso da *Neisseria gonorrhoeae*, evita-se o problema laboratorial de meios especiais e específicos níveis de CO_2 ambiente para o melhor crescimento do microrganismo. Para o clínico, isto também elimina o problema de atraso no envio de coleta de amostras para o laboratório, o que reduz a frequência de cultura positiva. A usual sequência microbiológica é identificar o organismo e, a seguir, fazer testes de suscetibilidade aos antibióticos. No caso da *Neisseria gonorrhoeae*, a frequência de resistência absoluta à penicilina é alta o suficiente nos Estados Unidos para que as recomendações do Centro de Controle de Doenças para o tratamento não incluam a penicilina como uma das opções.[8] A situação é diferente com a *Chlamydia trachomatis*. Os laboratórios comerciais não dispõem dos recursos necessários para cultura de células e isolamento deste organismo intracelular. Para a maioria dos médicos, os testes utilizando provas de DNA parecem ser a resposta lógica. Uma amostra para análise pode ser facilmente obtida no consultório, quando a paciente é examinada, e um resultado positivo ditará a intervenção terapêutica para a paciente e seu parceiro sexual. Existem dois problemas com os testes de sondas de DNA: sensibilidade e especificidade. A menor sensibilidade dos mesmos com relação à cultura de células significa que algumas mulheres infectadas com *C. trachomatis* terão teste negativo pela sonda de DNA. A especificidade também é um problema. Algumas mulheres que não estão infectadas por *C. trachomatis* terão resultado do teste positivo por causa da eventual ligação da sonda de DNA com uma sequência de DNA semelhante de outro microrganismo. Uma vez que um teste positivo frequentemente sugira a aquisição do organismo a partir de uma ligação sexual fora do relacionamento supostamente monogâmico do casal, um teste falso-positivo trará desnecessária pressão sobre a saúde emocional da mulher envolvida. Felizmente um teste de PCR mais sensível e específico já está disponível.

Testes de laboratório para rastreio das causas de vaginite estão agora comercialmente disponíveis. Estes fazem triagem para *G. vaginalis*, diferentes cepas de *Candida*, *A. vaginae* e *Megaspora*. Tais testes acrescentaram nova camada de dúvidas que os médicos terão de superar. Os resultados mostrarão a presença destes organismos, porém nem sempre a presença deles confirma um diagnóstico. *Gardnerella* pode estar presente na vagina de uma mulher normal e saudável. A presença dela somente é significativa nos casos em que há um grande número desses organismos. *A. vaginae* é um pequeno bastonete, facilmente percebido em uma coloração de Gram, mas a sua presença não confirma o diagnóstico de BV.

Testes de Reação de Cadeia de Polimerase

Para a detecção de *C. trachomatis*, o PCR é o teste ideal, porque é o mais sensível e específico disponível.[9] Isto significa que mulheres infectadas quase sempre serão diagnosticadas, podendo-se oferecer a elas o tratamento. Outros organismos também podem ser identificados por estas técnicas de amplificação de genes, incluindo *T. vaginalis*.[10] O PCR também pode ser utilizado para identificar espécies de *Candida*. Um teste agora disponível pode identificar sete cepas de *Candida*, incluindo *C. albicans*, *glabrata*, *guilliermondii*, *kefyr*, *krusei*, *parapsilosis* e *tropicalis*. Até o momento os sistemas de teste para *Candida* ou *Trichomonas* ainda não foram aprovados pela *Food and Drugs Administration (FDA)*.

PCR é um rastreamento mais sensível para a *Candida* do que a cultura. Em um estudo de mulheres com vaginite sintomática, a cultura foi positiva em 20 casos, enquanto o PCR para *Candida albicans* foi positivo em 30.[11] Este teste é particularmente útil em mulheres com vaginite recorrente por *Candida*, quando as culturas não mostram crescimento de *Candida* durante o tratamento. Finalmente, o PCR para *Mycoplasma hominis* e *Ureaplasma urealyticum* é também mais sensível do que as técnicas de cultura habituais. Mais uma vez, ainda também não foram aprovados pela FDA. Uma vez que os *Mycoplamas* tenham sido implicados em infertilidade e abortamento, a realização de teste em mulheres com história de perdas gestacionais espontâneas ou que são inférteis deve ser recomendada. As maiores preocupações com os testes de PCR incluem os custos adicionais dos mesmos e a aplicabilidade deste teste sensível em populações com baixa incidência de infecção por *N. gonorrhoeae*.[12] Um teste falso-positivo seria um problema nestas mulheres.

Análises Independentes da Cultura

A análise por métodos independentes da cultura da flora bacteriana vaginal em mulheres saudáveis e nos estados de doença provê informações mais completas sobre a composição do microbioma microbiano. Os métodos de cultura tradicionais não identificam toda a ampla gama de bactérias presentes, mas apenas os organismos que podem crescer nos meios de cultura disponíveis. Contrariamente, as análises independentes do cultivo são realizadas por meio do sequenciamento de genes 16S rRNA pela amplificação do PCR. Um exemplo de organismo não isolado pela cultura é o anaeróbio estrito *Atopobium vaginae*. Tal organismo é identificado apenas por métodos independentes de cultura e produz ácido láctico, que é associado à saúde vaginal. Isto cria um problema com o escore de Nugent, porque este organismo associado à saúde vaginal é indistinguível da *Gardnerella vaginalis* associada à BV. Esta nova tecnologia independente da cultura continua a expandir nosso entendimento sobre os estados de saúde e doença do trato genital inferior.

Testes de Polimorfismo Genético

Polimorfismo genético, a existência de mais de um alelo em um específico *locus* de um gene, pode ter significado clínico na doença vulvovaginal. Polimorfismo é um evento comum. Estima-se que existam aproximadamente cerca de 200.000 polimorfismos de um único nucleotídeo na região codificadora dos estimados 80 mil genes humanos. Até o momento, os autores identificaram vários polimorfismos que estão relacionados com a doença do trato genital em mulheres.[13-16] Até agora, já existem testes laboratoriais disponíveis para a verificação de dois destes polimorfismos, permitindo a utilização clínica.[13,14] Existe uma forte associação entre a possessão homozigota do alelo 2 no íntron I do gene que codifica o antagonista do receptor da interleucina1 (IL1-RA) e a condição inflamatória vulvar vestibulodinia.[13] Estas mulheres têm um importante aumento na citocina pró-inflamatória interleucina-1 beta. Pacientes com polimorfismo no códon 54 do éxon I, gene que codifica a lecitina ligadora de manose (MBL) e que se associa com níveis baixos de MBL estável, têm frequência aumentada de vulvovaginite recorrente por *Candida*.[14] Ambos os polimorfismos, IL1-RA e MBL, podem, agora, ser determinados no laboratório. A detecção dos mesmos pode influenciar futuras terapêuticas.

REFERÊNCIAS

1. Ledger WJ, Monif GRG. A growing concern: Inability to diagnose vulvovaginal infections correctly. *Obstet Gynecol* 2004;103:782-784.
2. Musher DM, Montoya R, Wanahita A. Diagnostic value of microscopic examination of gram-stained sputum and sputum cultures in patients with bacteremic pneumococcal pneumonia. *Clin Infect Dis* 2004;39:165-169.
3. Bartlett JG. Decline in microbial studies for patients with pulmonary infections. *Clin Infect Dis* 2004;39:170-172.
4. Nugent RP, Krohn MA, Hillier SH. Reliability of diagnosing bacterial vaginosis is improved by a standardized method of gram stain interpretation. *J Clin Microbiol* 1991;29:297-301.
5. Ravel J, Gajer P, Abdo Z et al. Vaginal micro-biome of reproductive-age women. *Proc Natl Acad Sci USA* 2011;108:4680-4687.
6. Zhou X, Bent SJ, Schneider MG et al. Characterization of vaginal microbial communities in adult healthy women using cultivation-independent methods. *Microbiology* 2004;150:2565-2573.
7. Amsel R, Totten PA, Spiegel CA et al. Nonspecific vaginitis: Diagnostic criteria and microbial and epidemiologic associations. *Am J Med* 1983;74:14-22.
8. CDC. Sexually transmitted diseases treatment guidelines – 2010. *Morb Mortal Wkly Rep* 2010;59(No. RR-12):1-110.
9. Witkin SS, Jeremias J, Toth M et al. Detection of *Chlamydia trachomatis* by the polymerase chain reaction in the cervices of women with acute salpingitis. *Am J Obstet Gynecol* 1993;168:1438-1442.
10. Jeremias J, Draper D, Ziegert M et al. Detection of *Trichomonas vaginalis* using the polymerase chain reaction in pregnant and non-pregnant women. *Infect Dis Obstet Gynecol* 1994;2:16-19.
11. Ledger WJ, Polaneczky MM, Yih MC et al. Difficulties in the diagnosis of *Candida* vaginitis. *Infect Dis Clin Pract* 2000;9:66-69.
12. Katz AR, Effler PV, Ohye RG et al. False-positive gonorrhea test results with a nucleic acid amplification test: The impact of low prevalence on

positive predictive value. *Clin Infect Dis* 2004;38:814-819.
13. Jeremias J, Ledger WJ, Witkin SS. Interleukin 1 receptor antagonist gene polymorphism in women with vulvar vestibulitis. *Am J Obstet Gynecol* 2000;182:283-285.
14. Babula O, Lazdane G, Kroica J *et al.* Relation between recurrent vulvovaginal Candidiasis, vaginal concentrations of mannose binding lectin, and a mannose binding lectin gene polymorphism in Latvian women. *Clin Infect Dis* 2003;37:733-737.
15. Babula O, Lazdane G, Kroica J *et al.* Frequency of interleukin-4 (IL-4)-589 gene polymorphism and vaginal concentrations of IL-4, nitric oxide, and mannose-binding lectin in women with recurrent vulvovaginal candidiasis. *Clin Infect Dis* 2005;40:1258-1262.
16. Lev-Sagie A, Prus D, Linhares IM *et al.* Polymorphism in a gene coding for the inflammasome component NALP3 and recurrent vulvovaginal candidiasis in women with vulvar vestibulitis syndrome. *Am J Obstet Gynecol* 2009;200:303.e1-303.e6.

Capítulo 4

CANDIDÍASE VULVOVAGINAL

INTRODUÇÃO

Vulvovaginite por *Candida* é um importante problema médico nos Estados Unidos e outros países em todo o mundo. É uma afecção frequente. Infecções sintomáticas do trato genital inferior por espécies de *Candida* são muito comuns em mulheres na idade reprodutiva, e a incidência parece estar aumentando. Estima-se que aproximadamente 75% das mulheres terão pelo menos uma infecção vulvovaginal por *Candida* sintomática até os 40 anos de idade; 40-50% destas mulheres, subsequentemente, apresentarão um segundo episódio, enquanto que cerca de 5% desenvolverão a candidíase vulvovaginal recorrente (VVC), definida como, pelo menos, quatro episódios sintomáticos confirmado por cultura dentro de um período de 12 meses. Durante a última década investigadores que têm realizado estudos financiados pelo *National Institutes of Health (NIH)*, cujas populações eram, predominantemente, mulheres jovens sexualmente ativas, têm apontado vaginite por excesso de bactérias ou vaginose bacteriana como a causa número um de vaginite nos Estados Unidos. Entretanto, para o ginecologista que atende clínica privada, cujas pacientes geralmente estão em relacionamentos monogâmicos, vulvovaginite por *Candida* é o problema mais frequente. Tomando-se como parâmetro o volume de vendas de preparações antifúngicas sem prescrição médica, verifica-se claramente que as infecções vaginais fúngicas são a causa número um de vulvovaginite sintomática nos Estados Unidos.

Além da elevada frequência, é um problema comum que interfere com a vida da mulher, tanto no local de trabalho como em casa, com a família. Embora não seja fatal, a vulvovaginite por *Candida* diminui a qualidade de vida com sintomas do trato genital inferior, como aumento da descarga vaginal, prurido ou queimação. Pode ser um impedimento para a atividade sexual espontânea e, para aquelas mulheres com infecções frequentes ou persistentes por *Candida*, há o medo, muitas vezes não expresso, reforçado por artigos em revistas femininas, de que tais sintomas da candidíase na verdade seriam sintomas de uma infecção desconhecida pelo vírus da imunodeficiência humana (HIV). A vulvovaginite por *Candida* não é um problema trivial para essas pacientes sintomáticas.

Os médicos devem preocupar-se com a possibilidade da presença de *Candida* na vagina de mulheres infectadas pelo HIV que apresentem sintomas de vaginite. Estudo recente demonstrou que essa população teve aumento do número de cópias de RNA-HIV livre e RNA-HIV associado a células nas secreções cervicovaginais, quando comparadas a mulheres infectadas pelo HIV que estavam sem sintomas.[1] Tal fato provavelmente está relacionado com as respostas inflamatória e imunológica e elicitadas pela infecção pela *Candida* na mucosa vaginal. Obviamente, esta é uma população com um maior risco de transmissão do HIV, mas certamente a ênfase terapêutica primária em mulheres infectadas pelo vírus deve ser o tratamento adequado com antiretrovirais, que reduzirá acentuadamente e frequentemente eliminará o número de cópias do HIV nas secreções cervicovaginais.

MICROBIOLOGIA

Candida albicans é a espécie presente em aproximadamente 85-95% das mulheres com candidíase vulvovaginal; *C. glabrata* e *C. tropicalis* estão presentes em 5-10% dos casos, enquanto que outras espécies de *Candida* (*C. krusei, C. parapsilosis, C. guilliermondii* e outros) raramente são identificadas.[2] Esta predominância da *C. albicans* pode ser decorrente de sua capacidade única de transformação das formas em leveduras para as formas em micélio, mais invasivas, através da germinação. As outras espécies de *Candida* não são dimórficas e existem apenas na forma de leveduras.

C. albicans frequentemente é classificada como um microrganismo comensal, uma vez que pode ser facilmente isolada em cultura ou identificada por outros métodos em aproximadamente 20% das mulheres saudáveis, que não apresentam quaisquer sinais ou sintomas de infecção.[2,3] Os mecanismos que favorecem a persistência da *C. albicans* na vagina e evitam a conversão de microrganismo comensal para patogênico ainda permanecem incompletamente elucidados. A predominância da colonização por *C. albicans* em mulheres na idade reprodutiva e sua infrequente ocorrência em crianças ou mulheres na menopausa, que não estão utilizando estrogênios, fortemente sugerem que a colonização é dependente de hormônios. Os estrogênios promovem elevada produção de glicogênio vaginal pelas células epiteliais, que é a principal fonte de nutrientes para *Candida*. Condições que aumentam a produção hormonal – gravidez, diabetes, contraceptivos orais com alta concentração de estrogênio – estão todas associadas à proliferação aumentada de *Candida* e à maior frequência de infecção. A conversão do estado de colonização assintomática por *Candida* para o estado de infecção sintomática, frequentemente observada após a ingestão de antibióticos, sugere fortemente que a flora vaginal, particularmente as espécies de *Lactobacillus*, inibem a capacidade de proliferação da *Candida*. Enquanto os mecanismos envolvidos ainda permanecem para ser determinados, tem sido postulado que o catabolismo do triptofano por algumas espécies de *Lactobacilli* aumenta a resistência à *Candida*.[4]

Análises do microbioma vaginal em mulheres com VVC têm demonstrado resultados conflitantes. A microbiota vaginal tem sido relatada como semelhante à de mulheres saudáveis, com predominância das mesmas espécies de *Lactobacilli*.[5,6] Um estudo recente realizado na China, utilizando protocolos mais avançados de análise de microbioma, demonstrou que mulheres com VVC tem uma microbiota mais diversa do que a microbiota de mulheres saudáveis.[7] Entretanto, as populações microbianas vaginais não foram tão diversas como as de mulheres com vaginose bacteriana, sendo ainda dominadas por *Lactobacilli*. São necessários novos estudos para determinar a influência da VVC na microbiota vaginal e vice-versa.

Seja qual for o mecanismo desencadeante, a candidíase vulvovaginal sintomática está associada à transformação das formas em leveduras para micélios, que são capazes de invadir as membranas mucosas, elicitando sintomas clínicos. Mutantes de *C. albicans* que são incapazes de formar micélios são avirulentos em modelos animais. Um ponto importante a ser lembrado pelos clínicos é que não existe necessariamente uma conexão entre a concentração de *C. albicans* observada microscopicamente e a extensão dos sintomas clínicos. Algumas mulheres com elevada colonização podem ser totalmente assintomáticas, enquanto outras com apenas um número reduzido de microrganismos podem ter sintomas importantes. Uma explicação para isto é que algumas mulheres são alérgicas aos componentes da *C. albicans* e manifestam resposta de hipersensibilidade imediata após a exposição mesmo a baixas concentrações do microrganismo (ver Imunologia). As culturas para *Candida* são mandatórias para obtenção de um diagnóstico acurado.

A recente identificação do DNA de isolado de *Candida albicans* em todo o mundo levou à fascinante observação de especificidade geográfica. Os microrganismos puderam ser divididos em cinco grupos diferentes, denominados clades, com base no arranjo de suas sequências de DNA. As clades I, II e III predominam no leste e centro-oeste dos Estados Unidos, a clade SA é predominante na África do Sul, a clade E é a clade predominante na Europa, enquanto que as clades I e III são as principais no sul dos Estados Unidos e na América do Sul.[8] A relação entre a colonização com uma determinada clade de *C. albicans* e a probabilidade de desenvolvimento de infecção sintomática ou a efetividade de um determinado regime de tratamento ainda precisa ser estudada.

Pouco se sabe sobre a microbiologia ou imunologia de espécies não *Candida albicans* na vagina. Um quadro clínico semelhante está presente em mulheres independente das espécies infecciosas de *Candida*,[2] sugerindo mecanismos patogênicos semelhantes. Contudo, sinais e sintomas podem ser mais leves em mulheres com infecções por não *Candida albicans*.[2,9] Algumas diferenças epidemiológicas foram notadas. Há evidências de que infecções por *C. glabrata* estejam presentes mais frequentemente em mulheres com diabetes,[10] embora o oposto também esteja sendo relatado.[11] Infecção vaginal por não *Candida albicans* tem também sido associada à utilização anterior de agentes antifúngicos tópicos, enquanto que *C. albicans* foi mais frequente em usuárias de contraceptivos orais e em mulheres cujos maridos foram sintomáticos.[11] Por fim, apesar de infecções vaginais por *C. albicans* serem mais comuns na gravidez, um estudo relatou que infecções vaginais por espécies não *albicans* são menos frequentes em mulheres que estão grávidas do que naquelas que não estão.[12]

IMUNOLOGIA

Os mecanismos de defesa imune que protegem contra a conversão de colonização para infecção sintomática por *Candida* têm sido amplamente inferidos a partir de estudos em ratos e camundongos. A imunidade inata parece ser a primeira linha de defesa contra a infecção nestes animais, seguida pelo desenvolvimento da imunidade adquirida mediada por células. Existem também evidências de que a imunidade vaginal local, de maneira oposta à imunidade sistêmica, é fundamental na defesa contra a candidíase vaginal experimental.

Deve ser mencionado que os estudos relacionados com a *Candida* em animais de laboratório devem ser vistos com cautela no que se refere à possível relevância clínica. Existem diferenças substanciais entre a VVC em animais e em mulheres.[13] Mais importante, a *C. albicans* é um componente da microbiota comensal em mulheres, e a infecção clínica ocorre quando as condições locais favorecem a proliferação do fungo e transformação da forma de leveduras para o fenótipo em micélios. Em animais de laboratório a *C. albicans* não é parte da microbiota endógena, e a infecção envolve tratamento com estrogênios seguido pela inoculação de altos níveis de organismos exógenos. Uma vez que a infecção seja eliminada, os animais são imunes a infecções posteriores. Em mulheres, um episódio de VVC não é seguido por imunidade; múltiplos episódios de infecção são comuns.

Recentes avanços na identificação de componentes do sistema imune inato têm ampliado a compreensão dos mecanismos imunológicos importantes para a proteção contra a candidíase vulvovaginal em mulheres. Manose é o monossacarídeo mais comum presente na superfície de *C. albicans* e raramente está presente na membrana de células de mamíferos. Assim, cadeias de açúcares de manose são imunogênicas e, na maioria dos indivíduos, têm sido identificados anticorpos antimanose. Estes anticorpos podem funcionar na defesa imune sistêmica contra *Candida*, promovendo opsonização e ativação do complemento. No entanto, como a maioria das mulheres com candidíase vulvovaginal é positiva para estes anticorpos, sua utilidade na prevenção da infecção vaginal por este organismo em humanos permanece desconhecida. A lecitina ligadora de manose (MBL) é uma proteína presente na circulação e em outros fluidos biológicos que especificamente reconhece os resíduos de carboidratos relacionados com a manose na superfície microbiana. A consequência da ligação da MBL aos microrganismos é a ativação da cascata do complemento nas superfícies microbianas, levando à lise celular e opsonização pelas células fagocíticas com os receptores de superfície celulares para MBL ou componentes do complemento. A ligação da MBL à *C. albicans* tem sido demonstrada. Além disso, a MBL foi identificada em secreções vaginais, e mulheres com VVC recorrente mostraram-se deficientes em níveis de MBL vaginal.[14] Isto indica a importância da MBL na defesa vaginal imune contra a *Candida*. Foi demonstrado que a diminuição da concentração de MBL vaginal está associada à possessão de um alelo variante do gene MBL, sugerindo uma base genética para VVC recorrente em algumas mulheres. Estudo recente também demonstrou que a possessão de polimorfismos nos genes que codificam para interleucina-22(IL-22) e 2,3-dioxigenase indolamina também influenciam a susceptibilidade à candidíase vulvovaginal recorrente.[15]

Receptores "toll-like" (TLR) também são componentes do sistema imune inato (ver Capítulo 2). São moléculas na superfície das células fagocíticas que reagem com padrões moleculares específicos exclusivos dos microrganismos. A ligação do micróbio aos TLR resulta na ativação da produção de citocinas, pró-inflamatórias, estimulação da fagocitose e indução de imunidade mediada por células. Já foi demonstrado que os receptores *toll-like*, TLR2 e TLR4 reconhecem a *C. albicans*.

A resistência ao desenvolvimento de uma infecção vulvovaginal por *Candida* em animais de laboratório é dependente de atividade fagocítica, que é estimulada pela produção de citocinas pró-inflamatórias, as quais ativam a imunidade mediada por células (citocinas Th1 e Th17) e inibida pela produção de citocinas anti-inflamatórias (citocinas Th2). Resultados de investigações em humanos têm semelhanças a esses estudos em que a indução da imunidade local Th1 parece ser protetora contra a candidíase, enquanto que o predomínio da resposta imune Th2 é associada a aumento da suscetibilidade para desenvolver infecção clínica por *Candida*.[16] O envolvimento das células Th17 na VVC é discutido adiante. Estudos recentes têm demonstrado que células epiteliais vaginais também produzem citocinas em resposta a *C. albicans* e podem, portanto, também contribuir para a defesa imunológica contra VVC.[17]

Como anteriormente mencionado, a resposta imune mediada por células intactas é essencial para a prevenção da infecção sintomática por *Candida*. Diferentes áreas de investigação têm sugerido mecanismos para explicar essa observação. Um desses mecanismos parece envolver a manose da *Candida*. Moléculas ligadoras de antígeno derivadas das células T (TABM) são componentes dos linfócitos T liberados durante a resposta imune. Tais moléculas são antígeno-específicas e estão associadas à citocina imunossupressora fator de crescimento transformador β (TGF-β). Já foi demonstrado que mulheres com VVC recorrente têm níveis elevados de TABM específicos para a manose da *Candida* e que a ligação da manose à TABM resultou na liberação de TGF-β bioativo e inibição da resposta imune mediada por células à *C. albicans*.[18] Isto sugere que uma infecção por *Candida* vaginal e a liberação de manose que se liga à TABM manose específica podem promover a liberação do TGF-β. Este, por sua vez, inibe a resposta imune local mediada por células favorecendo a proliferação da *Candida*. Mulheres com deficiência genética na produção de MBL parecem estar sob maior risco de imunossupressão mediada por TABM e VVC recorrente em razão da relativa inabilidade de ligação à quantidades suficientes de manose para impedir a supressão desse processo. Células mononucleares do sangue periférico de mulheres com VVC recorrente ativa são menos responsáveis aos antígenos *Candida* "in vitro" do que as células das mesmas mulheres, quando estas se encontram em períodos de remissão, ou do que células de mulheres saudáveis. Um mecanismo para explicar essa observação é a elevada liberação de prostaglandina E_2 (PGE_2) de macrófagos de pacientes VVC recorrente em resposta ao microrganismo.[19] A PGE_2 é um potente supressor da imunidade celular e estimula o aumento da permeabilidade vascular. Na presença de PGE_2 os fungos presentes na vagina podem proliferar atingindo concentrações mais elevadas. Além disso, a PGE_2 estimula a transição da forma de levedura para micélio, aumentando assim a sua capacidade de invadir os tecidos mucosos.[20] Já foi demonstrado que a *C. albicans* possui a capacidade de produzir PGE_2 para promover a sua persistência.[21]

Assim, em mulheres que abrigam *C. albicans* na vagina como um microrganismo comensal, qualquer mecanismo que aumentasse os níveis de PGE_2 vaginal promoveria a proliferação e a germinação da *Candida*, aumentando a suscetibilidade a uma infecção sintomática. Um mecanismo que aumenta a concentração vaginal de

PGE_2 é a resposta alérgica vaginal. A reação alérgica na vagina pode ser provocada na vagina de mulheres sensibilizadas por *Candida*, por outros produtos microbianos, por componentes intrínsecos do sêmen ou alérgenos ingeridos pelo parceiro sexual masculino e presentes em seu esperma, por componentes de medicamentos vaginais ou produtos anticoncepcionais ou ainda por alérgenos ambientais.[22] A liberação local de histamina estimula a produção de elevados níveis de PGE_2 por macrófagos e resulta na inibição da imunidade celular. Assim, facilmente pode-se compreender que uma reação de hipersensibilidade vaginal subjacente pode ser a causa também subjacente de candidíase vulvovaginal. Nestes casos, o tratamento com antifúngicos trará apenas alívio temporário dos sintomas; se a resposta alérgica subjacente não for adequadamente abordada a mulher permanecerá altamente suscetível a recaídas.

O sêmen humano contém concentrações de PGE_2 mais elevadas do que qualquer outro fluido corporal. Não é surpresa, portanto, que relações sexuais frequentes também possam promover o desenvolvimento de infecção sintomática por *Candida* em mulheres que abrigam o microrganismo como comensal. Além disso, nos casos de homens com alergia no trato genital, a transferência do alérgeno mais os anticorpos IgE correspondentes ao trato genital da mulher pode resultar na indução de vaginite por *Candida* relacionada com a alergia em mulher não alérgica.[23]

Autofagia é um processo intracelular por meio do qual organelas disfuncionais e macromoléculas são sequestradas e degradadas por lisossomas, e os componentes resultantes retornam ao citoplasma para reutilização. Isto permite ao organismo sobreviver a períodos de privação de nutrientes. Estudo recente mostrou evidências de que a *C. albicans* utiliza autofagia para evadir-se da resposta imune do hospedeiro.[24] Na vagina, os neutrófilos fagocíticos e macrófagos são as maiores defesas contra a proliferação do fungo. A subclasse de linfócitos T $CD4^+$ Th17 é o maior indutor de atividade fagocítica. As células Th17 liberam a citocina IL-17A, resultando no recrutamento e estimulação de células fagocitárias. Além disso, a IL-17 induz as células epiteliais a produzirem e liberarem peptídeo com propriedades antimicrobianas. Já foi demonstrado que a *C. albicans* liga-se à IL-17A presente no fluido vaginal. Essa interação resulta na privação de nutrientes dentro da célula do fungo e subsequente indução de autofagia. Esta condição induz a *Candida* a iniciar a transição morfogenética para o fenótipo de micélio e dá origem ao biofilme. Assim, a indução de autofagia na *Candida albicans*, em reposta à produção de um mediador imune pelo hospedeiro para combater a proliferação do fungo, assegura a sobrevida do mesmo em condições adversas. Pesquisas futuras que objetivem identificar reagentes e desenvolver protocolos de conduta para inibir a autofagia na *C. albicans* em mulheres com infecção sintomática certamente contribuirão para aumentar a potência das terapias antifúngicas convencionais. Isto pode ser especialmente útil para mulheres sofrendo de VVC recorrente, em que a infecção por *C. albicans* invariavelmente retorna quando cessa a administração de antifúngicos.

Um ponto altamente desejável nas investigações imunológicas relacionadas com a *Candida* é o desenvolvimento de uma vacina efetiva contra o microrganismo, na vagina e em qualquer local do organismo. As atuais tentativas de imunização contra *C. albicans* para a prevenção da VVC recorrente foram recentemente revistas.[13] Futuras pesquisas nessa área, possibilitando um maior desenvolvimento, são altamente necessárias e representam talvez a melhor esperança para erradicar ou minimizar a VVC recorrente.

DIAGNÓSTICO

Há uma série de mitos sobre o diagnóstico de vulvovaginite por *Candida*. A crença mais comum e primordial dos médicos é que vulvovaginite por *Candida* é um diagnóstico fácil de fazer, seja pela descrição dos sintomas pela paciente ao telefone, o aspecto macroscópico do corrimento no momento do exame vaginal ou pela leitura rápida de uma lâmina de secreção vaginal ao microscópio no consultório. Uma pesquisa com residentes de Ginecologia e Obstetrícia de um centro médico de elevado padrão demonstrou que apenas metade das pacientes consideradas pelos médicos como tendo candidíase teve o diagnóstico confirmado por cultura ou PCR.[25] Resultados similares foram encontrados em uma avaliação de mulheres sintomáticas utilizando microscopia, cultura e PCR.[26] Os médicos que superestimam a frequência de infecções vaginais são adicionalmente enganados por observações publicadas que mulheres podem ter infecção por *Candida* com base apenas nos sintomas de prurido e pela presença de abundante corrimento esbranquiçado. A ênfase deve ser sempre o subdiagnóstico, não o contrário.

As pacientes também superestimam sua capacidade de autodiagnosticar uma infecção vaginal por *Candida*, levadas pela inacuracidade do diagnóstico feito pelo médico. O melhor estudo em um único local de investigação mostrou que apenas 37,4% das mulheres que estavam certas de terem vaginite por *Candida* foram realmente positivas na cultura.[27]

O diagnóstico de vulvovaginite por *Candida* começa com a história, procurando indicações. A abordagem com questionamento geral foi detalhado no Capítulo 3, com duas categorias, aquelas pacientes com o episódio inicial e aqueles com problemas recorrentes. Em casos agudos, o foco deve ser sobre o uso de antibióticos atual ou recente. Enquanto que em recorrências, deve-se questionar se o problema ocorre consistentemente no período pré-mestrual e se a atividade sexual inicia ou aumenta os sintomas. Outra ajuda importante são as tendências alérgicas da paciente, ou seja, asma, febre do feno, eczema, ou sinusite crônica. Isto pode identificar uma mulher com risco de vulvovaginite alérgica, que possa estar superinfectada com fungos.

O exame físico é importante, não apenas para confirmar o diagnóstico de vulvovaginite por *Candida*, mas também para sugerir diagnósticos alternativos e para a escolha dos locais anatômicos para coleta da amostra. Três quartos das mulheres com vestibulodinia têm uma descarga excessiva e muitas vezes têm sido repetidamente tratadas para uma vulvovaginite por *Candida* inexistente, que não será confirmada pela cultura.[28] Durante a inspeção da vulva, antes da inserção de um espéculo, a pressão com a ponta de um cotonete de algodão na região das glândulas vestibulares produzirá dor importante e confirmará o diagnóstico de vestibulodinia (Figura 4.1). Se a inspeção da vulva de uma mulher na pós-menopausa revelar tecido inflamado com placas brancas aderentes (Figura 4.2), deve-se empregar a espátula de plástico para raspar uma amostra de tecido a ser colocado sobre uma gota de hidróxido de potássio a 10% (KOH) em uma lâmina de vidro e examinado ao microscópio. A Figura 4.3 ilustra uma vulva bastante inflamada com placas brancas. Em cada caso, a presença de hifas ao exame microscópico confirma o diagnóstico (Figura 4.4). Este procedimento rápido de diagnóstico é importante, pois algumas mulheres apresentam imagem vulvar semelhante, mas que não é decorrente de leveduras (Figura 4.5).

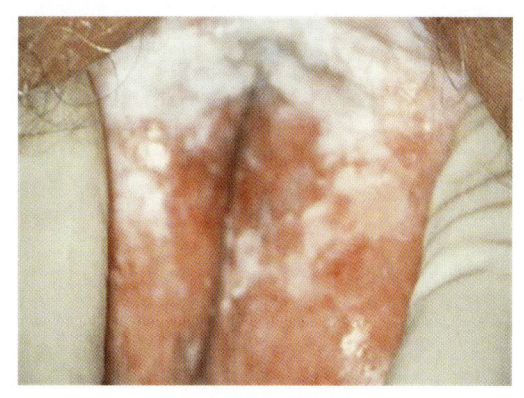

FIGURA 4.3 Uma vulva bastante inflamada com vulvite por *Candida* confirmada pela imagem microscópica e pela cultura.

O exame vaginal combina inspeção e coleta de amostras. Em algumas cidades os médicos não devem usar água da torneira para facilitar a inserção do espéculo, porque nesses locais a água é muito alcalina, o que pode levar a uma determinação imprecisa do pH vaginal. A adição de uma gota de água à fita indicadora de pH antes de iniciar o exame pode determinar se isto representa um problema. Após obter a história, o médico deve seguir uma ordem definida para a coleta de amostra. Utilizando uma espátula de plástico, deve colher uma amostra de secreção vaginal, colocar sobre uma lâmina e adicionar solução salina, repetir o procedimento colocando o material em outra lâmina e adicionar KOH a 10%. Este procedimento reduz, embora não elimine totalmente, materiais na lâmina que possam ser confundidos com hifas por microscopistas menos experientes. Além disso, tal procedimento pode ser uma ajuda útil na avaliação da mulher sintomática que tenha iniciado o seu período menstrual. A Figura 4.6 mostra a preparação salina coberta por células vermelhas da menstruação da paciente. A Figura 4.7 mostra como o KOH elimina as células vermelhas do campo microscópico, permitindo a visualização das hifas. A Figura 4.8 ilustra fibras de algodão na preparação de KOH, que microscopista inexperiente e apressado pode confundir com formas de *Candida*. A Figura 4.9 mostra fios de algodão que se soltaram de um cotonete utilizado na aplicação do material na lâmina e aos quais foi adicionada a uma gota de solução salina. A Figura 4.10 mostra um aglomerado de fibras de algodão esfoliadas do mesmo aplicador usado para coletar uma amostra. A Figura 4.11 mostra uma massa complexa de hifas

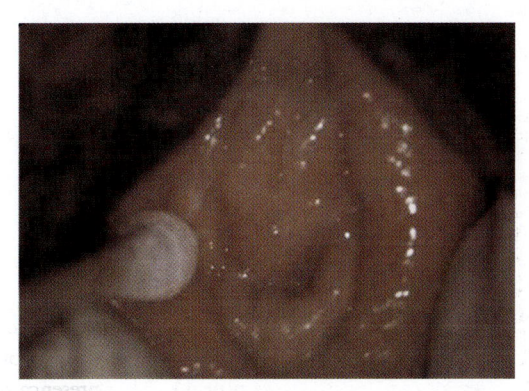

FIGURA 4.1 Inspeção da vulva. Pressão sobre a glândula vestibular resulta em dor grave e confirma o diagnóstico de vestibulodinia.

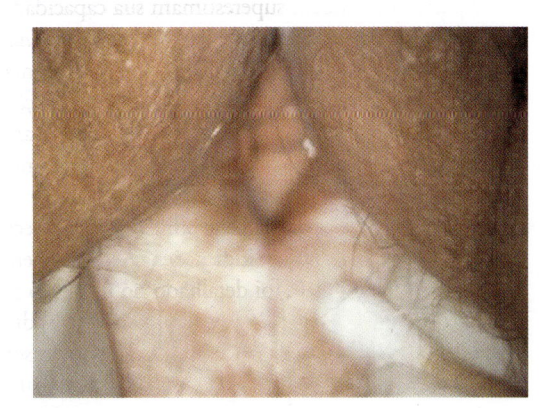

FIGURA 4.2 Mulher na menopausa com líquen escleroso e vulvite por *Candida*, confirmada por exame microscópico de raspado de tecido colocado sobre KOH, e cultura positiva para *Candida albicans*.

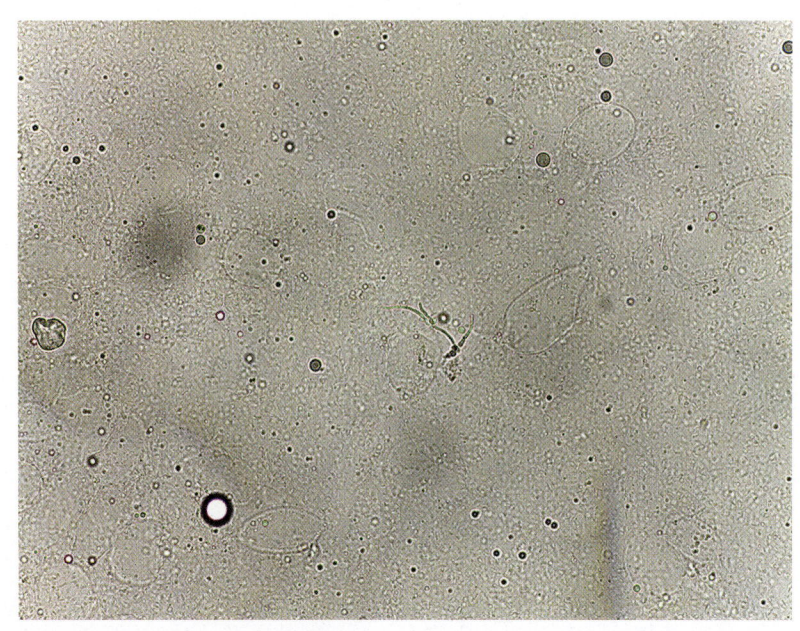

FIGURA 4.4 Hifas presentes na microscopia com KOH de tecido suavemente raspado com espátula plástica.

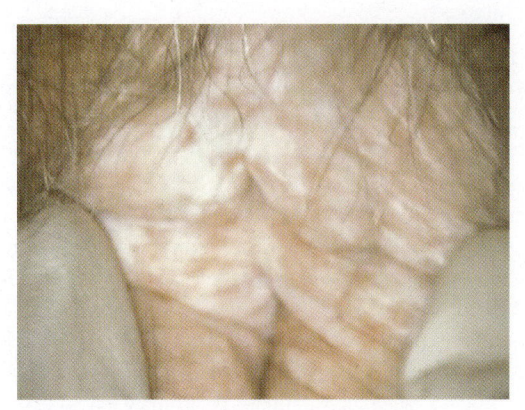

FIGURA 4.5 Vulva inflamada com exsudato branco aderente. O exame microscópico de uma preparação de KOH com raspado de tecido da vulva mostrou ausência de formas de leveduras e não houve crescimento de fungos na cultura.

entrelaçadas. A Figura 4.12 mostra uma massa de longas formas filamentosas de *Lactobacilli*. Não são observados brotamentos nessas formas bacterianas. O contraste entre a evidência de infecção por *Candida* e a ausência de infecção são demonstrados claramente nas Figuras 4.10 e 4.12. O uso da espátula de plástico não elimina a possibilidade de encontrar fios de algodão na lâmina, apenas reduz o número. A Figura 4.13 mostra um único fio de algodão encontrado em um exame microscópico de uma gota de secreção vaginal, quando a espátula de plástico foi utilizada para obtenção da amostra. Estes filamentos podem ser encontrados em absorventes e tampões vaginais ou estarem presentes após a limpeza da lâmina antes da utilização, não sendo completamente eliminados pelo uso da espátula de plástico. A Figura 4.14 mostra uma forma hifa solitária no exame microscópico. Novamente, o contraste com a Figura 4.12 é óbvio. Muitas mulheres com vaginite por *Candida* não terão um esfregaço inflamatório na lâmina, mas a detecção de hifas pode ser difícil porque estas podem estar ligadas às células escamosas (Figura 4.15). Ao exame microscópico de uma mulher com infecção vaginal por leveduras pode haver uma imagem inflamatória que obscureça ainda mais a presença de hifas (Figura 4.16). Existe uma informação importante para a visualização microscópica. Os *Lactobacilli* são visualmente presentes em campos microscópicos, mostrando a presença de hifas (Figuras 4.14 e 4.17). Problema similar é visto na preparação salina de mulheres com vaginite por *Candida*, onde são vistos apenas esporos. Tais esporos são difíceis de ver ou podem mesmo não ser reconhecidos em uma visão rápida da preparação salina (Figura 4.18). Os esporos são mais aparentes na preparação salina (Figura 4.19). Nestas mulheres, a cultura é particularmente importante para identificar as cepas não *albicans* de *Candida*.

A seguir, um aplicador de algodão deve ser utilizado para retirar uma amostra da parede lateral da vagina e aplicá-la sobre a fita indicadora de pH. Posteriormente, pode-se obter uma amostra para a cultura para *Candida*. A cultura é importante nos casos agudos, porque verifica os diagnósticos clínico e microscópico. A suposição de que culturas não são necessárias se existe a suspeita de *Candida* tem sido repetida por anos a fio por investigadores clínicos que são também microscopistas especializados. Entretanto, para os clínicos, a realidade é que o seu diagnóstico inicial de infecção fúngica é correto em me-

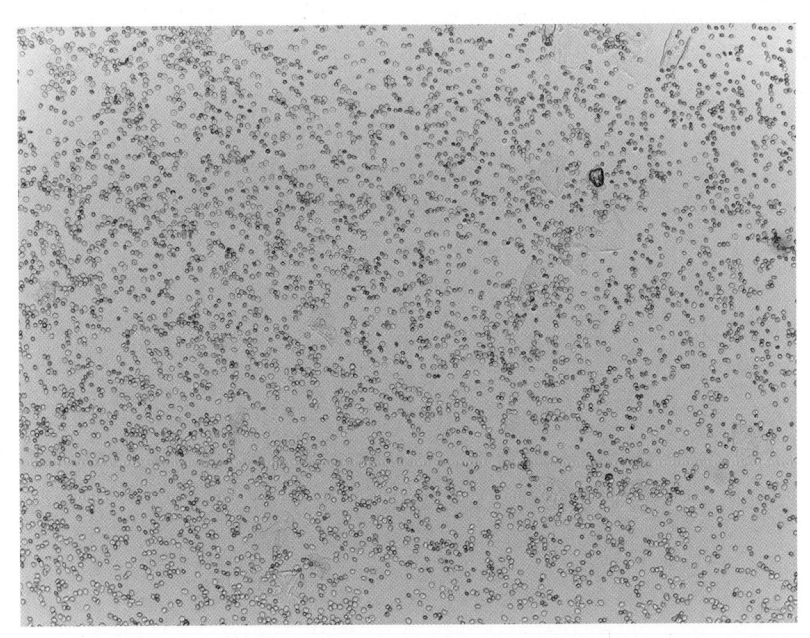

FIGURA 4.6 Imagem microscópica de uma preparação salina de mulher sintomática que está menstruando.

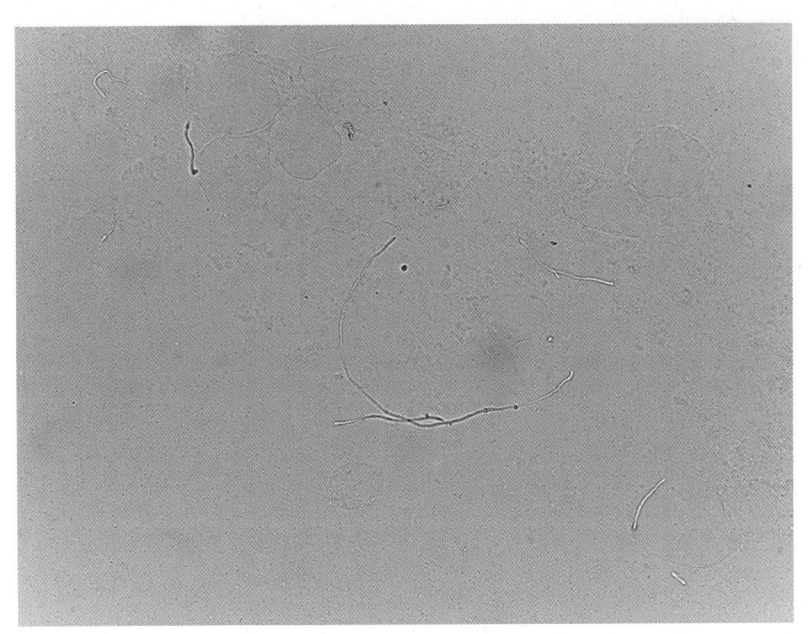

FIGURA 4.7 Imagem microscópica de uma preparação de KOH de uma mulher sintomática que está menstruando. O KOH eliminou os eritrócitos e hifas estão presentes.

nos da metade dos casos. Esta observação mostra que a obtenção da cultura é mandatória. Se o resultado da cultura for positivo, a paciente será beneficiada no futuro, assumindo-se que ela terá uma infecção fúngica quando apresentar recorrência de sintomas semelhantes. Para muitas mulheres a cultura será negativa, indicando que a sintomatologia não é decorrente de uma infecção ativa por *Candida*. Além de confirmar o diagnóstico nas mulheres com cultura positiva, os isolados podem determinar a presença de formas não *albicans* de *Candida*, particularmente *C. glabrata* e *C. krusei*, que requerem abordagens terapêuticas distintas.

TRATAMENTO

Há um número de decisões terapêuticas "reflexas" adotadas por médicos ou membros da equipe de assistência médica que podem ser desvantajosas para a paciente. Algumas mulheres, particularmente aquelas que usaram cre-

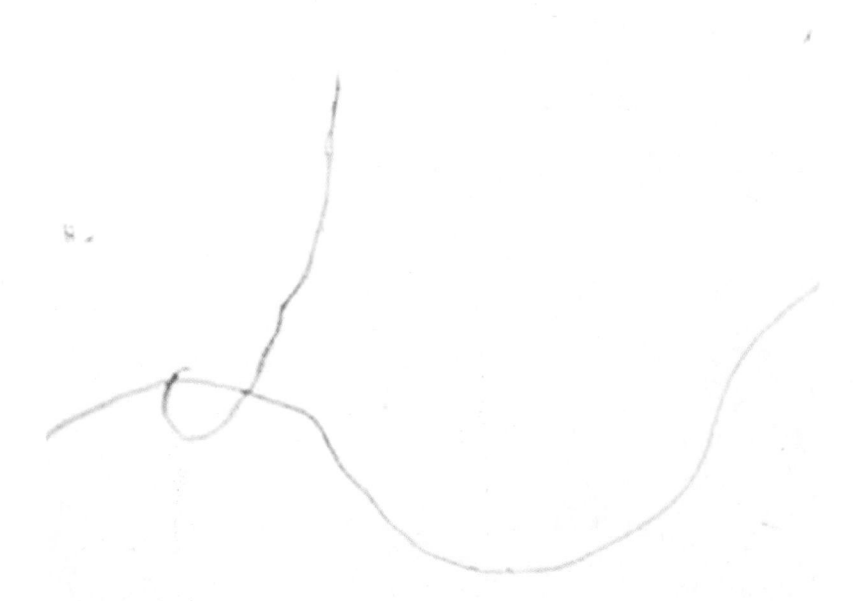

FIGURA 4.8 Fios de algodão vistos em uma preparação de KOH.

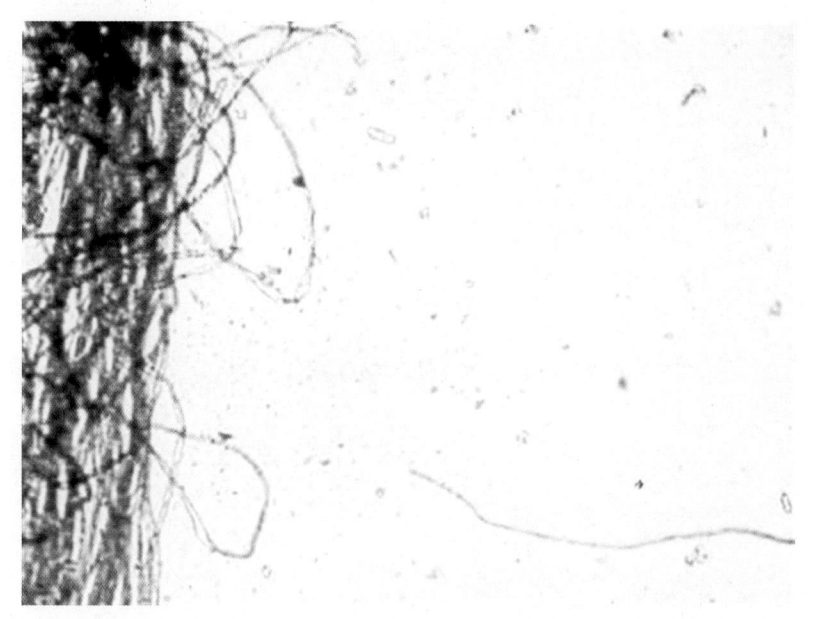

FIGURA 4.9 Grande número de fios de algodão que se soltou de um aplicador de algodão úmido.

mes antifúngicos repetidamente, podem desenvolver uma dermatite de contato vaginal em razão da presença do propilenoglicol, que é o preservante do creme. Tais mulheres relatam sensação de queimação vaginal intensa com a aplicação do creme vaginal, que pode persistir por horas. Ouvindo tais sintomas, o profissional desavisado dará orientação inadequada por telefone. A sensação de queimação vaginal não é uma resposta normal ou esperada indicando que o medicamento está vigorosamente atacando o fungo. Tais mulheres nunca devem ser orientadas a continuarem a usar o produto vaginal. Ao contrário, devem ser orientadas para imediatamente se lavarem, tentando remover ao máximo a medicação vaginal e a não usá-la novamente.

Existe uma ampla gama de medicamentos por vias local e oral disponíveis para uso em uma mulher com vulvovaginite aguda por *Candida*. Nos Estados Unidos tais medicamentos podem ser obtidos pelas mulheres sem necessidade de prescrição médica. Os azólicos por via oral necessitam de prescrição. A escolha para a paciente e para o médico é com base em considerações sobre aceitabilidade e conveniência do regime terapêutico selecionado para cada paciente. Uma alternativa aos medicamentos azóli-

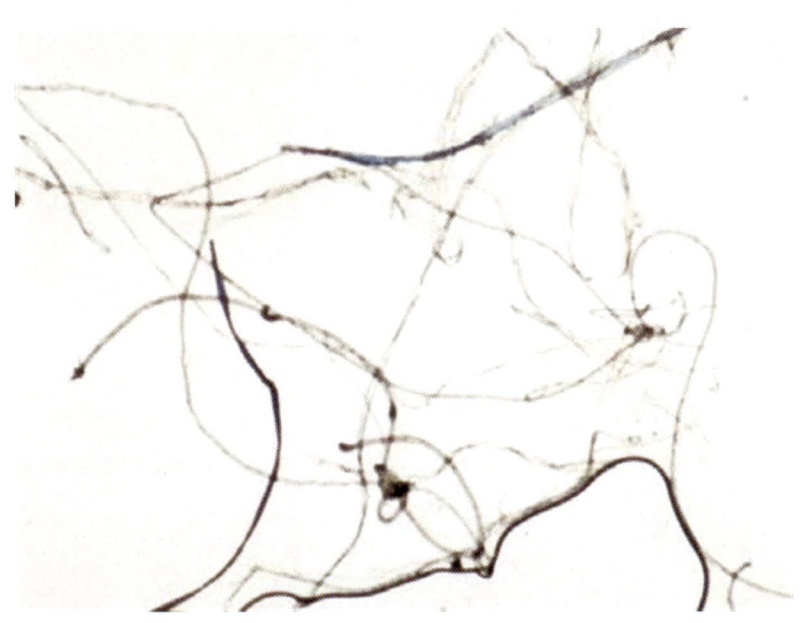

FIGURA 4.10 Aglomerado de fibras de algodão visualizado em exame microscópico de uma preparação de KOH quando o aplicador de algodão foi esfregado contra a vulva para obter a amostra.

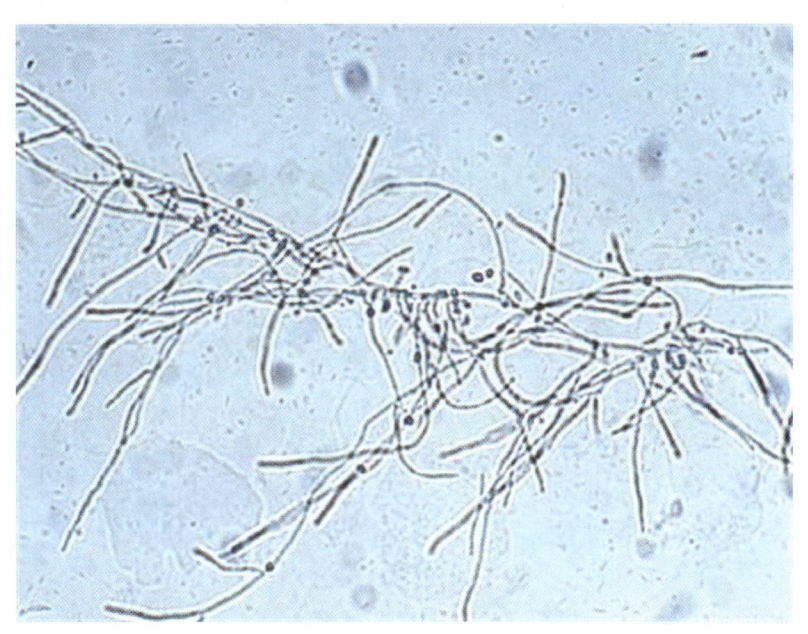

FIGURA 4.11 Complexa massa de hifas vista em uma preparação de KOH em paciente com vulvovaginite por *Candida albicans* documentada pela cultura. Os brotamentos vistos nas hifas confirmam o diagnóstico de *Candida*.

cos, a nistatina em tabletes vaginais, infelizmente não é mais comercializada nos Estados Unidos.

Nas últimas décadas têm sido observadas numerosas tendências terapêuticas com medicamentos antifúngicos locais nos Estados Unidos. Os azóis disponíveis comercialmente têm sido substituídos por uma preparação com o poliênico nistatina, em razão de sua intensa atividade contra *albicans*, o isolado mais comum de mulheres com vulvovaginite por *Candida*. Esta atividade antifúngica aumentada, associada à apresentação em doses individuais maiores sob a forma de creme, supositórios e tabletes vaginais, tem resultado na redução dos regimes de tratamento de 14 dias, o antigo padrão com nistatina, para 7 dias, 3 dias ou dose única. Para *albicans*, a resistência aos azólicos é quase inexistente, com raros relatos em mulheres HIV positivas. Não existem evidências de que qualquer um azólico vaginal seja superior a outro. Tais fatos devem estar presentes quando são avaliadas pacientes que

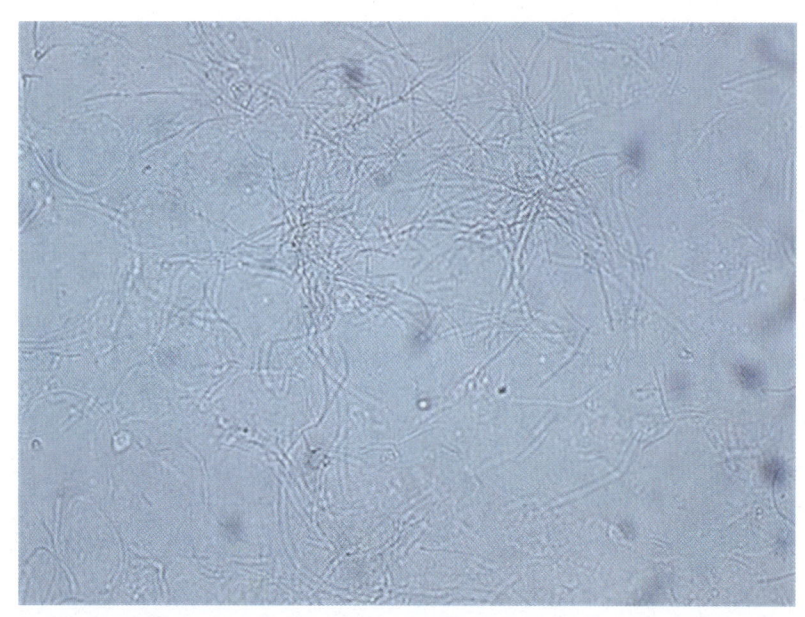

FIGURA 4.12 Massa de longas formas filamentosas de *Lactobacilli*. Não são observados brotamentos. Na cultura cresceram *Lactobacilli*, não fungos.

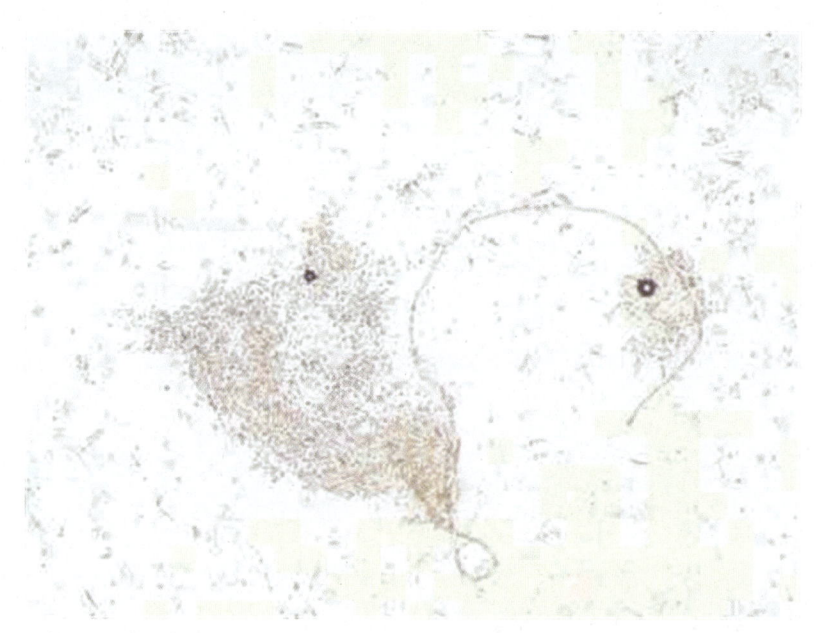

FIGURA 4.13 Fio de fibra de algodão encontrado em uma preparação salina, embora uma espátula de plástico tenha sido utilizada para se obter a amostra vaginal.

permanecem com sintomas após o tratamento. Isto é particularmente verdadeiro quando uma cepa não *albicans* é envolvida. O profissional também deve ter em mente que podem ocorrer efeitos colaterais com essas medicações para uso local. Os azóis usados localmente podem ser irritantes para a vagina, particularmente nas aplicações em dose única, com altas concentrações. O irritante vaginal mais comum é o propilenoglicol, um químico preservante utilizado na maioria dos cremes e supositórios vaginais.

Para a paciente sensível ao propilenoglicol, esta reação inflamatória local é tão grave quanto a referida por mulheres com intensa queimação vaginal. A paciente e o profissional devem estar alertas para essa reação adversa, que não é uma resposta normal do organismo. Se tais pacientes necessitarem de medicações antifúngicas no futuro, devem ser orientadas para utilizar um creme sem propilenoglicol ou, uma outra opção, um antifúngico na forma de tablete vaginal. Adicionalmente, existe a disponibili-

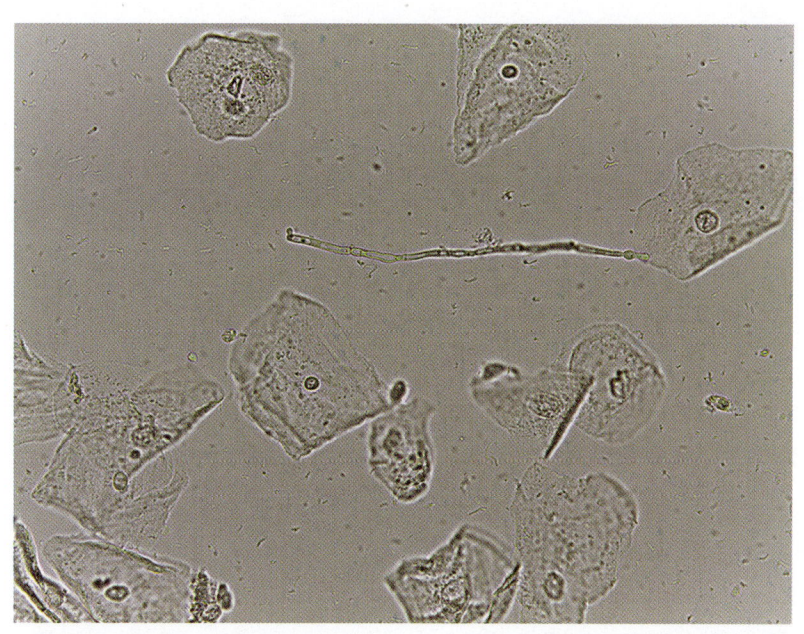

FIGURA 4.14 Hifa solitária presente na preparação salina. Vários *Lactobacilli* pequenos também estão presentes. Na cultura cresceram *Candida albicans* e *Lactobacilli*.

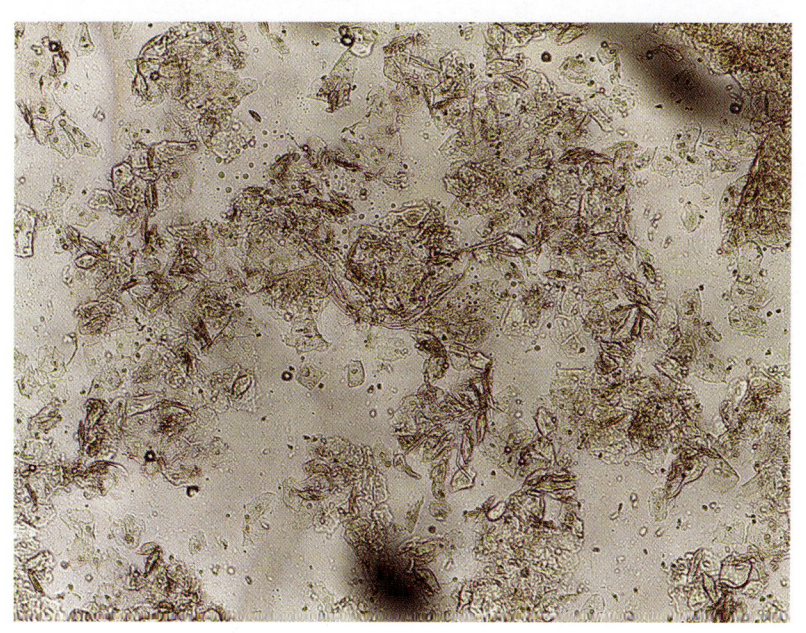

FIGURA 4.15 Nesta preparação salina, as hifas estão associadas a células escamosas vaginais.

dade dos azólicos orais cetoconazol, fluconazol e itraconazol. São opções populares para mulheres que não querem inserir cremes, supositórios ou tabletes vaginais ou que não gostam do aumento da desconfortável umidade local causada por cremes ou supositórios. O fluconal tem substituído amplamente o azólico original, cetoconazol, pela facilidade da dose única. Estudos têm demonstrado níveis terapêuticos de fluconazol na vagina 3 dias após a ingestão oral do medicamento. Em pacientes submetidas a regimes prolongados de doses diárias tem sido observada hepatotoxicidade, particularmente em portadoras de doença hepática subjacente.

Para a mulher que permanece sintomática após o tratamento ou a mulher com sintomatologia vulvovaginal repetitiva, as decisões para o tratamento são muito mais complicadas.

O primeiro passo no tratamento dessas pacientes com suspeita de infecção recorrente por fungos é confirmar o diagnóstico. Este ponto precisa ser ressaltado, pois a maioria de mulheres sintomáticas que são encaminha-

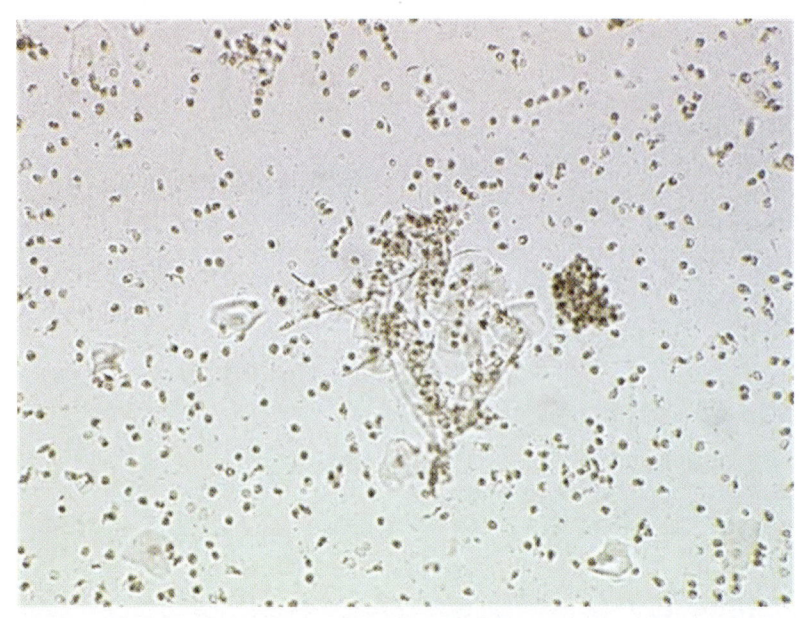

FIGURA 4.16 Grande quantidade de leucócitos vistos nesta imagem microscópica em que hifas estão presentes.

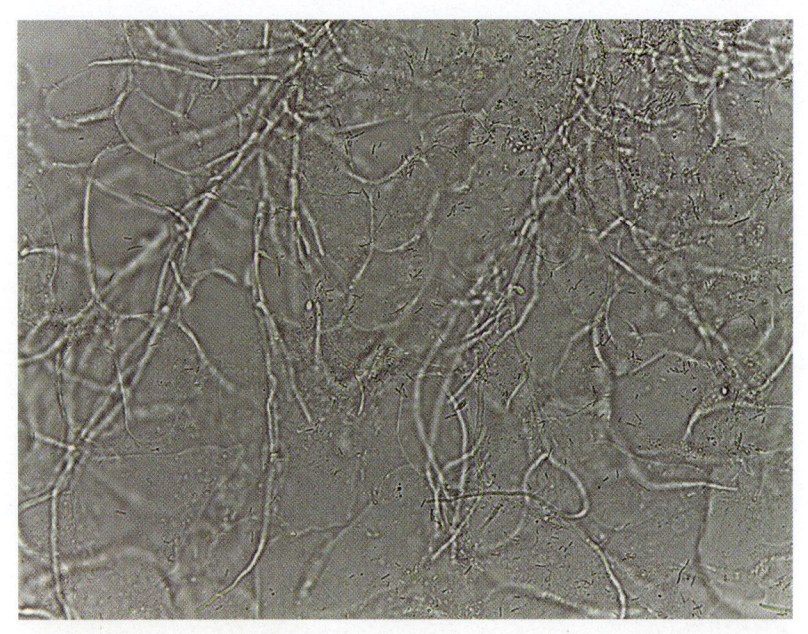

FIGURA 4.17 A presença de muitos *Lactobacilli* em um campo microscópio que contém muitas hifas com ramificações.

das à Clínica de Vaginites da Weill Cornell, em Nova York, com diagnóstico de vulvovaginite fúngica crônica não tem leveduras presentes na cultura vaginal. Resultados similares são relatados por Paul Nyirjesy em sua avaliação de 300 pacientes a ele referenciadas com diagnóstico de infecção vaginal crônica por fungos. Dentre estas, somente 74 tiveram cultura para fungos positiva.[29] A base para essa determinação é a cultura. O médico deve confirmar que laboratório clínico utilizará o meio de Sabouraud para a cultura da amostra e que também possa identificar as espécies isoladas. Para as pacientes com cultura negativa, as potenciais fontes de problemas e abordagens terapêuticas estão detalhadas no Capítulo 11.

Mulheres grávidas com vulvovaginite aguda por *Candida albicans* têm algumas restrições a medicamentos. Foram documentadas anormalidades fetais em mulheres grávidas que receberam tratamento a longo prazo com fluconazol prescrito por candidíase aguda.[30] Embora não tenham sido observadas anormalidades nos recém-nascidos de gestantes que receberam a terapia em dose única prescrita para um episódio agudo de candidíase por *Candida albicans*, os efeitos teratogênicos observa-

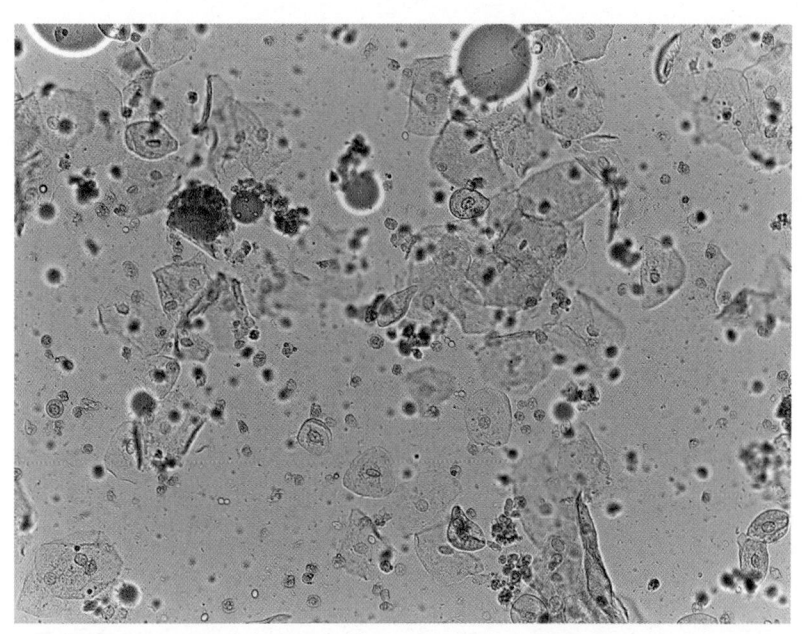

FIGURA 4.18 Os esporos presentes nesta preparação de solução salina facilmente passam despercebidos em um exame microscópico superficial.

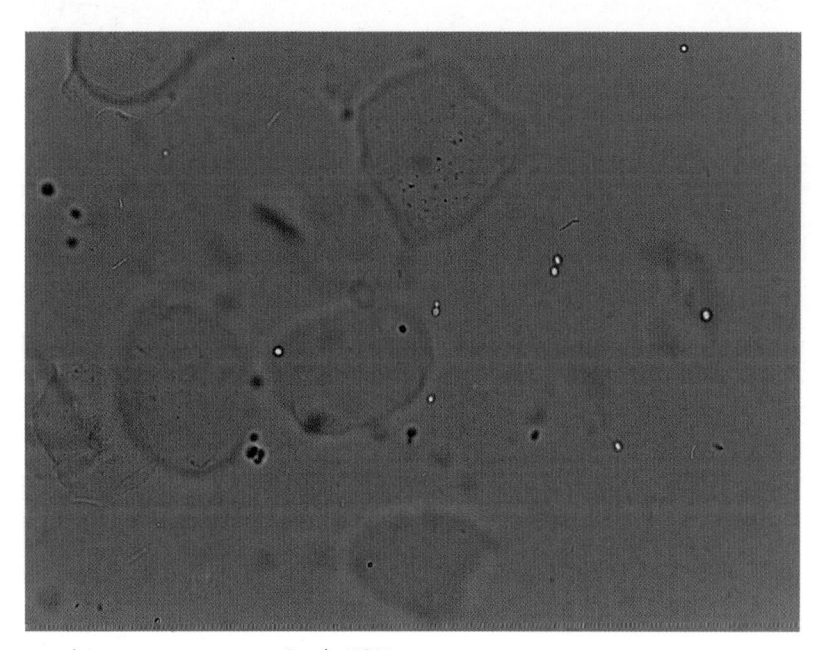

FIGURA 4.19 Esporos vistos em uma preparação de KOH.

dos devem colocar este medicamento fora da lista de medicamentos aceitáveis para mulheres grávidas. Podem ser prescritos azóis por via vaginal.

Existem várias etapas a serem seguidas para o diagnóstico na paciente com vulvovaginite recorrente ou crônica que apresenta cultura positiva para *C. albicans*. O médico deve documentar a relação entre o aumento da sintomatologia e a atividade sexual e determinar se o parceiro do sexo masculino é circuncidado. Embora nos Estados Unidos a circuncisão seja feita em quase todos os recém-nascidos, há muitos imigrantes de todo o mundo que não foram circuncidados. Por exemplo, a circuncisão não é praticada rotineiramente no Reino Unido. Nos casos crônicos de vulvovaginites, é aconselhável encaminhar o parceiro assintomático para exame e cultura. Mesmo os homens que não abrigam *Candida* no pênis podem contribuir para a vulvovaginite crônica persistente por *C. albicans*. Algumas mulheres são alérgicas a substâncias presentes no ejaculado, e a reação inflamatória vaginal com aumento na produção de PGE_2 local cria um ambiente favorável para a proliferação da *Candida*. Além disso, o sêmen humano contém os mais elevados níveis de PGE_2 dentre qualquer fluido corporal.[31] Há outros fatores associados ao intercurso sexual que podem ser deletérios. Algumas mulheres são alérgicas ao látex dos preservativos ou ao nonoxinol-9 que recobre a maioria dos produtos comerciais, e isso também pode aumentar a produção local de prostaglandina E_2 (PGE_2). Estas são situações clínicas em que podem ser necessárias modificações nas práticas sexuais para evitar a exposição da mulher a estes alérgenos. Há também evidências de que o contato sexual oral pode ser responsável por alguns casos de vulvovaginite recorrente por *Candida*.[32] Estas questões devem ser exploradas na anamnese, seguidas pelo exame da cavidade oral e da cultura do parceiro sexual, se indicado.

Deve haver cautela e cuidadosa ponderação na escolha do regime terapêutico para mulheres com vulvovaginite persistente e recorrente. Embora as falhas de tratamento não sejam frequentemente decorrentes da resistência da *C. albicans*, aquelas com infecções recorrentes parecem responder melhor a mais de uma dose de fluconazol ou a 10-14 dias de tratamento vaginal. Os médicos não devem desconsiderar a meia-vida longa do fluconazol, e o fato de que níveis terapêuticos estão presentes nos fluidos vaginais 3 dias após a administração oral. Portanto, não faz sentido a prescrição do uso diário desta droga por 15-30 dias. A droga é fungistática, e a cura depende da resposta imune celular do hospedeiro. Além de não acrescentar qualquer vantagem terapêutica, tal regime aumenta a possibilidade de hepatotoxicidade. As escolhas alternativas de tratamento para mulheres com suposta síndrome de hipersensibilidade à *Candida* não têm-se mostrado eficazes. A dieta espartana de restrição de carboidratos combinada ao uso concomitante de nistatina popularizada pelo livro *The Yeast Connection* não foi melhor do que o placebo, quando avaliados em um cuidadoso ensaio clínico.[33] Tentativas de promover uma flora vaginal mais saudável com o uso de probióticos contendo *Lactobacilli* por via oral ou vaginal não têm sido eficazes na prevenção de vulvovaginite por *Candida* após o uso de antibióticos.[34] Isto não é surpresa, já que *Lactobacilli* com frequência estão presentes em mulheres com candidíase. Algumas mulheres optam por uma dieta rigorosa, que lhes traz algum benefício clínico. Isto pode ser decorrente do efeito placebo, mas em nossa opinião mais provavelmente é resultado de alergia alimentar ou intolerância alimentar.

Existe outro importante passo preliminar para o diagnóstico, que é bastante útil no manejamento do cuidado a longo prazo de pacientes com candidíase vulvovaginal crônica recorrente. Um *swab* bucal pode ser utilizado para determinar a presença de um poilimorfismo genético em que a paciente tem níveis de MBL estável abaixo dos normais, o que a torna mais propensa a infecções vaginais por *Candida*.[14] A MBL ainda não está disponível para o tratamento médico dessas mulheres, mas o conhecimento de seu defeito no mecanismo de defesa celular aponta para uma estratégia de tratamento logo ao início dos sintomas e, consequentemente, para o uso de terapia antifúngica preventiva, oral ou vaginal, em mulheres com infecções por *Candida* repetitivas e documentadas.

Naqueles pacientes com vulvovaginite por *C. albicans* crônica ou recorrente documentada por cultura, a estratégia terapêutica variará desde um único curso de terapia até esquemas de tratamento de manutenção prolongados. Esta estratégia baseia-se em duas observações importantes: funciona para muitas pacientes e há evidências de que estas mulheres têm níveis aumentados de *C. albicans* na vagina mesmo quando se encontram entre os episódios e estão assintomáticas. Há ampla gama de regimes de tratamento disponíveis que devem ser empregados pelo menos durante 6 meses. Se a paciente preferir um tratamento local vaginal, o uso semanal de 500 mg de clotrimazol pode ser prescrito.[35] Os azólicos orais são atrativos por serem eficazes e terem seu uso mais conveniente e menos desconfortável. Cetoconazol, 100 mg, administrado diariamente durante 6 meses, foi eficaz,[35] assim como o itraconazol 50-100 mg diariamente.[35] Alternativamente, o fluconazol, 150 mg semanalmente, é eficaz e tem o benefício de ser utilizado apenas uma vez por semana em vez de diariamente.[36] Um estudo demonstrou que em 6 meses de tratamento, 90,8% das pacientes permaneceram bem, sem recorrência clínica, quando comparadas a 35,9% das pacientes que receberam placebo. Após a interrupção do tratamento, este benefício não foi mantido; 6 meses depois, apenas 42,4% estavam clinicamente curadas, em comparação a 21,9% no grupo placebo. Como uma alternativa para a utilização a longo prazo de azóis tanto vaginal quanto oral, outro estudo constatou que utilizar 600 mg de ácido bórico, durante os primeiros 5 dias do ciclo menstrual, foi bastante eficiente.[37] A recorrência após o final do tratamento continuou a ser um problema.

O uso prolongado de azólicos para prevenção das recorrências traz o risco de toxicidade hepática. Isto tem sido reportado com o uso do cetoconazol a longo prazo,[38] mas é possível quando o fluconazol é dado diariamente por longos períodos de tempo, em vez do regime recomendado a cada 4 dias.

As mulheres infectadas pelo HIV apresentam problemas especiais para o seu cuidado no que se refere às infecções por *Candida*. Tais pacientes apresentam maior probabilidade de terem espécies de *Candida albicans* resistentes aos azólicos, mesmo aquelas que não estão utilizando a profilaxia prolongada com azólicos. As que estão utilizando a terapia profilática também têm uma maior probabilidade de presença de espécies de *Candida glabrata*. O cuidado dessas mulheres requer a cultura e a identificação apropriada das espécies não *albicans*, para o planejamento da terapia adequada. É muito importante identificar e tratar tais pacientes, porque mulheres infectadas pelo HIV e com vaginite sintomática por *Candida* excretarão cargas mais elevadas de RNA HIV-1 nas secreções vaginais, tendo, portanto, um risco aumentado de transmissão. O sucesso do tratamento da candidíase vaginal em tais mulheres esteve associado à redução em três vezes dos níveis de RNA HIV-1 nas secreções cervicovaginais.[39]

Aquelas pacientes com episódios agudos ou recorrentes de infecção por cepas não *albicans* apresentam alguns desafios para o clínico, tanto no diagnóstico como na terapêutica. Para o diagnóstico, é importante que o laboratório caracterize o isolado como não *albicans e identifique a espécie isolada*. O médico deve preocupar-se mais sobre a identificação de *C. krusei* e *C. glabrata*. *C. krusei* é mais resistente aos azólicos, enquanto que *C. glabrata*, embora nos testes laboratoriais pareça sensível aos azólicos, frequentemente não responde clinicamente à terapia com essa droga. Quando a cultura for positiva para algumas destas cepas, podem-se planejar as seguintes terapias alternativas. *C. krusei* raramente é isolada em pacientes com vulvovaginite por *Candida*. Nesta paciente o uso de ácido bórico resulta em cura na minoria dos casos.[40] Se o ácido bórico falhar, o tratamento tópico prolongado durante 6 semanas com clotrimazol seguido por tratamento de manutenção com nistatina tópica tem sido efetivo. Um isolado muito mais comum é a *C. glabrata*, e a administração de cápsulas gelatinosas com 600 mg de ácido bórico têm-se mostrado frequentemente eficaz.

Deve-se notar que o ácido bórico, se ingerido por via oral, é venenoso e tem sido removido dos produtos comerciais decorrente de sua potencial toxicidade, especialmente para crianças. Três gramas ingeridos oralmente podem ser fatais para uma criança.[41] Embora o ácido bórico não seja bem absorvido pela vagina, foram observados casos de neurotoxicidade (náusea, cefaleia, desorientação) em mulheres com uso vaginal prolongado. A falha de tratamento com o ácido bórico requer acesso à farmácia para composição de novos produtos, já que não existem produtos comerciais disponíveis. Na clínica de Vulvovaginites da Weill Cornell, foi empregado com sucesso um creme com 6% de anfotericina, que foi associado à suspensão da terapia de reposição hormonal em mulher na pós-menopausa, após falha de tratamento com ácido bórico e, a seguir, com o uso isolado de creme de anfotericina a 6%.

Existem outros agentes interessantes e incomuns que causam vulvovaginites crônica ou recorrente: *Saccharomyces cerevisiae*, a cepa usada na fermentação do pão.[42] Isto tem sido visto em mulheres que preparam pão em casa ou no trabalho. A apresentação microscópica é a de um campo lotado de esporos. A reposta ao uso de azólicos é pobre, tanto no uso oral como no vaginal, enquanto que o uso de 600 mg de ácido bórico por 14 dias tem sido efetivo.

Alguma intervenção médica pode ser não apropriada para cada paciente. Uma exigência para o diagnóstico que tem sido repetida em cada edição dos textos de ginecologia é que estas mulheres devem ser rastreadas para *diabetes melito* não suspeitado. Isto é tão raro nessa população que este teste deve ser restrito a pacientes com fatores de risco para essa doença. Mas em razão do aumento da obesidade nas juventudes americana e europeia, e o concomitante aumento da *diabetes melito*, mais rastreamentos serão necessários futuramente. Outra intervenção terapêutica popular em mulheres com sintomas de vulvovaginite crônica é a aplicação pelo médico de tratamento local com tintura de violeta de genciana. Há problemas potenciais com esta abordagem: frequentemente é usada em mulheres que não têm *Candida* e, algumas vezes, as mulheres têm reações importantes à tintura, com acentuada queimação vaginal, que piora em vez de aliviar os sintomas. O erro mais frequente cometido com mulheres com vulvovaginite crônica ou recorrente é tentar obter o diagnóstico e ministrar o tratamento ao primeiro contato. Não há desonra em retardar a administração do tratamento quando há dúvida, até que todos os resultados das culturas estejam disponíveis. Isto evita a ocorrência de equívocos no diagnóstico e a utilização de terapias inadequadas que, além de não melhorarem, podem até piorar o problema.

REFERÊNCIAS

1. Spinillo A, Zara F, Gardella B et al. The effect of vaginal candidiasis on the shedding of human immunodeficiency virus in cervicovaginal secretions. *Am J Obstet Gynecol* 2005;192:774-779.
2. Sobel JD. Vulvovaginal candidosis. *N Engl J Med* 2007;369:1961-1971.
3. Giraldo P, Von Nowaskonski A, Gomes FA et al. Vaginal colonization by *Candida* in asymptomatic women with and without a history of recurrent vulvovaginal candidiasis. *Obstet Gynecol* 2000;95:413-416.
4. Romani L, Zelante T, Palmieri M et al. The cross-talk between opportunistic fungi and the mammalian host via microbiota's metabolism. *Semin Immunopathol* 2015;37:163-171.
5. Sobel JD, Chaim W. Vaginal microbiology of women with acute recurrent vulvovaginal candidiasis. *J Clin Microbiol* 1996;34:2497-2499.
6. Zhou X, Westman R, Hickey R et al. Vaginal microbiota of women with frequent vulvovaginal candidiasis. *Infect Immun* 2009;77:4130-4135.
7. Liu M-B, Xu S-R, He Y et al. Diverse vaginal microbiomes in reproductive-age women with

vulvovaginal candidiasis. *PLOS ONE* 2013;8:e79812.

8. Soll DR, Pujol C. *Candida albicans* clades. *FEMS Immunol Med Microbiol* 2003;39:1-7.

9. Mendling W. Guideline: Vulvovaginal candiosis (AWMF 015/072), S2k (excluding chronic mucocutaneous candidosis). *Mycoses* 2015;58(Suppl 1):1-15.

10. de Leon EM, Jacober SJ, Sobel JD *et al.* Prevalence and risk factors for vaginal candida colonization in women with type 1 and type 2 diabetes. *BMC Infect Dis* 2002;2:1-4.

11. Parazzini F, Di Cintio E, Chiantera V *et al.* Determinants of different *Candida* species infections of the genital tract in women: Sporachrom Study Group. *Eur J Obstet Gynecol Reprod Biol* 2000;93:141-145.

12. Chong PP, Hadi SRA, Lee YL *et al.* Genotyping and drug resistance profile of *Candida* spp. in recurrent and one-off vaginitis, and high association of non-*albicans* species with non-pregnant status. *Infect Genet Evol* 2007;7:449-456.

13. Cassone A. Vulvovaginal *Candida albicans* infections: Pathogenesis, immunity and vaccine prospects. *Br J Obstet Gynaecol* 2015;122:785-794.

14. Babula O, Lazdane G, Kroica J *et al.* Relation between recurrent vulvovaginal candidiasis, vaginal concentrations of mannose-binding lectin, and a mannose-binding lectin gene polymorphism in Latvian women. *Clin Infect Dis* 2003;37:733-737.

15. De Luca A, Carvalho A, Cunha C *et al.* IL-22 and IDO1 affect immunity and tolerance to murine and human vaginal candidiasis. *PLoS Pathogens* 2013;9:e1003486.

16. Witkin SS. Immunology of recurrent vaginitis. *Am J Reprod Immunol Microbiol* 1987;15:34-37.

17. Steele C, Fidel PL. Cytokine and chemokines production by human oral and vaginal epithelial cells in response to *Candida albicans*. *Infect Immun* 2002;70:577-583.

18. Little CH, Georgiou GM, Marceglia A *et al.* Measurement of T-cell derived antigen binding molecules and immunoglobulin G specific to *Candida albicans mannan* in sera of patients with recurrent vulvovaginal candidiasis. *Infect Immun* 2000;68:3840-3847.

19. Witkin SS, Hirsch J, Ledger WJ. A macrophage defect in women with recurrent *Candida* vaginitis and its reversal in vitro by prostaglandin inhibitors. *Am J Obstet Gynecol* 1986;155:790-795.

20. Kalo-Klein A, Witkin SS. Prostaglandin E2 enhances and gamma interferon inhibits germ tube formation in *Candida albicans*. *Infect Immun* 1990;58:260-262.

21. Noverr MC, Phare SM, Toews GB *et al.* Pathogenic yeasts Cryptococcus neoformans and *Candida albicans* produce immunomodulatory prostaglandins. *Infect Immun* 2001;69:2957-2963.

22. Witkin SS, Jeremias J, Ledger WJ. A localized vaginal allergic response in women with recurrent vaginitis. *J Allergy Clin Immunol* 1988;81:412-416.

23. Witkin SS, Jeremias J, Ledger WJ. Recurrent vaginitis as a result of sexual transmission of IgE antibodies. *Am J Obstet Gynecol* 1988;159:32-36.

24. Zelante T, Iannitti RG, De Luca A *et al.* Sensing of mammalian IL-17A regulates fungal adaptation and virulence. *Nat Commun* 2012;3:683.

25. Ledger WJ, Polaneczky MM, Yih MC *et al.* Difficulties in the diagnosis of *Candida* vaginitis. *Infect Dis Clin Pract* 2000;9:66-69.

26. Mårdh PA, Novikova N, Witkin SS *et al.* Detection of candida by polymerase chain reaction vs microscopy and culture in women diagnosed as recurrent vulvovaginal cases. *Int J STD AIDS* 2003;14:75375-75376.

27. Ross RA, Lee ML, Onderdonk AB. Effect of *Candida albicans* infection and clotrimazole treatment on vaginal microflora in vitro. *Obstet Gynecol* 1995;86:925-930.

28. Ledger WJ, Kessler A, Leonard GH *et al.* Vulvar vestibulitis: A complex clinical entity. *Infect Dis Obstet Gynecol* 1996;4:269-275.

29. Nyirjesy P, Seeney SM, Grody MH *et al.* Chronic fungal vaginitis: The value of cultures. *Am J Obstet Gynecol* 1995;173:820-823.

30. Pursley TJ, Blomquist IK, Abraham J *et al.* Fluconazole-induced congenital anomalies in three infants. *Clin Infect Dis* 1996;22:336-340.

31. Jeremias J, Mockel S, Witkin SS. Human semen induces interleukin 10 and 70 kDa heat shock protein gene transcription and inhibits interferon-gamma messenger RNA production in peripheral blood mononuclear cells. *Mol Hum Reprod* 1998;4:1084-1088.

32. Markos AR, Wade AA, Walzman M. Oral sex and recurrent vulvo-vaginal candidiasis. *Genitourin Med* 1992;68:61-62.

33. Dismukes WE, Wade JS, Lee JY *et al.* A randomized, double-blind trial of nystatin therapy for the candidiasis hypersensitivity syndrome. *N Engl J Med* 1990;323:1717-1723.

34. Pirotta M, Gunn J, Chondros P *et al.* Effect of lactobacillus in preventing post-antibiotic vulvovaginal candidiasis: A randomised controlled trial. *Br Med J* 2004;329:548.

35. Sobel JD, Faro S, Force RW *et al.* Vulvovaginal candidiasis: Epidemiologic, diagnostic, and therapeutic considerations. *Am J Obstet Gynecol* 1998;178:203-211.
36. Sobel JD, Wiesenfeld HC, Martens M *et al.* Maintenance fluconazole therapy for recurrent vulvovaginal candidiasis. *N Engl J Med* 2004;351:876-883.
37. Guaschino S, De Seta F, Sartore A *et al.* Efficacy of maintenance therapy with topical boric acid in comparison with oral itraconazole in the treatment of recurrent vulvovaginal candidiasis. *Am J Obstet Gynecol* 2001;184:598-602.
38. Lewis JH, Zimmerman HJ, Benson JD *et al.* Hepatic injury associated with ketoconazole therapy. Analysis of 33 cases. *Gastroenterology* 1984;86:503-513.
39. Wang CC, McClelland RS, Reilly M *et al.* The effect of treatment of vaginal infections on shedding of human immunodeficiency virus type 1. *J Infect Dis* 2001;183:1017-1022.
40. Singh S, Sobel JD, Bhargava P *et al.* Vaginitis due to *Candida* krusei: Epidemiology, clinical aspects, and therapy. *Clin Infect Dis* 2002;35:1066-1070.
41. Valdes-Dapena M, Arcy JB. Boric acid poisoning. *J Pediatrics* 1961;61:531-546.
42. Nyirjesy P, Vazquez JA, Lifberg DD *et al. Saccharomyces cerevisiae* vaginitis: Transmission from yeast used in baking. *Obstet Gynecol* 1995;86:326-329.

Capítulo 5

VAGINOSE BACTERIANA

INTRODUÇÃO

Parafraseando o título da peça de Shakespeare, *Muito Barulho por Nada,* a atual ênfase excessiva nas literaturas obstétrica e ginecológica sobre a vaginose bacteriana (BV), como causa de tantas doenças femininas, poderia ser intitulada *Muito Barulho por Algo que É pouco Compreendido.* O "muito barulho" é realçado por reiterações de que esta afecção é a causa número um de vaginite nos Estados Unidos e Europa Ocidental, com a ênfase mais preocupante sobre o seu alegado papel como causa de trabalho de parto prematuro, ruptura precoce das membranas, doença inflamatória pélvica, infecção por *Chlamydia trachomatis,* infecção pelo vírus de imunodeficiência humana (HIV), câncer cervical, infecção pélvica após histerectomia, infecção pós-abortamento e endometrite pós-parto. Mulheres lendo publicações leigas foram bombardeadas com o tema de que BV é "o inimigo de saúde pública número um".

Há várias razões para reservas acerca destas alegações. BV é a causa número um de vaginite? Isto depende da população de pacientes recebendo cuidados e dos critérios utilizados para fazer o diagnóstico. Os estudos que mencionam este fato foram feitos em mulheres jovens sexualmente ativas, frequentemente em relacionamentos não monogâmicos e basearam-se em um diagnóstico feito pela análise das secreções vaginais coradas pelo método de Gram. Nestes estudos são relatadas frequentes recorrências da BV. Contrariamente, em mulheres em relações sexuais mais estáveis, vaginite por *Candida* é um problema mais frequente. Na clínica de Vulvovaginites da *Weill Cornell* Medicina, que é um local para a referência de pacientes, durante o período de um ano, são vistas dúzias de mulheres com vaginite crônica ou recorrente por *Candida,* enquanto raramente é vista uma paciente com um problema de vaginose bacteriana recorrente. Isto não se deve a uma falha do médico que encaminhou a paciente em diagnosticar BV. Na maioria das pacientes com suspeita de vaginite recorrente por *Candida* em que a cultura para fungos revelou-se negativa, raramente foi encontrada BV.

Adicionalmente, a ênfase predominante na importância de BV como um problema generalizado de saúde pública é fundamentada em análises epidemiológicas. Mas estudos epidemiológicos podem mostrar relações que não são necessariamente de causa e efeito. Uma boa ilustração disto está contida em uma história interessante, contada por Michael Fitzpatrick:

> Os japoneses comem muito pouca gordura e sofrem menos ataques cardíacos que os britânicos ou americanos. Os franceses comem bastante gordura e também sofrem menos ataques cardíacos que os britânicos ou americanos. Os italianos bebem quantidades excessivas de vinho tinto e sofrem menos ataques cardíacos que os britânicos ou americanos. Conclusão: Coma ou beba o que você gosta. O que pode matá-lo é falar inglês.[1]

Associação não equivale à causa e efeito.

A distinção entre associação e causa foi evidenciada por dois estudos clínicos financiados pelos *National Institutes of Health.* O primeiro foi um grande estudo prospectivo de mulheres grávidas assintomáticas com um diagnóstico de BV, com base na avaliação das secreções vaginais com coloração de Gram, que comparou o tratamento com metronidazol e com placebo. Não houve redução na incidência de trabalho de parto e parto pré-termo naquelas recebendo metronidazol.[2] O segundo foi um grande estudo observacional de mulheres sexualmente ativas, que comparou aquelas com um diagnóstico de BV, feito novamente pela coloração de Gram da secreção vaginal ao início do estudo, com aquelas que não tinham BV. No seguimento, e ao passar do tempo, os grupos BV-positivos não tiveram uma incidência aumentada de DIP.[3]

Além disso, muitos princípios da fisiopatologia da BV que ainda se mantém não se sustentam ao escrutínio científico, e isto aumenta a confusão clínica sobre esta entidade. Examinemos em detalhes alguns desses princípios, ainda tido como verdadeiros na atualidade.[4]

Uma ideia repetida é que a microbiota vaginal de mulheres sadias é mantida pela presença de *Lactobacilli* produtores de H_2O_2.[4] Isto parece implausível. Pense sobre isto: como pode peróxido de hidrogênio ser um importante agente protetor contra infecção quando o ambiente vaginal de mulheres sadias é anaeróbico, com as bactérias anaeróbicas superando as aeróbias em uma proporção de 10 para 1? Pesquisas adicionais refutam ainda mais o papel de H_2O_2 no bem-estar da vagina. Estudos de amplificação de genes do microbioma vaginal de mulheres assintomáticas sadias demonstraram que o *Lactobacillus iners* é o *Lactobacillus* mais frequentemente identificado; e este *Lactobacillus* não produz H_2O_2.[5] Além disso, um estudo da Universidade de Johns Hopkins demonstrou que a atividade microbicida do H_2O_2 foi dramaticamente reduzida por secreções vaginal e cervical e pelo ejaculado masculino; assim, novamente foi enfatizada a implausibilidade de que o H_2O_2 desempenhe um papel importante na manutenção da saúde vaginal.[6] Finalmente, estudos, utilizando métodos não cultiváveis de identificação de bactérias, mostram também que entre 15 e 20% das mulheres assintomáticas não possuem *Lactobacilli* vaginais.[7] Nesses casos, a saúde vaginal é aparentemente mantida pela presença de outras bactérias que produzem ácido láctico, um elemento-chave na prevenção de perturbações do ecossistema bacteriano da vagina. Não cometamos erro: a presença de números abundantes de *Lactobacilli* quase sempre equivale à saúde vaginal, mas sua ausência não é necessariamente um sinal de infecção. Esse é precisamente o ponto onde os critérios de Nugent se tornam falhos para o diagnóstico de BV, porque se baseiam na avaliação da coloração com Gram das secreções vaginais, enfatizando a ausência de *Lactobacilli* e a presença de bastonetes curtos, levando os clínicos a diagnósticos equivocados.[8] A introdução deste critério diagnóstico na prática clínica criou uma nova entidade de pacientes, as portadoras de BV assintomáticas, e aumentou grosseiramente a porcentagem de mulheres americanas com BV para 29%.[4] Isto foge à realidade clínica. *Atopobium vaginae* e *Lactobacillus iners,* ambos produtores de ácido láctico e associados à saúde vaginal, são bastões curtos, frequentemente indistinguíveis na coloração pelo Gram de *Gardnerella vaginalis*. Com muita frequência, mulheres sadias estão sendo rotuladas como portadoras de vaginose bacteriana assintomática, através do diagnóstico de BV pela coloração de Gram.

Outro impedimento à nossa compreensão tem sido a repetida asserção de que BV não está relacionada com a atividade sexual. Isto parecia lógico, porque os primeiros estudos mostraram que virgens poderiam ser positivas para BV e que o tratamento com antibióticos dos parceiros sexuais não preveniam as recorrências nas mulheres. Contrariamente a estas asserções, agora parece que a BV está relacionada com a atividade sexual, mas mais provavelmente não por causa de transferência de bactérias específicas do homem para a mulher. BV *é* mais comum em mulheres sexualmente ativas que têm múltiplos parceiros sexuais, e um estudo que, inicialmente identificou BV em estudantes "virgens", verificou no acompanhamento, que a história de atividade sexual prévia de estudantes universitárias foi inacurada: essas "virgens" eram colegas de classe das filhas de membros da equipe clínica da universidade onde o estudo foi realizado, e que não quiseram revelar que elas eram sexualmente ativas.[9] O papel do parceiro masculino nas recorrências de BV provavelmente está relacionado com alterações induzidas pelo sêmen no sistema imune vaginal em razão da presença de substâncias imunossupressivas no ejaculado,[10] da natureza alcalina do líquido seminal e da presença de altos níveis de prostaglandina E_2,[11] e não decorrentes da infecção. Isto explica a falha do tratamento na melhora das taxas de cura de mulheres com BV.[12]

O quadro clínico das mulheres com BV, diagnosticada pelos critérios microscópicos de Nugent, é confuso. Tal categoria inclui mulheres sintomáticas portadoras de corrimento vaginal excessivo e odor fétido, mulheres assintomáticas, e mulheres com outras infecções vaginais, incluindo aquelas decorrentes de *Trichomonas vaginalis, Neisseria gonorrhoeae* e *Chlamydia trachomatis*. O exame microscópico das secreções vaginais no consultório e o uso de outros testes diagnósticos são importantes para elucidar o diagnóstico e úteis para determinar se estas infecções estão presentes. O diagnóstico atual da BV com a coloração de Gram abrange uma ampla variedade de condições clínicas.

MICROBIOLOGIA

Qualquer descrição da microbiologia da BV depende da definição que se dá a este distúrbio clínico. Parafraseando um juiz da Suprema Corte dos Estados Unidos que estava falando sobre pornografia, eu não posso definir BV, mas sei quando a vejo. BV foi definida inicialmente em mulheres que preenchiam três dos quatro critérios seguintes: (1) presença de corrimento vaginal homogêneo fluido (2) odor "de peixe" mais pronunciado quando KOH era adicionado à secreção vaginal colocada sobre uma lâmina de microscopia, (3) pH vaginal > 4,5, e (4) presença de "células indicadoras" — células epiteliais cujas margens eram indistintas, e cuja superfície celular era coberta por bactérias aderentes, características estas observadas à microscopia.[13] Assim, BV era um diagnóstico de mulheres com sintomas vaginais, e sua manifestação era variável (apenas três dos quatro critérios precisavam estar presentes para o diagnóstico). Esta definição de BV logo foi substituída por critérios considerados mais objetivos. Uma lâmina com secreção vaginal era corada pelo método de Gram, e, de acordo com a presença (ou a ausência) de diferentes bactérias avaliadas pela morfologia ao microscópio, era dado um escore numérico. Mulheres cujas secreções vaginais tinham um escore ≥ 7 eram definidas como sendo positivas para BV.[8] Assim, o diagnóstico de BV foi expandido para incluir mulheres que não tinham quaisquer sinais ou sintomas de doença vaginal. Não foi surpresa, portanto, que mulheres diagnosticadas com BV pelos mais antigos critérios de Amsel[13] não eram sempre BV positivas pelos subsequentes critérios de Nugent[8] e vice-versa. Em razão desta variabilidade na definição, os pesquisadores e clínicos atualmente devem ter cautela com a validade de estudos em que BV foi diagnosticada apenas por um destes dois critérios. Mais recentemente, o desenvolvimento de técnicas para caracterizar a composição de populações bacterianas por protocolos independentes da cultura possibilitou a observação de que, o que havia sido previamente caracterizado como doença, isto é, BV assintomática, era de fato a flora bacteriana normal em uma subpopulação de mulheres aparentemente sadias.[7] Isto pareceu ser especialmente verdadeiro para mulheres negras e hispânicas. Também foram verificadas variações no pH vaginal das mulheres assintomáticas de acordo a raça/etnicidade, sendo que o pH > 4,5 era normal para alguns grupos. Além disso, foi demonstrado que a pretendida identificação de bactérias específicas pela sua morfologia na lâmina corada pelo Gram frequentemente era incorreta.[14] No presente momento, deve ser claro que um diagnóstico de BV indica meramente uma composição particular da microbiota vaginal e não constitui necessariamente um diagnóstico de doença que requeira tratamento. Por outro lado, é claramente incorreto afirmar que BV é uma infecção ou, ainda mais enganoso conforme afirmado em algumas publicações,[15] que é a infecção vaginal mundialmente mais comum.

Pacientes com BV sintomática são frequentemente caracterizadas pela diminuição de espécies de *Lactobacillus* na vagina e concomitante excesso de proliferação de uma variedade de bactérias facultativas e anaeróbicas. Mulheres sem a presença de *Lactobacilli* podem ser sadias, se a sua flora bacteriana contiver números significativos de outras bactérias que produzam ácido láctico.[7] Na maioria, se não todos os casos, parece provável que as bactérias associadas à BV estavam já presentes em baixas concentrações na vagina, e por essa razão, provavelmente a BV não é decorrente da aquisição de novas bactérias exógenas, mas sim da proliferação seletiva de micróbios endógenos. Utilizando métodos de amplificação genética, verificou-se que grande multidão de bactérias está associada à BV, e adicionalmente, que nem todas as mulheres com BV têm a mesma microbiota vaginal. *Gardnerella vaginalis* é o microrganismo mais frequentemente descrito como associado ao diagnóstico de BV. Embora os protocolos de amplificação genética tenham possibilitado a identificação desse microrganismo na vagina de muitas mulheres saudáveis com microbiota dominada por *Lactobacillus*, sua concentração está altamente elevada em muitas mulheres BV-positivas.[16] Outras bactérias que estão presentes em altas concentrações em amostras vaginais da maioria de mulheres diagnosticadas com BV (pelos critérios de Amsel ou Nugent, sintomáticas ou sem sintomas)

são as que pertencem aos gêneros *Atopobium*, *Prevotella*, *Megasphaera*, *Leptotrichia*, *Sneathia*, *Bifidobacterium* e *Dialister*.[17,18] Entre os micoplasmas, *Mycoplasma hominis* é identificado mais frequentemente em mulheres com BV do que em outras mulheres, enquanto *Ureaplasma urealyticum* está mais universalmente presente em amostras vaginais independentemente do diagnóstico. Três outras bactérias mais estritamente relacionadas com a *Clostridia* spp., e designadas como bactérias BV-associadas (BVAB) 1-3, parecem estar relacionadas com a BV.[17,19]

Ainda permanece indeterminado o meio vaginal específico que promove preferencialmente a proliferação de bactérias BV-relacionadas e/ou inibe continuamente a dominância de *Lactobacillus*, ou a dominância por bactérias não *Lactobacilli* produtoras de ácido láctico. Diferenças individuais na produção de fatores do hospedeiro que regulam a disponibilidade de metabólitos ou elementos necessários para crescimento de espécies bacterianas específicas podem estar envolvidas neste processo. Por exemplo, *G. vaginalis* requer ferro para proliferação e adquire este elemento produzindo compostos retentores de ferro, chamados sideróforos.[20] A luz vaginal contém lipocalina (NGAL), uma molécula da hospedeira que se liga especificamente a sideróforos e inibe sua atividade.[21,22] Em contraste, os *Lactobacilli*, para o seu crescimento, exigem manganês em vez de ferro.[23] Por essa razão, a produção relativa de NGAL, decorrente de fatores genéticos e/ou ambientais, influenciará o crescimento relativo de *Gardnerella* ou *Lactobacilli*, promovendo ou retardando o desenvolvimento de BV. Os níveis de NGAL vaginais são reduzidos em mulheres com BV em comparação às concentrações em mulheres com uma microbiota vaginal dominada por *Lactobacillus*.[20]

Qualquer que seja o mecanismo envolvido, a predominância na vagina de bactérias BV-associadas e a diminuição concomitante nos níveis de *Lactobacilli* resultam em um meio vaginal alterado. O principal produto final do metabolismo do glicogênio pelos *Lactobacilli* é o ácido láctico, resultando em um pH vaginal ≤ 4,5. Na BV, predominam na vagina as concentrações de ácido succínico, e o pH é tipicamente ≥ 5. Ácido butírico é outro produto do metabolismo anaeróbico por bactérias associadas à BV.[24] As conhecidas propriedades imunossupressoras deste ácido graxo de cadeia curta[25] podem promover ainda mais a proliferação e persistência de bactérias que, normalmente, estariam inibidas pela resposta imune de hospedeiro sob diferentes condições. O ácido láctico também destrói seletivamente bactérias BV-associadas; entretanto, não tem efeito sobre *Lactobacillus*.[26] Assim, a perda da dominância de *Lactobacillus* remove um outro mecanismo que evita efetivamente a proliferação de bactérias associadas à BV. Curiosamente, uma espécie de *Lactobacillus*, *L. iners*, tipicamente persiste em mulheres com BV.

Em contraste com os outros *Lactobacilli* vaginais predominantes que produzem ambos os isômeros quirais do ácido láctico, D-ácido láctico e L-ácido láctico, o *L. iners* não possui ácido D-láctico desidrogenase e, por essa razão, produz apenas ácido L-láctico.[27] O papel do ácido D-láctico em regular a proliferação diferencial de bactérias na vagina permanece por ser explorado.

Já foi demonstrado que as bactérias BV-relacionadas *Prevotella*, *Dialister* e *Megasphaera* são produtoras das poliaminas putrescina e espermidina.[24] Tais compostos são os responsáveis pelo odor quando secreções vaginais são tratadas com KOH.

IMUNOLOGIA

Uma vez que as mulheres, individualmente, que são positivas para BV tenham diferentes populações microbianas vaginais e variações na concentração de gêneros ou espécies específicas ou metabólitos microbianos, não é surpreendente que os parâmetros imunológicos na vagina das mulheres com este diagnóstico possam variar consideravelmente. A variedade de respostas imunes cervicovaginais em mulheres com BV foi revista recentemente.[28] É interessante que, enquanto BV não é chamada vaginite bacteriana decorrente da ausência de evidência clínica de inflamação e a ausência ou escassez de células inflamatórias no corrimento vaginal, uma resposta pró-inflamatória é claramente associada a este diagnóstico. Os estudos iniciais sobre imunidade vaginal BV-associada foram realizados por Cauci, Guaschino *et al.* na Itália.[29–31] Foi demonstrado que as mulheres com BV têm um aumento de quase 20 vezes na concentração de citocina pró-inflamatória interleucina (IL)-1β em sua vagina, se comparadas a mulheres com flora microbiana dominada por *Lactobacillus*. O que foi notável, no entanto, foi a ausência de atividade subsequente ao longo da via pró-inflamatória. A IL-1β tipicamente induz produção de IL-8, que, por sua vez, promove migração de neutrófilos para o local de atividade pró-inflamatória. Entretanto, não foi observado aumento na concentração vaginal de IL-8 ou nos níveis de neutrófilos nas secreções vaginais de mulheres com BV. Parece provável que uma ou mais das bactérias BV-associadas seja capaz de causar um curto-circuito na resposta imune, inibindo a produção ou a estabilidade da IL-8. Também foi demonstrado que a imunidade humoral local se encontra alterada em mulheres com BV. Foram identificados anticorpos IgA contra a hemolisina de *G. vaginalis* em apenas 30% das mulheres com BV. Nas restantes, foi identificada uma predominância de produtos de degradação IgA-derivados. Investigações mais recentes, revistas na Referência 28, confirmaram que níveis vaginais elevados de IL-1β são uma característica constante da BV. Uma diminuição nas concentrações vaginais do inibidor de protease secretória dos leucócitos, que é uma protease com propriedades antibacterianas e antivirais,[32] é também observada repetidamente. Finalmente, alguns estudos relatam uma associação entre níveis elevados de IL-8 e IL-6 e BV, enquanto outras investigações não confirmaram esta relação.

Enzimas proteolíticas microbianas têm sido implicadas na inibição de imunidades celular e humoral em mulheres com BV. Pacientes que não possuem anti-hemolisina IL-8 e IgA têm altas concentrações das enzimas hidrolíticas, sialidase e prolidase, na sua vagina.[33] Foi demonstrado que essas enzimas inibem a atividade da IL-8. Diferenças individuais entre as mulheres na sua capacidade de neutralizar os efeitos negativos das bactérias BV-relacionadas ou seus produtos sobre a imunidade da hospedeira explicam a variabilidade na doença relacionada com a BV. Tais diferenças também sugerem que a atividade da sialidase ou da prolidase vaginal possa ser melhor marcador do que as definições pela clínica ou pela coloração de Gram ou pela presença de pH vaginal elevado quanto ao risco de patologia adversa relacionada com a BV.

Para esclarecer ainda mais, estudos de imunidade na BV investigaram a resposta imune induzida nas células epiteliais vaginais *in vitro* após incubação com bactérias BV-associadas, individualmente.[34,35] Um estudo demonstrou que *Prevotella bivia* induziu a liberação de IL-8 e TNF-α,[36] mas tal achado não se confirmou em uma segunda investigação.[35] Tais observações divergentes talvez possam ser explicadas por diferenças nas cepas ou nos modelos experimentais. Ambos os estudos foram coerentes ao observarem que *A. vaginae* evocou a liberação de uma multiplicidade de citocinas pró-inflamatórias das células epiteliais vaginais — IL-1β, IL-6, IL-8 e TNF-α. É desnecessário dizer que as propriedades imunoindutoras dos isolados bacterianos individuais *in vitro* poderiam, não necessariamente, correr paralelas à situação *in vivo,* em que alterações na composição da população bacteriana e quantidades de metabólitos bacterianos e enzimas proteolíticas podem modificar os efeitos de qualquer espécie bacteriana.

A caracterização precisa das alterações do sistema imune do trato genital associadas à BV constitui provavelmente uma tarefa impossível por causa da heterogeneidade do meio bacteriano vaginal e dos sintomas clínicos em mulheres com este diagnóstico, além das variações genéticas da hospedeira.[37–39] Talvez uma abordagem mais adequada para um melhor entendimento das consequências clínicas de uma microbiota vaginal não dominada por *Lactobacillus* seja abandonar ou modificar o termo geral "BV", que é tão abrangente, e passar a classificar as diferentes composições vaginais como entidades distintas a serem analisadas.

DIAGNÓSTICO

Do mesmo modo que há uma variedade de apresentações clínicas, o diagnóstico de BV pode ser realizado de mais de uma maneira. Em pacientes sintomáticas que se queixam ou de corrimento vaginal excessivo ou de odor vaginal desagradável, ou ambos, a obtenção de uma história focalizada é útil. Em pacientes com um primeiro episódio agudo, deve-se determinar se existe um novo parceiro sexual ou se a paciente foi exposta ao ejaculado masculino. Em pacientes com recorrências, há três áreas de interesse na anamnese:

1. É relacionado com o intercurso?
2. A paciente foi exposta ao ejaculado masculino?
3. Que medicações ela usou no passado para este problema e como funcionaram para ela?

Em mulheres sintomáticas, um diagnóstico imediato pode ser feito no consultório, utilizando-se os critérios de Amsel; três dentre quatro achados devem estar presentes, incluindo corrimento vaginal homogêneo fluido, pH vaginal acima de 4,5, liberação de odor "de peixe" do corrimento vaginal após alcalinização com hidróxido de potássio 10%, e o exame microscópico ainda no consultório, de uma lâmina contendo corrimento vaginal e soro fisiológico, em que se observam células epiteliais vaginais densamente cobertas com microrganismos (*clue cells* ou "células-guia" ou, ainda, "células-chave")[13] (Figura 5.1). Esta conduta é simples e fácil, evitando a demora do envio de um esfregaço vaginal para o laboratório para ser corado com Gram e avaliado ao microscópio. Utilizando uma espátula plástica, uma pequena porção do corrimento vaginal deve ser obtida e depositada sobre duas lâminas, adicionando-se a uma lâmina uma gota de soro fisiológico e à outra uma gota de hidróxido de potássio 10%. Imediatamente após adicionar as secreções vaginais à solução de KOH, o médico deve cheirar a lâmina, procurando um odor marcante de peixe; se odor estiver presente, considera-se o teste positivo; o odor é positivo causado pelas aminas elaboradas pelo excessivo crescimento de bactérias anaeróbicas. Isto é verificado em quase todas as pacientes sintomáticas. A seguir, realiza-se a medida do pH vaginal, aplicando-se um *swab* de algodão na parede lateral da vagina e tocando em um papel indicador de pH, ou ainda aplicando-se diretamente uma fita indicadora de pH à parede vaginal. O pH é acima de 4,5 em quase todas estas mulheres. A preparação de soro fisiológico pode então ser vista ao microscópio. O critério padrão para o diagnóstico microscópico é a presença de células-chave, que são células epiteliais escamosas cobertas com bactérias, sendo que 20% ou mais destas células epiteliais devem satisfazer estes critérios. As Figuras 5.2 e 5.5 mostram uma preparação com soro fisiológico com as células-chave presentes, uma flora bacteriana obviamente alterada com baixos números ou ausência de *Lactobacilli*, raros leucócitos ou mesmo ausência dos mesmos. Há outros indícios microscópicos importantes que ajudam a elaborar o diagnóstico. O exame microscópico da suspensão de KOH é um teste confirmatório importante porque afasta as células epiteliais e permite uma visão direta do número aumentado de bactérias presentes com raros ou nenhum *Lactobacilli* à vista (Figuras 5.3 e 5.4). Gilbert Donders da União Europeia também enfatizou que a delineação do número de *Lactobacilli* no líquido vaginal é mais acurada com o exame a fresco do que com a colocação pelo Gram.[39] Se a preparação com soro fisiológico mostrar um número de leucócitos maior do que o esperado (Figura 5.5), devem ser feitos testes para excluir a pre-

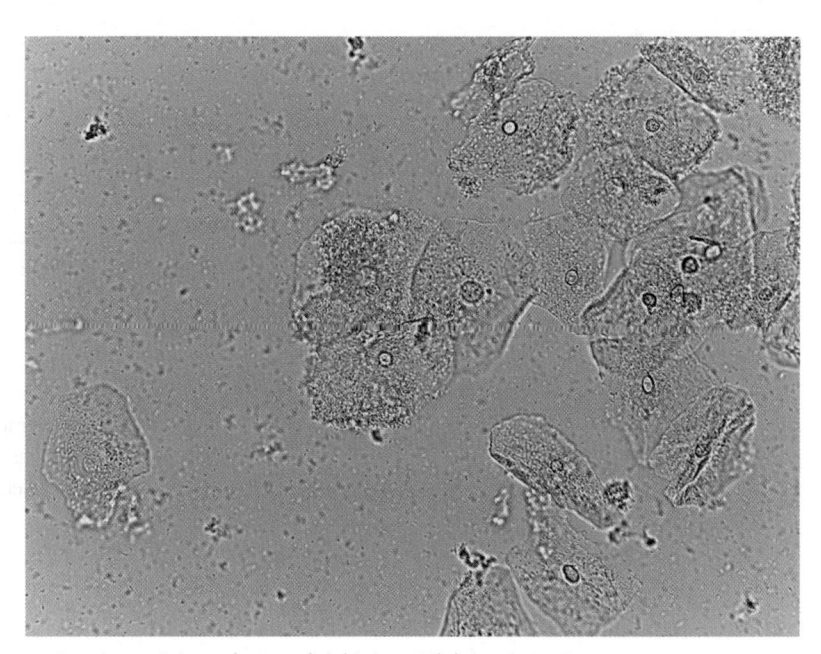

FIGURA 5.1 Preparação microscópica com soro fisiológico. Células-guia estão presentes com margens celulares pouco nítidas, e as superfícies das células estão cobertas com bactérias. Nos espaços entre as células há números aumentados de bactérias, não há *Lactobacilli* e não há leucócitos.

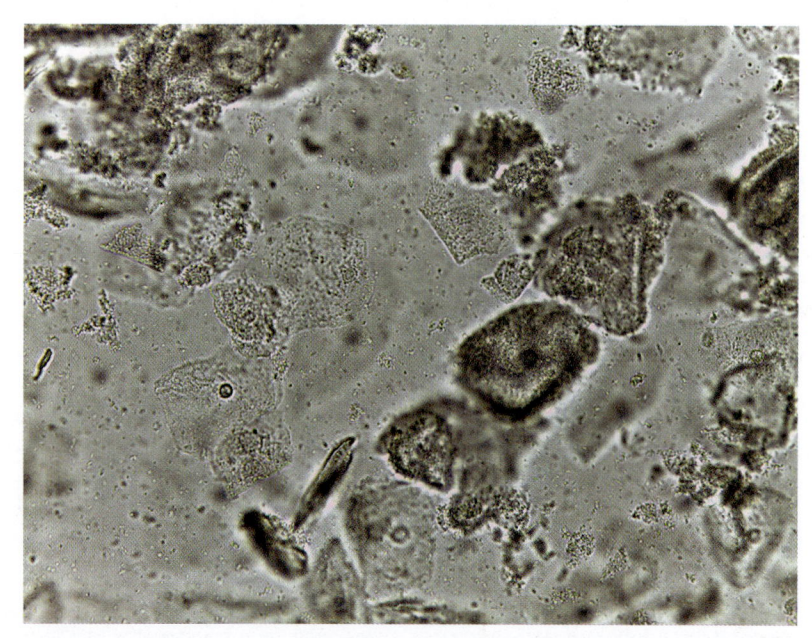

FIGURA 5.2 Preparação microscópica com soro fisiológico. Células-chave dominam o campo, e não são observados *Lactobacilli* ou leucócitos.

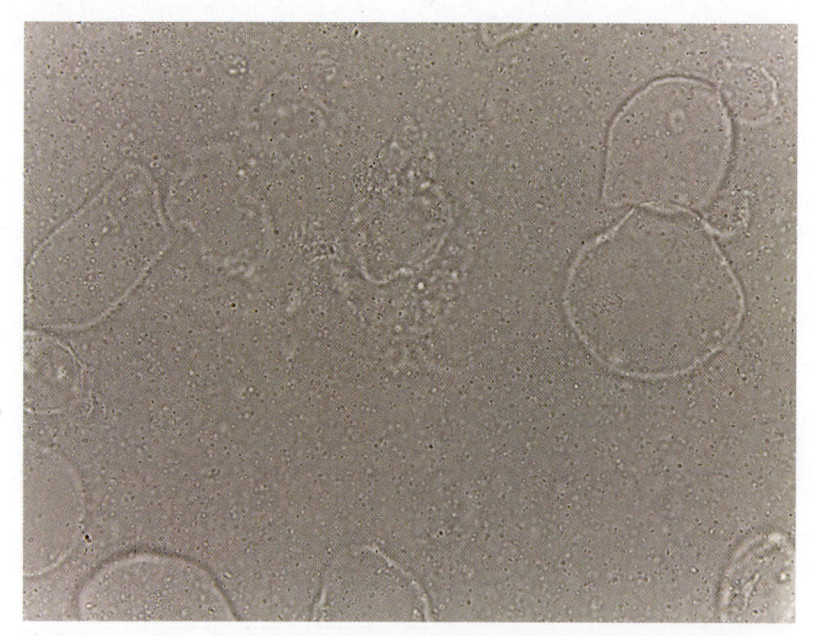

FIGURA 5.3 Preparação microscópica com KOH. Há números aumentados de bactérias, não há *Lactobacilli*.

sença de *Trichomonas vaginalis, Neisseria gonorrhoeae* e *Chlamydia trachomatis*. Cultura vaginal padrão e testes de PCR mais recentes para identificação de *Gardnerella vaginalis* ou *Atopobium vaginae* não têm papel no diagnóstico de BV, já que esta síndrome não é caracterizada pela presença de bactérias específicas, mas sim pelo crescimento excessivo de bactérias comumente encontradas na vagina. *Gardnerella vaginalis* pode ser cultivada da vagina de muitas mulheres assintomáticas sem as principais alterações na flora vaginal vistas com BV. Esta é a razão pela qual testes que fazem rastreamento de BV em mulheres assintomáticas, identificando a presença, mas não o número de organismos BV-associados, frequentemente levam a um diagnóstico falso-positivo.

O método diagnóstico alternativo agora comumente empregado nos Estados Unidos é obter um esfregaço vaginal e enviá-lo ao laboratório para ser corado com Gram e avaliado microscopicamente por pessoal de labo-

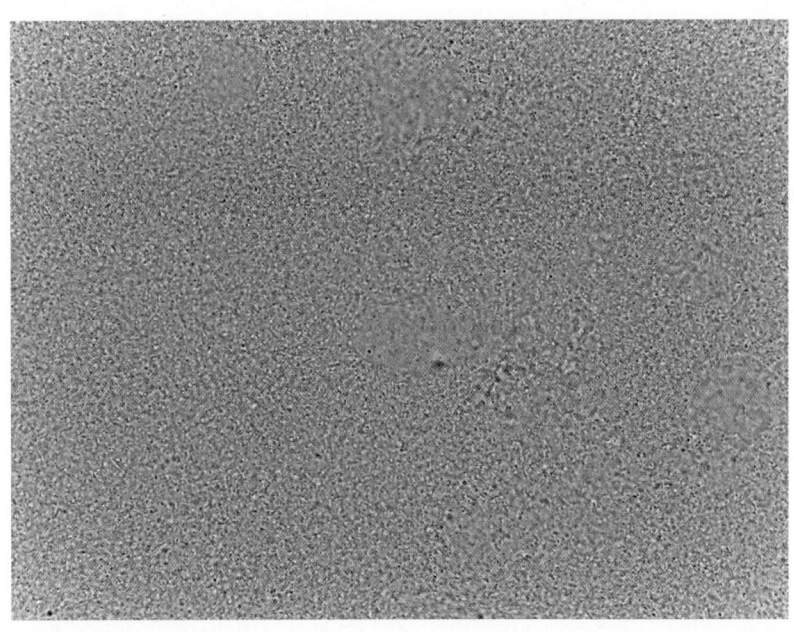

FIGURA 5.4 Outra preparação com KOH microscópica. O campo está coberto com bactérias, e isto se dá em decorrência da ausência de *Lactobacilli*.

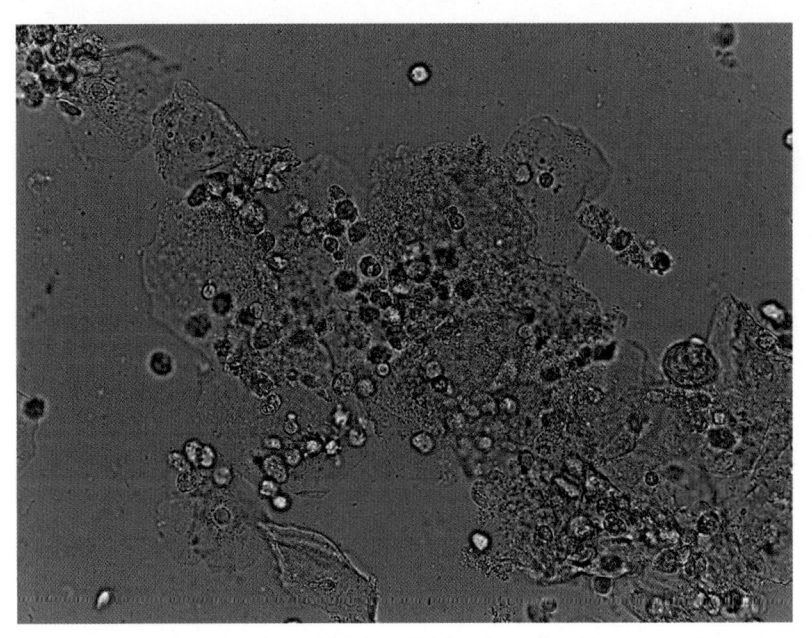

FIGURA 5.5 Preparação microscópica com soro fisiológico. Células-chave dominam o quadro, mas esta preparação mostra números aumentados de leucócitos.

ratório. Isto tem a vantagem da utilização de microscopistas mais experientes, mas tem a desvantagem de que um resultado positivo para BV só está disponível depois que a paciente deixou o ambulatório ou o consultório e foi para casa. Assim, um teste positivo em pacientes sintomáticas exige um contato telefônico subsequente com a paciente para prescrever tratamento. A avaliação da resposta inflamatória também é limitada, porque a avaliação microscópica com coloração de Gram subestima o número de leucócitos presentes. Importante ressaltar que muitas pacientes que satisfazem os critérios de Nugent para o diagnóstico de BV com um escore de 7–10 não mostram os critérios clínicos de elevação de pH vaginal, teste do cheiro positivo e/ou a presença de mais de 20% das "células-chave" dentre as células epiteliais. Embora muitas pacientes sejam positivas pelos critérios de Nugent e Amsel,

Tabela 5.1 Comparação dos critérios de Amsel e de Nugent para vaginose bacteriana em 617 pacientes

	Amsel BV(+)	Amsel BV(−)	Total
Nugent BV(+)	150	93	243
Nugent BV(−)	13	361	374
Total	163	454	617

algumas são positivas apenas por apenas um dos testes (Tabela 5.1). Um número mais alto de mulheres pesquisadas por estes dois critérios diagnósticos terá um diagnóstico de BV usando o método de Nugent.[40] Isto é decorrente, em parte, do fato de que organismos benéficos para saúde vaginal que produzem ácido láctico, incluindo *Lactobacillus iners* e *Atopobium vaginae*, são bacilos curtos, frequentemente indistinguíveis dos bastões curtos de *Gardnerella vaginalis* na análise microscópica de um esfregaço vaginal. A presença de tais microrganismos fornece um escore de Nugent que seria indicativo de BV, mas que é falso; tais mulheres são sadias e assintomáticas. Este é um ponto importante a ressaltar. Estudos epidemiológicos de BV terão populações diferentes, quando forem utilizados isoladamente os critérios de Amsel ou de Nugent.

Mulheres sintomáticas que forem consideradas positivas para BV pelos critérios de Amsel devem ser rastreadas para outras doenças sexualmente transmitidas, especialmente *N. gonorrhoeae* e *C. trachomatis*. Por outro lado, *T. vaginalis* é capaz de ingerir *Lactobacillus*, o que resulta em um crescimento excessivo de bactérias anaeróbicas e contribui para o aparecimento de sintomas de BV, elevação do pH vaginal e teste das aminas positivo.[41] A triagem para *T. vaginalis* deve fazer parte da avaliação inicial das mulheres BV-positivas sintomáticas.

TRATAMENTO

Pacientes BV sintomáticas devem receber tratamento para aliviar suas preocupações com o corrimento e odor vaginais, além de prevenir complicações. A estratégia terapêutica para a paciente com o primeiro episódio é simples. As opções dependem do uso de um de dois antibióticos, metronidazol ou clindamicina, dados por via oral ou, alternativamente, por via vaginal. A escolha do esquema terapêutico permite satisfazer a necessidade de cada paciente individualmente. Diversos fatores podem influenciar na prescrição. Os esquemas terapêuticos recomendados pelo CDC são metronidazol oral 500 mg duas vezes ao dia durante 7 dias ou 5 g de metronidazol gel 0,75% por via intravaginal, ao deitar, durante 5 dias.[42] Algumas mulheres têm problemas com este antibiótico. Há uma reação semelhante àquela com Antabuse quando mulheres usando metronidazol oral ingerem álcool, e a longa meia-vida do metronidazol significa que, além de evitar qualquer bebida alcoólica enquanto estão tomando o antibiótico, elas precisam continuar a se abster durante pelo menos 24 horas após a última dose. O risco desta reação com o metronidazol intravaginal não foi quantificado, mas a mesma proibição deve valer, porque alguma quantidade do medicamento será absorvida. Algumas mulheres reclamam do gosto metálico após ingestão de metronidazol oral ou têm desconforto abdominal quando tomam esta medicação durante os 7 dias prescritos. Algumas mulheres recusam terapia com metronidazol porque são alérgicas à droga, não gostaram de como se sentiram quando o tomaram previamente, ou têm problemas neurológicos que tornam inaceitável o risco de neuropatia periférica a partir do uso de metronidazol.

Felizmente, há a alternativa de usar um produto com clindamicina. Nenhuma das alternativas com clindamicina parece tão efetiva quanto o esquema de 7 dias oral ou 5 dias vaginal com metronidazol. A clindamicina creme vaginal 2% pode ser utilizada aplicando-se 5 g por 7 dias.[42] Ocasionalmente, as pacientes têm uma reação local ao creme, frequentemente em razão do propilenoglicol, um preservativo presente nesta formulação; nestes caso, a subsequente ardência vaginal e o corrimento vaginal aumentado podem ser piores do que o problema original. Alguma quantidade da clindamicina vaginal é absorvida, e raramente pacientes desenvolveram enterocolite pseudomembranosa após usarem produtos vaginais contendo essa droga.[43] Para a paciente que não quer usar clindamicina vaginal, pode-se prescrever clindamicina oral 300 mg duas vezes ao dia por 7 dias.[42] Esquemas alternativos incluem tinidazol 2 g, por via oral, uma vez ao dia por 2 dias ou tinidazol 1 g por via oral durante 5 dias.[42] Na paciente com episódio agudo, a maioria dos esquemas funciona a curto prazo, com resolução imediata dos sintomas. Outros problemas podem ocorrer relacionados com o tratamento. Pacientes que recebem antibióticos orais ou vaginais podem desenvolver uma vaginite por *Candida*. Isto ocorre mais comumente com os produtos de clindamicina. Quando ocorre, representa outra infecção vaginal a ser tratada e é um inconveniente para a paciente.

As pacientes-problema para o médico são aquelas que se apresentam com sintomatologia recorrente, 1-6 meses mais tarde. Há uma linha comum na sua história clínica. Elas tiveram alívio dos sintomas com tratamento precedente, então se tornaram sexualmente ativas outra vez, e os sintomas retornaram. O diagnóstico de BV sintomática é facilmente confirmado pelos critérios de Amsel ou de Nugent. As opções terapêuticas devem ser simples. Os esquemas antibióticos aprovados, metronidazol e clindamicina, são altamente efetivos, mas devem ser acompanhados pelo uso de preservativo durante o intercurso, para evitar a exposição da paciente ao ejaculado com sua alcalinidade, alta concentração de substâncias imunossupressivas e que provocam inflamação. Esta combinação terapêutica de antibióticos e uso de preservativo pelo homem diminui acentuadamente a frequência ou elimina infecções recorrentes.[44] Para esta estratégia do uso de preservativo funcionar, as mulheres devem não ser alérgicas ao látex ou ao nonoxinol-9. A maioria destas mulheres com infecções BV sintomáticas recorrentes frequentemente usou anticoncepcionais orais ou DIUs para evitar gravidez.

A triagem pré-operatória de BV assintomática para detectar pacientes com mais alto risco de infecção foi superada por alterações nos padrões de prática. Histerectomias abertas com incisões cutâneas abdominais transversas ou verticais estão sendo substituídas por procedimentos laparoscópicos ou robóticos, que são associados a uma taxa muito mais baixa de infecção pós-operatória. Por outro lado, as pacientes submetidas a histerectomias laparoscópicas ou robóticas frequentemente recebem antibióticos profiláticos, que diminuem ainda mais a incidência de infecção pós-operatória. Além disso, o uso sistêmico de antibióticos em mulheres em trabalho de parto para prevenção de infecção por estreptococos Grupo B em recém-nascidos mais o uso atual na América de antibióticos profiláticos para todas as cesarianas reduziram dramaticamente o risco de infecções pós-parto. Existem justificadas preocupações com o impacto a longo prazo sobre a saúde das crianças, uma vez que nos Estados Unidos aproximadamente metade dos fetos das mulheres em trabalho de parto é exposta aos antibióticos ministrados às suas mães antes do parto. Isto poderia ser um fator no aumento da asma e obesidade na infância nos Estados Unidos.[45] Some-se a isto o fato de que antibióticos profiláticos são rotineiramente usados para interrupções de gravidez e são muitas vezes empregados para a inserção de dispositivo intrauterino. A maioria dos obstetras-ginecologistas sente-se confortável com as baixas taxas de infecção com o uso de antibióticos profiláticos e não vê a necessidade de triagem pré-operatória de BV.

Paralelamente aos achados com vaginite por *Candida*, BV é associada a aumento da excreção de HIV-1 no trato genital feminino.[46] Macrófagos e linfócitos T, células-alvo do HIV, tipicamente não estão presentes no trato genital das mulheres com BV. Entretanto, uma resposta imune pró-inflamatória pode ser ativada por quimiocinas, citocinas ou microrganismos no ejaculado ou por alterações induzidas pelo sêmen nas populações bacterianas presentes na vagina. BV também foi associada a aumento no risco de transmissão de HIV-1 da mulher para o homem entre casais africanos.[47] Entretanto, tentativas terapêuticas para prevenir a transmissão não devem ser unicamente focadas no tratamento de BV. Preservativos também desempenham um papel importante em reduzir o risco de transmissão aos parceiros masculinos, mas adicionalmente, seu uso diminuirá a resposta imune pró-inflamatória na vagina após intercurso por evitar a exposição ao ejaculado. A intervenção terapêutica mais importante em mulheres HIV-1 positivas permanece o tratamento antiviral efetivo que pode reduzir a eliminação viral na vagina a níveis indetectáveis. Em áreas pobres em recursos médicos, como regiões da África, o tratamento local de BV frequentemente é possível e constitui um auxílio importante, mas o foco deve ser mais amplo, sendo a preocupação número um em esquemas de tratamento antirretroviral adequados.

REFERÊNCIAS

1. Fitzpatrick M. *The Tyranny of Health: Doctors and the Regulation of Lifestyle*. London, U.K.: Routledge, 2000.
2. Carey JC, Klebanoff MA, Hauth JC. Metronidazole to prevent preterm delivery in pregnant women with asymptomatic bacterial vaginosis. *N Engl J Med* 2000;342:534-540.
3. Ness RB, Hillier SL, Kip KE et al. Bacterial vaginosis and risk of pelvic inflammatory disease. *Obstet Gynecol* 2004;104:761-769.
4. Allsworth JE, Peipert JF. Prevalence of bacterial vaginosis: 2001–2004 National Health and Nutrition Survey Data. *Obstet Gynecol* 2007;109:114-120.
5. Zhou X, Bent SJ, Schneider MG et al. Characterization of vaginal microbial communities in adult healthy women using cultivation-independent methods. *Microbiology* 2004;150:2565-2573.
6. O'Hanlon DE, Lanier BR, Moench TR et al. Cervicovaginal fluid and semen block the microbicidal activity of hydrogen peroxide produced by vaginal lactobacilli. *BMC Infect Dis* 2010;10:120.
7. Ravel J, Gajer P, Abdo Z et al. Vaginal micro-biome of reproductive-age women. *Proc Natl Acad Sci USA* 2011;108(Suppl 1):4680-4687.
8. Nugent RP, Krohn MA, Hillier SL. Reliability of diagnosing bacterial vaginosis is improved by a standardized method of gram stain interpretation. *J Clin Microbiol* 1991;29:297-301.
9. Schwebke JR. Bacterial vaginosis: Are we coming full circle? *J Infect Dis* 2009;200:1633-1635.
10. Witkin SS. Mechanisms of active suppression of the immune response to spermatozoa. *Am J Reprod Immunol Microbiol* 1988;17:61-64.
11. Jeremias J, Mockel S, Witkin SS. Human semen induces interleukin 10 and 70 kDa heat shock protein gene transcription and inhibits interferon-gamma messenger RNA production in peripheral blood mononuclear cells. *Mol Hum Reprod* 1998;4:1084-1088.

12. Vejtorp M, Bollerup AC, Vejtorp L et al. Bacterial vaginosis: A double-blind randomized trial of the effect of treatment of the sexual partner. *Br J Obstet Gynaecol* 1988;95:920-926.
13. Amsell R, Totten PA, Spiegel CA. Nonspecific vaginitis: Diagnostic criteria and microbiologic and epidemiologic associations. *Am J Med* 1983;74:14-22.
14. Srinivasan S, Morgan MT, Liu C et al. More than meets the eye: Association of vaginal bacteria with gram stain morphotypes using molecular phylogenetic analysis. *PLOS ONE* 2013;8:e78633.
15. Muzny CA, Sunesara IR, Kumar J et al. Characterization of the vaginal microbiota among sexual risk behavior groups of women with bacterial vaginosis. *PLOS ONE* 2013;8:e80254.
16. Schwebke JR, Muzny CA, Josey WE. Role of *Gardnerella vaginalis* in the pathogenesis of bacterial vaginosis: A conceptual model. *J Infect Dis* 2014;210:338-343.
17. Fredricks DN, Fiedler TL, Marrazzo JM. Molecular identification of bacteria associated with bactcrial vaginosis. *N Engl J Med* 2005;353:1899-1911.
18. Verhelst R, Verstraelen H, Claeys G et al. Cloning of 16S rRNA genes amplified from normal and disturbed vaginal microflora suggests a strong association between *Atopobium vaginae, Gardnerella vaginalis* and bacterial vaginosis. *BMC Microbiol* 2004;4:16-26.
19. Muzny CA, Sunesara IR, Griswold ME et al. Association between BVAB1 and high Nugent scores among women with bacterial vaginosis. *Diagn Microbiol Infect Dis* 2014;80:321-323.
20. Jarosik GP, Land CB, Duhon P et al. Acquisition of iron by *Gardnerella vaginalis*. *Infect Immun* 1998;66:5041-5047.
21. Beghini J, Giraldo PC, Linhares IM et al. Neutrophil gelatinase-associated lipocalin concentration in vaginal fluid: Relation to bacterial vaginosis and vulvovaginal candidiasis. *Reprod Sci* 2015;22:964-968.
22. Nasioudis D, Witkin SS. Neutrophil gelatinase-associated lipocalin and innate immune responses to bacterial infections. *Med Microbiol Immunol* 2015;204:471-479.
23. Imbert M, Blondeau R. On the iron requirement of *Lactobacilli* grown in chemically defined medium. *Curr Microbiol* 1998;37:64-66.
24. Macklaim JM, Fernandes AD, Di Bella JM et al. Comparative meta-RNA-seq of the vaginal microbiota and differential expression by *Lactobacillus iners* in health and dysbiosis. *Microbiome* 2013;1:12.
25. Shapiro H, Thaiss CA, Levy M et al. The cross talk between microbiota and the immune system: Metabolites take center stage. *Curr Opin Immunol* 2014;30:54-62.
26. O'Hanlon DE, Moench TR, Cone RA. Vaginal pH and microbicidal lactic acid when lactobacilli dominate the microbiota. *PLOS ONE* 2013;8:e80074.
27. Witkin SS, Mendes-Soares H, Linhares IM et al. Influence of vaginal bacteria and D-and L-lactic acid isomers on vaginal extracellular matrix inducer: Implications for protection against upper genital tract infections. *mBio* 2013;4:e00460-13.
28. Mitchell C, Marrazzo J. Bacterial vaginosis and the cervicovaginal immune response. *Am J Reprod Immunol* 2014;71:555-563.
29. Cauci S, Driussi S, DeSanto D et al. Prevalence of bacterial vaginosis and vaginal flora changes in peri- and postmenopausal women. *J Clin Microbiol* 2002;40:2147-2152.
30. Cauci S, Thorsen P, Schendel DE et al. Determination of immunoglobulin A against *Gardnerella vaginalis* hemolysin, sialidase, and prolidase activities in vaginal fluid: Implications for adverse pregnancy outcomes. *J Clin Microbiol* 2003;41:435-438.
31. Cauci S, Guaschino S, de Aloysio D et al. Interrelationships of interleukin-8 with interleukin-1β and neutrophils in vaginal fluid of healthy and bacterial vaginosis positive women. *Mol Hum Reprod* 2003;9:53-58.
32. Sallenave JM. Secretory leukocyte protease inhibitor and elafin/trappin-2: Versatile mucosal antimicrobials and regulators of immunity. *Am J Respir Cell Mol Biol* 2010;42:635-643.
33. Cauci S, Guaschino S, Driussi S et al. Correlation of local interleukin-8 with immunoglobulin A against *Gardnerella vaginalis* hemolysin and with prolidase and sialidase levels in women with bacterial vaginosis. *J Infect Dis* 2002;185:1614-1620.
34. Fichorova RN, Yamamoto HS, Delaney ML et al. Novel vaginal microflora colonization model providing new insight into microbicide mechanism of action. *mBio* 2011;2:e00168-11.
35. Doerflinger SY, Throop AL, Herbst-Kralovetz MM. Bacteria in the vaginal microbiome alter the innate immune response and barrier properties of the human vaginal epithelia in a species-specific fashion. *J Infect Dis* 2014;209:1989-1999.
36. Genè MR, Onderdonk AB, Vardhana S et al. Polymorphism in intron 2 of the interleukin-1 antagonist gene, local midtrimester cytokine

response to vaginal flora, and subsequent preterm birth. *Am J Obstet Gynecol* 2004;191:1324-1330.

37. Genè MR, Vardhana S, Delaney ML et al. Relationship between a toll-like receptor-4 gene polymorphism, bacterial vaginosisrelated flora and vaginal cytokine responses in pregnant women. *Eur J Obstet Gynecol Reprod Biol* 2004;116:152-156.

38. Goepfert AR, Varner M, Ward K et al. Differences in inflammatory cytokine and Toll-like receptor genes and bacterial vaginosis in pregnancy. *Am J Obstet Gynecol* 2005;193:1478-1485.

39. Donders GG, Bosmans E, Dekeermaecker A et al. Pathogenesis of abnormal vaginal bacterial flora. *Am J Obstet Gynecol* 2000;182:872-878.

40. Schwebke JR, Hillier SL, Sobel JD et al. Validity of the vaginal gram stain for the diagnosis of bacterial vaginosis. *Obstet Gynecol* 1996;88:573-576.

41. Rendón-Maldonado JG, Espinosa-Cantellano M, González-Robles A et al. *Trichomonas vaginalis*: In vitro phagocytosis of lactobacilli, vaginal epithelial cells, leukocytes, and erythrocytes. *Exp Parasitol* 1988;89:241-250.

42. CDC 2015. Sexually transmitted diseases treatment guidelines. *Morb Mortal Wkly Rep* 2015;64:1-137.

43. Meadowcroft AM, Diaz PR, Latham GS. Clostridium difficile toxin-induced colitis after use of clindamycin phosphate vaginal cream. *Ann Pharmacother* 1998;32:309-311.

44. Hutchinson KB, Kip KE, Ness RB. Condom use and its association with bacterial vaginosis-associated vaginal microflora. *Epidemiology* 2007;18:702-708.

45. Ledger WJ, Blaser M. Are we using too many antibiotics during pregnancy. *Br J Obstet Gynaecol* 2013;120:1450-1452.

46. Cu-Uvin S, Hogan JW, Caliendo AM et al. Association between bacterial vaginosis and expression of human immunodeficiency virus type 1 RNA in the female genital tract. *Clin Infect Dis* 2001;33:894-896.

47. Cohen CR, Lingappa JR, Baeten JM et al. Bacterial vaginosis associated with increased risk of female-to-male HIV-1 transmission: A prospective cohort analysis among African couples. *PLoS Med* 2012;9. doi: 10.1371/journal. pmed.1001251.

Capítulo 6

VAGINITE POR TRICHOMONAS VAGINALIS

INTRODUÇÃO

Muitos médicos, na prática clínica, têm um conhecimento insuficiente no que se refere à infecção vaginal por *Trichomonas vaginalis*. Quando examinam mulheres no consultório sua visão dessa infecção está focada nas raras mulheres que apresentam corrimento persistente e abundante, e que procuram urgentemente por alívio. Nesse cenário imaginário, o médico ministrará o cuidado inicialmente pela confirmação do diagnóstico, examinando a secreção vaginal com salina ao microscópio, ou enviando amostras vaginais para testes no laboratório. Infelizmente, esta visão não está de acordo com o que acontece na realidade da prática clínica. Aproximadamente um terço das mulheres com esta infecção é assintomático, e existem amplas variações de positividades de testes para o agente, dependendo da etnicidade da população feminina e da localização geográfica do local de atendimento.[1,2] Não se trata de uma infecção rara ou infrequente, como bem ilustrado pela Referência 1, "*Trichomonas vaginalis* infection: the most prevalent non viral sexually transmitted infection receives the least public health attention". A prevalência global de tricomoníase em adultos jovens nos Estados Unidos foi de 2,3% em pesquisa realizada por amplificação de genes para *T. vaginalis* na urina de homens e mulheres.[2] A prevalência foi maior entre mulheres, 2,8%, do que em homens, 1,7%. A frequência da infecção em mulheres variou entre os grupos raciais de 1,1% em brancas até 6,9% em negras e foi mais frequente em pacientes acima dos 25 anos (ver Tabela 6.1). Ocorreram também variações por região, mais elevadas no sul (2,8%) e mais baixas no oeste (1,4%). Nesta pesquisa em uma população que não estava buscando cuidados, a maioria dos pacientes com infecção era assintomática.[2] Também, contrariamente ao que é assumido pelos médicos, o exame microscópico no consultório perderá muitas mulheres com esta infecção. Em estudo realizado em clínica de doenças sexualmente transmissíveis em que o uso do microscópio é rotineiro como parte da avaliação destas mulheres assintomáticas, somente 69,6% das mulheres infectadas, sendo a infecção confirmada laboratorialmente, tinham o rastreamento pela microscopia positivo.[3]

MICROBIOLOGIA

Trichomonas vaginalis é um protozoário flagelado unicelular, eucariótico, que reside extracelularmente no trato genital feminino humano e na uretra masculina. Após a sua transmissão sexual, a forma trofozoítica livre altera sua morfologia para a forma ameboide, que adere fortemente às células epiteliais. A tricomoníase é a doença de transmissão sexual não viral mais frequente no mundo. Sua prevalência tem sido estimada como semelhante à de *Chlamydia trachomatis, Neisseria gonorrhoeae* e sífilis, combinadas.[4] Esta é provavelmente uma subestimativa, porque um terço das infecções por *T. vaginalis* e a maioria das infecções em homens não apresentam sintomas que as identifiquem. Em mulheres sintomáticas o parasita é uma causa comum de cervicite e vaginite.[5] Não existe relação entre o número de organismos presentes na vagina e os sinais e sintomas clínicos. Isto indica que a imunidade individual do hospedeiro e fatores genéticos, assim como a composição da microbiota vaginal influenciam as consequências da infecção por *T. vaginalis*.

O genoma da *T. vaginalis* é altamente não usual.[6] O organismo é haploide e possui 6 cromossomas. Seu conteúdo de DNA (aproximadamente 160 MB) é muito maior do que o de outros parasitas intracelulares. Outro atributo único do DNA da *T. vaginalis* é que um quarto do genoma é composto de sequências repetitivas que aparentemente não codificam para alguma proteína. Existem dois principais subtipos de *T. vaginalis*, TV1 e TV2,[7] com base na diversidade do genoma. Surpreendentemente, *T. vaginalis* é mais relacionada com parasitas encontrados em pássaros,[8] sugerindo que, no passado, passou dos pássaros para humanos. O organismo não possui mitocôndria e, alternativamente, contém uma estrutura denominada hidrogenossoma.[9]

Tabela 6.1 Prevalência de tricomoníase entre 12.449 adultos jovens nos Estados Unidos

Sexo	
Masculino	1,7%
Feminino	2,8%
Raça/etnicidade:	
Branca	1,2%
Hispânica	2,1%
Negra	6,9%
Oriental	1,8%
Americano nativo	4,1%
Idade em anos:	
18-20	1,5%
21-22	2,6%
23-24	2,2%
≥ 25	4,0%
Região:	
Oeste	1,4%
Centro-Oeste	2,2%
Sul	2,8%
Nordeste	2%

A maioria dos isolados de TV1 e, com menor frequência de TV2, contém uma dupla cadeia de RNA viral (TVV) pertencente à família *Totiviridae*.[10] Já foram identificados quatro tipos de TVV. A *T. vaginalis* que contém TVV parece exibir maior virulência[9] A TVV é liberada com a lise da *T. vaginalis* e é um potente ativador da imunidade inflamatória (ver Capítulo Imunologia). Faltam evidências que indiquem que a TVV possa infectar novos *T. vaginalis* que estejam presentes na vagina. Acredita-se que o vírus seja transmitido verticalmente, quando o parasita entra em mitose.[9]

A ligação às células epiteliais do hospedeiro é acompanhada pela ligação do lipofosfoglicano da membrana celular do *T. vaginalis* com a galectina-1 na superfície das células epiteliais.[11] O parasita deve adquirir nutrientes do meio externo para sua sobrevivência, e consegue isso fagocitando bactérias, fungos e células do hospedeiro.[12] A incorporação e utilização de bactérias que expressam genes que degradam a mucina vaginal podem facilitar o contato do *T. vaginalis* com a superfície das células epiteliais.[13] O parasita também lisa eritrócitos e incorpora suas membranas para obter ferro.

Parece que existe uma interessante dinâmica entre *T. vaginalis* e *Lactobacilli*. Foi demonstrado que os *Lactobacilli* impedem ligação do *T. vaginlis* às células do hospedeiro.[14] Conversivamente, a *T. vaginalis* efetivamente ingere *Lactobacilli*, e essa atividade deve contribuir para a habilidade de outras bactérias presentes em baixos níveis na vagina proliferarem, resultando na proliferação excessiva de bactérias associadas à vaginose bacteriana (BV).[15] A patogenicidade do *T. vaginalis* é amplificada na presença das bactérias relacionadas com a BV.[16] Então, a relativa concentração de *Lactobacilli* e *T. vaginalis* influencia as consequências da infecção pelo protozoário. Adicionalmente, sob condições de dominância dos *Lactobacilli vaginalis*, quando os nutrientes disponíveis para o *T. vaginalis* são limitados, ocorre indução de autofagia no parasita para promover sua sobrevivência pela quebra seletiva de macromoléculas internas e reutilização de seus componentes.[17] Microrganismos sexualmente transmissíveis, como *N. gonorrhoeae* e *C. trachomatis*, também são ingeridos pela *T. vaginalis*, o que pode facilitar a transmissão sexual desses organismos e impedir o reconhecimento desses patógenos pelo sistema imune. Através do processo de endocitose o parasita pode também sequestrar vírus humanos em seu citoplasma.[18] Embora não existam evidências da replicação desses vírus dentro do *T. vaginalis*, a infecção é associada a aumento na taxa de transmissão do HIV[19] e à presença aumentada de tipos oncogênicos do papilomavírus humano.[20] Tanto o *Mycoplasma hominis*[21] quanto um novo tipo de micoplasma recentemente identificado[22] também parecem estar intimamente associados a *T. vaginalis*, embora tal associação ainda não esteja bem definida.

Avanço recente no conhecimento da biologia e imunologia do *T. vaginalis* é o achado que esse parasita libera exossomos no meio externo.[23] Exossomos são vesículas ligadas à membrana formadas no citoplasma e cujo conteúdo interno varia dependendo de sua origem. Foi demonstrado que os lisossomos derivados da *T. vaginalis*, para se ligarem às células epiteliais do hospedeiro, liberam seus componentes dentro das células, facilitando dessa forma a ligação do parasita e inibindo a modulação do sistema imune contra o mesmo. De maneira interessante, os exossomas liberados de cepas que são altamente aderentes às células epiteliais mostraram essa propriedade para as cepas menos aderentes após coincubação. São urgentemente necessárias novas investigações deste novo mecanismo de comunicação intercelular entre diferentes patógenos e hospedeiros e de suas aplicações a outras doenças.

IMUNOLOGIA

A sobrevida da *T. vaginalis* no meio ambiente vaginal também é aumentada por sua habilidade de moderar a resposta imune do hospedeiro. A infecção do trato genital feminino pelo protozoário não induz imunidade duradoura, são comuns as infecções recorrentes. Ambos os efeitos pró-inflamatórios e anti-inflamatórios da infecção do *T. vaginalis* têm sido notados. Foi demonstrado que o lipofosfoglicano, o glicoconjugado mais abundante na superfície celular do *T. vaginalis*, ativa o fator de transcrição nuclear kappa b (NFkB) nas células epiteliais do trato genital feminino.[24] A ativação do NFkB resulta na transcrição de genes que codificam para citocinas pró-inflamatórias. Ocorre liberação de interleucina-8 (IL-8), citocina quimioatrativa para os neutrófilos. Para atuar contra a resposta imune do hospedeiro, o parasita libera o fator inibitório da migração dos macrófagos,[25] bloqueando, dessa forma, a migração de macrófagos ao trato genital e sua subsequente ativação. A produção do inibidor da protease secretória dos neutrófilos, que é um componente com ação antibacteriana, antifúngica e antiviral, pelas células epiteliais, também é inibida pelo *T. vaginalis*.[26] Particularmente em presença de uma coinfecção por micoplasma, foi demonstrado que o *T. vaginalis* consome arginina da vagina. Isto resulta na redução da produção de ácido nítrico, que é antimicrobiano, a partir desse aminoácido consumido pelo macrófago.[27] Já foi demonstrada a indução de componentes imunossupressivos, IL-10 e *transforming growth fator* β pelo *T. vaginalis*.[28] O parasita também libera a enzima cisteína protease que efetivamente degrada todos os tipos de imunoglobulinas.[29] Uma consequência observada da ligação dos exossomas do *T. vaginalis* às células epiteliais vaginais foi a inibição da produção de IL-8 e a promoção da liberação de IL-6.[23] Tem sido sugerido que a consequência dessas interações seja a redução da infiltração de neutrófilos e da imunidade pró-inflamatória. Assim, em mulheres infectadas, não ocorre a eliminação espontânea de *T. vaginalis*, e a infecção permanece por longos períodos de tempo.

Os vírus que infectam *T. vaginalis* (TVV) exercem forte influência nas sequelas da infecção pelo parasita.[30] A lise deste *T. vaginalis* pelo sistema imune do hospedeiro ou pela administração de antibióticos leva à liberação do TVV. O vírus liga-se aos receptores *toll-like* 2 e 3 presentes na superfície das células epiteliais. Isto induz a síntese e liberação de citocinas que elicitam potente resposta imune pró-inflamatória. O dano às células epiteliais, assim como o subsequente influxo de linfócitos T ativados e macrófagos, aumenta de maneira importante a suscetibilidade à infecção pelo HIV e a habilidade de outros organismos infectarem o trato genital superior. Como sugerido,[30] isto poderia explicar a observação de que o tratamento da infecção por *T. vaginalis* com metronidazol durante a gestação poderia, em algumas mulheres, aumentar a probabilidade de trabalho de parto prematuro.[31]

Portanto, a *T. vaginalis* tem evoluído adquirindo atributos únicos que promovam condições favoráveis para sua sobrevivência prolongada no trato genital feminino. Sua utilização de micoplasmas e outras bactérias associadas à BV para prolongar sua persistência ressalta a necessidade de futuros estudos da infecção para avaliar a ecologia microbiológica presente como fatores contribuintes à patogenicidade do patógeno. Adicionalmente, a presença de vírus dentro do parasita e os mecanismos e consequências de sua liberação representam áreas previamente pouco apreciadas que devem ser consideradas em futuras pesquisas que enfoquem as bases biológicas, clínicas e o tratamento.

DIAGNÓSTICO

O nível de preocupação do médico sobre a possibilidade de uma infecção sintomática por *T. vaginalis* varia com a história da paciente que se apresenta à consulta. A suspeita de uma possível infecção deve ser alta frente à paciente sexualmente ativa com início recente de sintomas. Tais mulheres sentem-se desconfortáveis, com um corrimento vaginal excessivo e irritante, e, frequentemente percepção de odor no trato genital. O médico deve perguntar se a paciente teve um encontro sexual recente com parceiro masculino e se foi exposta ao ejaculado. As pacientes devem ser questionadas sobre o uso recente de medicações vaginais, resíduos de antibióticos ou antifúngicos previamente utilizados. Deve-se atentar para o uso de automedicação.

O exame ginecológico deve ser completo, evitando-se a formulação precipitada do diagnóstico, com base apenas nos achados do exame físico. Um corrimento vaginal abundante, bolhoso, pode ser visto em pacientes que não estão infectadas pela *T. vaginalis* (Figura 6.1), e esse achado representa um sinal pouco sensível de infecção, já que pode estar presente em paciente não infectada. As máculas avermelhadas na cérvice *(strawberry spots* ou *colpitis macularis)*, frequentemente citadas como patognomônicas, são infrequentes em mulheres infectadas.

As secreções vaginais devem ser imediatamente avaliadas. Utilizando uma espátula de plástico coleta-se uma amostra de secreção e coloca-se sobre uma lâmina adicionando-se imediatamente uma gota de hidróxido de potássio 10%, realizando-se o teste de *whiff* (teste do cheiro). O odor desagradável do excesso de aminas torna-se evidente até para o observador menos experimentado. Tais manifestações clínicas são semelhantes às da vaginose bacteriana. Existem diversos testes sensíveis e específicos que podem ser utilizados; a decisão para o uso depende do que o médico tem disponível no consultório e da capacidade do laboratório.

O *in-pouch test* para *T. vaginalis*, disponível nos Estados Unidos, pode ser empregado. A amostra é incubada no fluido do teste por 3 dias e examinada diariamente,

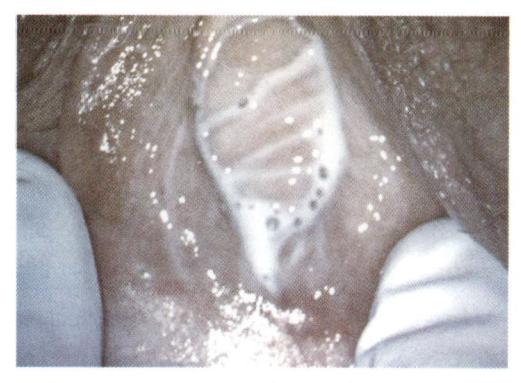

FIGURA 6.1 Descarga vaginal abundante. Paciente tinha vaginose bacteriana, não tricomoníase.

para confirmar a presença do parasita. Em consultório, os testes de amplificação são mais populares, que não necessitam de rapidez no transporte ao laboratório. Tais testes incluem *transcription-mediated amplification*, uma prova de ácido nucleico que rastreia para *Gardnerella vaginalis* e *Candida albicans*, ou reação em cadeia da polimerase.[3] Tais testes têm sensibilidade acima de 80% e especificidade acima de 85%.[32] Ao mesmo tempo, devem ser solicitados testes para *Candida albicans* e bactérias, especialmente *Neisseria gonorrhoeae* e *C. trachomatis*.

Neste ponto, o exame microscópico da secreção vaginal na preparação salina pode ser útil para determinar um diagnóstico imediato. Existem alguns aspectos a serem lembrados quando da realização desse teste, que podem aumentar a probabilidade de detectar a presença de *T. vaginalis*. O protozoário, unicelular, metabolicamente ativo e flagelado, é imediatamente estressado na solução salina, onde não há nutrientes. Também é sensível a temperaturas mais frias, e, infelizmente, na maioria dos locais onde é feito o exame, a solução salina é estocada no refrigerador ou armazenada à temperatura ambiente, que está abaixo da temperatura corporal em adultos. O uso da salina fria é a maneira segura de eliminar os movimentos do flagelo do parasita. Por essas razões, o exame microscópico na preparação salina deve ser realizado assim que se completa o exame clínico (Figura 6.2). Se não houver *T. vaginalis* móveis, o microscopista menos experiente e apressado poderá confundir os parasitas com as células brancas sanguíneas. Tais células possuem núcleo que as distingue (Figuras 6.3 e 6.4). A Figura 6.5 mostra *T. vaginalis* em um campo desprovido de *Lactobacilli*, que foram ingeridos por estes parasitas vorazes. O exame microscópico ao consultório não é um teste sensível, o que significa que eventualmente o parasita não será detectado, mesmo em mulheres infectadas. Por outro lado, a presença de parasitas ativos equivale à infecção.

Se o Papanicolaou referir a presença de *T. vaginalis*, a paciente deve ser convocada à consulta para confirmação da presença do parasita (Figura 6.4). Se teste for positivo, são tomadas as decisões para o tratamento.

TRATAMENTO

O tratamento para a paciente com sintomas de vaginite por *T. vaginalis* é bem estabelecido, na maioria dos casos não há controvérsias. O parceiro sexual também deve ser tratado, antes de a paciente retornar à atividade sexual com o mesmo. Uma opção de tratamento é tanto 2 g de metronidazol por via oral em dose única[32,33] ou 2 g de tinidazol.[32,33] O tratamento com tinidazol é tão efetivo ou mesmo superior ao metronidazol, ambos na dosagem de 2 g. Alternativamente, o metronidazol pode ser administrado na dose de 500 mg por via oral, duas vezes ao dia por 7 dias.[32] O tratamento em dose única tem a vantagem de alterar menos o estilo de vida, caso a paciente tenha o hábito de ingerir vinho ou outra bebida alcoólica. Para o parceiro masculino assintomático, a probabilidade de realização do tratamento completo é maior com a dose única do que com o tratamento em 7 dias. Isto é particularmente importante para a paciente infectada pelo HIV, onde a ade-

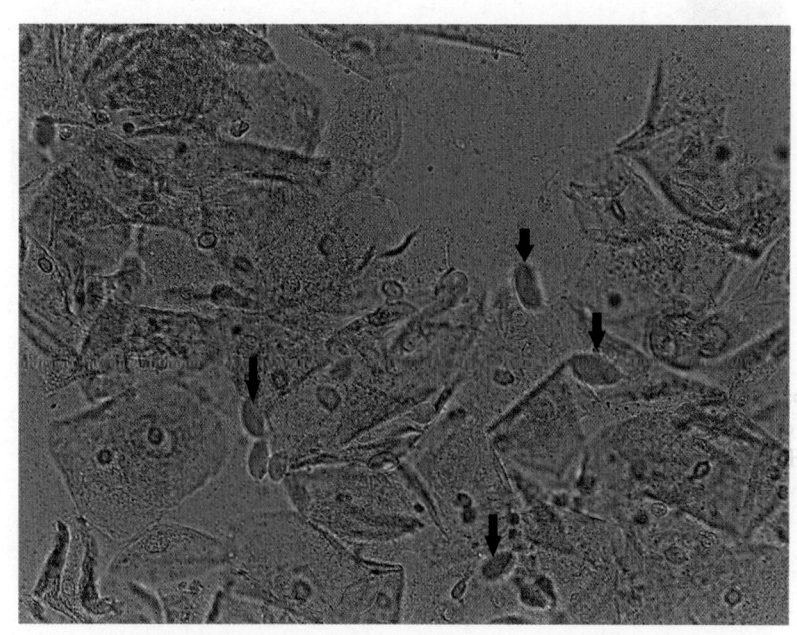

FIGURA 6.2 Preparação salina mostrando muitos *T. vaginalis* (setas), muitas "células-guia" e intensa proliferação bacteriana.

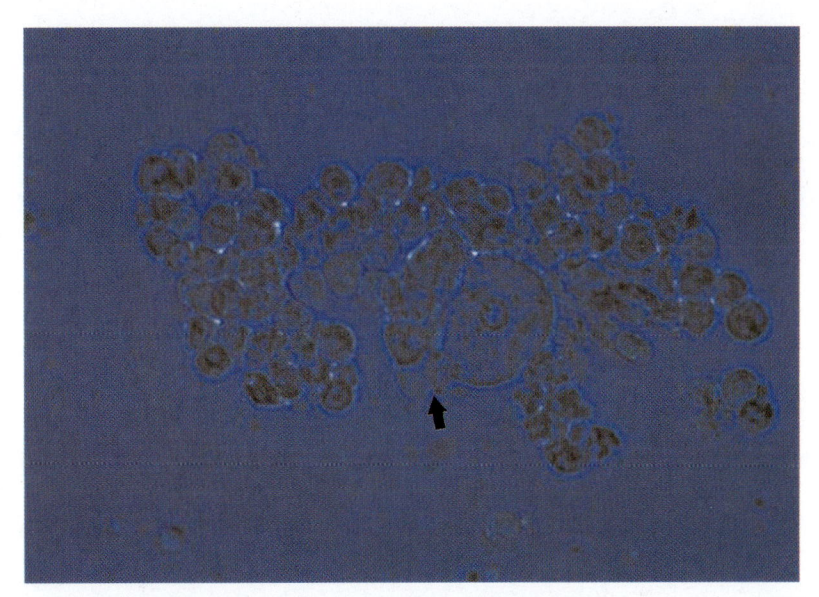

FIGURA 6.3 *T. vaginalis* (seta) na preparação salina de secreção vaginal na pós-menopausa. O parasita está perto de uma célula escamosa imatura e tem o mesmo tamanho de muitos leucócitos.

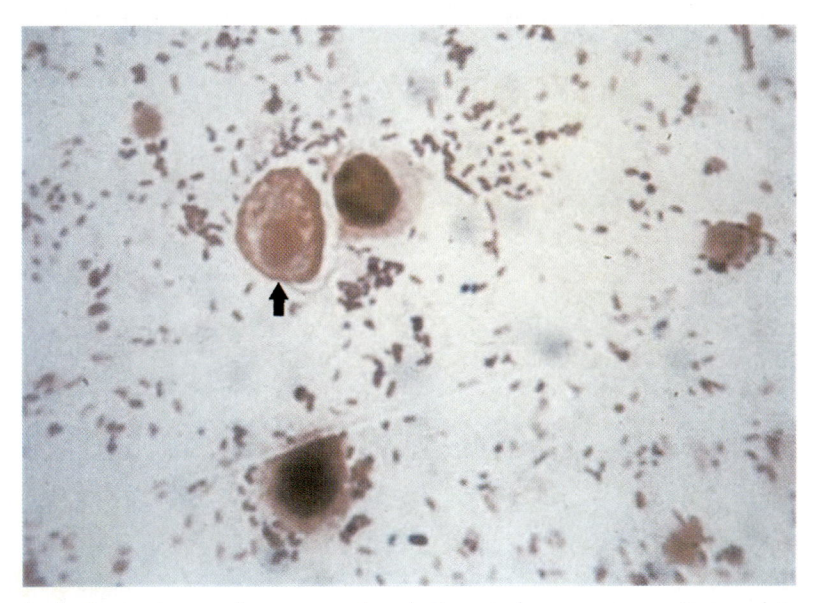

FIGURA 6.4 *T. vaginalis* observada em esfregaço corado pelo Papanicolaou em uma paciente assintomática. A seta aponta o parasita. À direita do mesmo está um leucócito.

são de ambos os parceiros ao tratamento é ainda mais importante, já que a cura da infecção vaginal reduz o risco de transmissão do HIV. Tais pacientes devem ser especialmente avisadas sobre a possibilidade de uma reação tipo antabuse ao álcool, com náuseas e vômitos; devem também saber que o metronidazol tem meia-vida longa. Bebidas alcoólicas não podem ser ingeridas durante 24 horas após a última dose de metronidazol e após 72 horas do tinidazol.

Existem ainda falsos inícios no cuidado destas pacientes. Uma tentativa de diagnóstico de BV pode levar à prescrição de metronidazol na forma de gel vaginal. Este medicamento não é ativo no tratamento da tricomoníase vaginal. A concentração de droga nos tecidos não atinge os níveis terapêuticos efetivos, como observado pela taxa de cura < 50% com compostos vaginais de metronidazol, quando comparados ao atingido com o tratamento por via oral.[34] Em algumas mulheres ocorre falha no tratamento com a recomendação de 2 g por via oral. Tais mu-

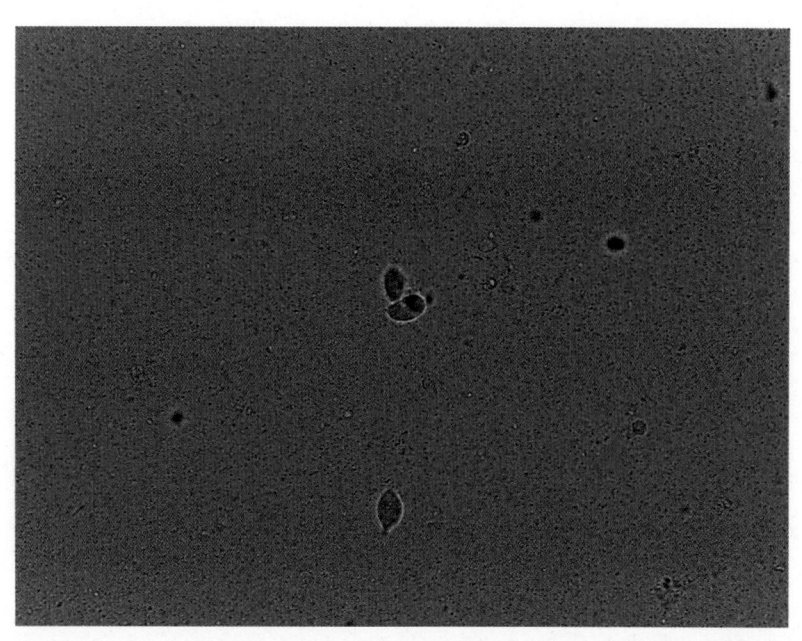

FIGURA 6.5 *T. vaginalis* em preparação salina com número aumentado de bactérias, não há presença de *Lactobacilli*.

lheres devem ser retratadas com 7 dias de metronidazol ou com 500 mg de tinidazol 2 vezes ao dia.[32,33] Se essa conduta também falhar, o próximo passo terapêutico deve ser discutido com um especialista.[33]

Alguns médicos têm uma visão distorcida para a conduta recomendada pelo CDC frente à falha inicial de tratamento.[32] Durante muito anos a Clínica de Vulvovaginites da Weill Cornell tem atendido pacientes que permaneceram infectadas apesar do uso do tratamento recomendado pelo CDC. Estas pacientes, não tão frequentes, têm sido um grupo de estudo muito interessante. Usualmente, seus sintomas de infecção começaram após um único encontro sexual desprotegido com um parceiro que nunca mais viram. Entretanto, se o contato com o parceiro masculino continuar, este deve ser avaliado e tratado, tanto com 2 g de tinidazol em dose única oral ou com metronidazol 500 mg a cada 12 horas por 7 dias.[32] Felizmente, o número dessas mulheres assintomáticas nas quais houve falha do tratamento é pequeno. A causa mais comum de falha de tratamento com o metronidazol para estas mulheres é que elas não conseguem tolerar a dose diária de 2 g de metronidazol ou tinidazol em razão de náuseas ou vômitos. Uma estratégia que pode ser empregada é admiti-las no hospital e tratá-las com metronidazol endovenoso 4 g ao dia ou usar a opção de tratamento endovenoso para pacientes ambulatoriais que existem nos Estados Unidos e tratá-las ambulatorialmente. Dois outros regimes terapêuticos têm sido utilizados com sucesso: tinidazol por via oral, 500 mg quatro vezes ao dia por 14 dias, associado ao uso de tinidazol 500 mg intravaginalmente duas vezes ao dia por 14 dias. Alternativamente, tem sido usada uma dose mais alta: tinidazol oral 1 g três vezes ao dia durante 14 dias e tinidazol vaginal 500 mg três vezes ao dia durante 14 dias.[35]

Algumas poucas pacientes apresentam reação adversa ao metronidazol, incluindo anafilaxia, um problema de difícil resolução para os clínicos. Um estudo de 59 mulheres com suspeita de hipersensibilidade ao metronidazol incluiu 26 pacientes tratadas com regimes alternativos e 15 mulheres que foram desensibilizadas ao metronidazol. Todas as que foram submetidas à desensibilização ao metronidazol e subsequente tratamento com metronidazol foram curadas.[36] Algumas pacientes com problema neurológico subjacente não serão candidatas ao tratamento com metronidazol. Na Clínica de Vulvovaginites da *Weill Cornell* uma paciente desenvolveu neuropatia periférica após alta dose de tratamento com metronidazol endovenoso. Felizmente, isto foi resolvido, mas após vários meses. Outra paciente, portadora de esclerose múltipla sintomática, teve vaginite por *T. vaginalis* resistente; após a falha da terapêutica com medicação por via vaginal, verificou-se que ela estava curada da infecção depois de dois anos, provavelmente em decorrência de sua resposta imune.

Naquelas mulheres que não são capazes de tomarem o metronidazol por via oral, pode-se tentar o uso local do medicamento. O uso de preparações locais de antifúngicos tem sido avaliado na Europa, e tem sido associado à eliminação de *T. vaginalis* em algumas das mulheres estudadas.[37] Iodo povidine e nonoxinol 9 são agentes tópicos que tiveram alguns relatos de sucesso.[32]

O tratamento de mulheres assintomáticas com provas laboratoriais de infecção por *T. vaginalis* requer que o médico avalie o balanço entre benefícios e riscos. Isto varia com a população estudada. Para mulheres não gestantes, cujo Papanicolaou revelou a presença de *T. vaginalis* e esta foi confirmada pelo exame a fresco, o tratamento com 2 g de metronidazol ou tinidazol é apropriado. O racional para esse tratamento é que tais pacientes podem subsequentemente tornar-se sintomáticas com inflamação vulvovaginal, se não tratadas. A base para qualquer terapia para pacientes com *T. vaginalis* assintomáticas previamente à histerectomia ou procedimentos que envolvam instrumentação no canal endocervical, introdução de dispositivos intrauterinos ou contrastes radiopacos na cavidade uterina não foi ainda estabelecida por estudos prospectivos. A inflamação dos tecidos do trato genital inferior e o aumento significativo no número de bactérias vaginais associadas à maioria das infecções por *T. vaginalis* provavelmente não conduzirão aos melhores resultados com procedimentos invasivos, daí a preocupação sobre aumento nas taxas de infecções pós-procedimentos. Nessas situações, o tratamento da paciente e de seu parceiro com 2 g de metronidazol pode ser ministrado antes da intervenção operatória.

A gestação levanta uma série de questões não respondidas ao médico que descobre uma infecção por *T. vaginalis* assintomática. Por um lado, existem associações a esta infecção que são preocupantes. Tais mulheres têm aumento na incidência de trabalho de parto e parto prematuro.[38] Por outro lado, dois estudos, separadamente, demonstraram que o tratamento dessas mulheres com metronidazol aumentou a taxa de parto prematuro.[31,39] O tratamento de tais mulheres com antibiótico resulta na desintegração do protozoário com consequente liberação de produtos pró-inflamatórios na vagina.[30] Tais gestantes com infecção assintomática por *T. vaginalis*, provavelmente, não devam ser tratadas. As gestantes com sintomas da infecção devem ser avisadas sobre a possibilidade de aumento de risco de trabalho de parto prematuro, mas tal risco não foi confirmado por ensaios clínicos observacionais prospectivos.[40]

Existem preocupações sobre o risco adicional de infecção por *T. vaginalis* em uma mulher infectada pelo HIV. Um estudo mostrou maior prevalência de RNA HIV na secreção vaginal de mulheres HIV positivas infectadas por *T. vaginalis* do que naquelas sem a infecção pelo parasita.[41] O mesmo estudo mostrou ainda que o tratamento da infecção pela *T. vaginalis* reduziu a excreção vaginal do HIV 3 meses após o tratamento. O uso do metronidazol 500 mg 2 vezes ao dia por 7 dias mostrou-se mais efetivo do que 2 g em dose única no tratamento da tricomoníase em mulheres HIV positivos.[42] O tratamento da infecção vaginal é efetivo em reduzir a aquisição sexual do HIV pelo parceiro, mas o foco primário para tais mulheres permanece sendo a terapia antirretroviral adequada, que pode reduzir a excreção vaginal de HIV a níveis imensuráveis.

REFERÊNCIAS

1. Van der Pol B. *Trichomonas vaginalis* infection: The most prevalent nonviral sexually transmitted infection receives the least public health attention. *Clin Infect Dis* 2007;44:23-25.
2. Miller WC, Swygard H, Hobbs MM et al. The prevalence of trichomoniasis in young adults in the United States. *Sex Transm Dis* 2005;32:593-598.
3. Nye MB, Schwebke JR, Body BA. Comparison of APTIMA *Trichomonas vaginalis* transcription-mediated amplification to wet mount microscopy, culture, and polymerase chain reaction for diagnosis of trichomoniasis in men and women. *Am J Obstet Gynecol* 2009;200:188:e1-e7.
4. World Health Organization Department of Reproductive Health and Research. Prevalence and incidence of selected sexually transmitted infections, *Chlamydia trachomatis*, *Neisseria gonorrhoeae*, syphilis and *Trichomonas vaginalis*. Methods and results used by WHO to generate 2005 estimates. 2011; WHO. http://www.who.int/reproductivehealth/publications/rtis/97892415024/en/index.html.
5. Heine P, McGregor JA. *Trichomonas vaginalis*: A reemerging pathogen. *Clin Obstet Gynecol* 1993;36:137-144.
6. Carlton JM, Hirt RP, Silva JC et al. Draft genome sequence of the sexually transmitted pathogen *Trichomonas vaginalis*. *Science* 2007;315:207-212.
7. Conrad MD, Gorman AW, Schillinger JA et al. Extensive genetic diversity, unique population structure and evidence of genetic exchange in the sexually transmitted parasite *Trichomonas vaginalis*. *PLoS Negl Trop Dis* 2012;6:e1573.
8. Mantz JM, Land KM, Carlton JM et al. What is the importance of zoonotic trichomonads for human health? *Trends Parasitol* 2014;30:334-341.
9. Conrad MD, Bradic M, Warring SD et al. Getting Trichy: Tools and approaches to interrogating *Trichomonas vaginalis* in a post-genome world. *Trends Parasitol* 2013;29:17-25.
10. Goodman RP, Ghabrial SA, Fichorova RN et al. Trichomonasvirus: A new genus of protozoan viruses in the family Totiviridae. *Arch Virol* 2011;156:171-179.
11. Okumura CY, Baum IG, Johnson PJ. Galectin-1 on cervical epithelial cells is a receptor for the sexually transmitted human parasite *Trichomonas vaginalis*. *Cell Microbiol* 2008;10:2078-2090.
12. Figueroa-Angulo EE, Rendon-Gandarilla FL, Puente-Rivera J et al. The effects of environmental factors on the virulence of *Trichomonas vaginalis*. *Microbes Infect* 2012;14:1411-1427.

13. Hirt RP. *Trichomonas vaginalis* virulence factors: An integrative view. *Sex Transm Infect* 2013;89:439-443.
14. Phukan N, Parsamand T, Brooks AES *et al.* The adherence of *Trichomonas vaginalis* to host ectocervical cells is influenced by lactobacilli. *Sex Transm Infect* 2013;89:455-459.
15. Brotman RM, Bradford LL, Conrad M *et al.* Association between *Trichomonas vaginalis* and vaginal bacterial community composition among reproductive-age women. *Sex Transm Dis* 2012;39:807-812.
16. Fichorova RN, Buck OR, Yamamoto HS *et al.* The villain team-up or how *Trichomonas vaginalis* and bacterial vaginosis alter innate immunity in concert. *Sex Transm Infect* 2013;89:460-466.
17. Ky H, Chen YY, Fang YK *et al.* Adaptive responses to glucose restriction enhances cell survival, antioxidant capacity, and autophagy of the protozoan parasite *Trichomonas vaginalis*. *Biochim Biophys Acta* 2014;1840:53-64.
18. Hirt RP, de Miguel N, Nakjang S *et al.* *Trichomonas vaginalis* pathobiology new insights from the genome sequence. *Adv Parasitol* 2011;77:87-140.
19. Sorvillo F, Smith L, Kerndt P *et al. Trichomonas vaginalis*, HIV, and African-Americans. *Emerg Infect Dis* 2001;7:927-932.
20. Lazenby GB, Taylor PT, Badman BS *et al.* An association between *Trichomonas vaginalis* and high-risk human papillomavirus in rural Tanzanian women undergoing cervical cancer screening. *Clin Ther* 2014;36:38-45.
21. Fiori PL, Diaz N, Cocco AR *et al.* Association of *Trichomonas vaginalis* with its symbiont *Mycoplasma hominis* synergistically upregulates the in-vitro proinflammatory response of human monocytes. *Sex Transm Infect* 2013;89:440-454.
22. Feitweis JM, Serrano MG, Huang B *et al.* An emerging *Mycoplasma* associated with trichomoniasis, vaginal infection and disease. *PLOS ONE* 2014;9:e110943.
23. Twu O, de Miguel N, Lustig G *et al. Trichomonas vaginalis* exosomes deliver cargo to host cells and mediate host:parasite interactions. *PLoS Pathog* 2013;9(7):e1003482.
24. Fichorova RN, Trifonova RT, Gilbert RO *et al. Trichomonas vaginalis* lipophosphoglycan triggers a selective up-regulation of cytokines by human female reproductive tract epithelial cells. *Infect Immun* 2006;74:5773-5779.
25. Twu O, Dessi D, Vu A *et al. Trichomonas vaginalis* homolog of macrophage migration inhibitory factor induces prostate cell growth, invasiveness, and inflammatory responses. *Proc Natl Acad Sci USA* 2014;111:8179-8184.
26. Huppert JS, Huang B, Chen C *et al.* Clinical evidence for the role of *Trichomonas vaginalis* in regulation of secretory leukocyte protease inhibitor in the female genital tract. *J Infect Dis* 2013;207:1462-1470.
27. Morada M, Manzur M, Lam B *et al.* Arginine metabolism in *Trichomonas vaginalis* infected with *Mycoplasma hominis*. *Microbiology* 2010;156:3734-3743.
28. Chang JH, Ryang YS, Morio T *et al. Trichomonas vaginalis* inhibits proinflammatory cytokine production in macrophages by suppressing NF-kappaB activation. *Mol Cells* 2004;18:177-185.
29. Yadav M, Dubey ML, Gupta I *et al.* Cysteine protease 30 (CP30) and antibody response to CP30 in serum and vaginal washes of symptomatic and asymptomatic *Trichomonas vaginalis* infected women. *Parasite Immunol* 2007;29:359-365.
30. Fichorova RN, Lee Y, Yamamoto HS *et al.* Endobiont viruses sensed by the human host-beyond conventional antiparasitic therapy. *PLOS ONE* 2012;7(11):e48418.
31. Klebanoff MA, Carey JC, Hauth JC *et al.* Failure of metronidazole to prevent preterm delivery among pregnant women with asymptomatic *Trichomonas vaginalis* infection. *N Engl J Med* 2001;345:487-493.
32. Sexually transmitted diseases treatment guidelines—2015. *Morb Mortal Wkly Rep* 2015; 64:1-137.
33. Bachmann LH, Hobbs MH, Sena AC *et al. Trichomonas vaginalis* genital infections: Progress and challenges. *Clin Infect Dis* 2011;53:S160-S170.
34. Du Bouchet L, McGregor JA, Ismail M *et al.* A pilot study of metronidazole vaginal gel versus oral metronidazole for the treatment of *Trichomonas vaginalis* vaginitis. *Sex Transm Dis* 1998;25:176-179.
35. Sobel JD, Nyirjesy P, Brown W. Tinidazole therapy for metronidazole-resistant vaginal trichomoniasis. *Clin Infect Dis* 2001;33:1341-1346.
36. Helms DJ, Mosure DJ, Secor WE *et al.* Management of *Trichomonas vagina-lis* in women with suspected metronidazole hypersensitivity. *Am J Obstet Gynecol* 2008;198:370-377.
37. Gorlero F, Bosco P, Barbieri M *et al.* Fenticonazole ovules in the treatment of vaginal *Trichomonas* infections: A double-blind randomized pilot clinical trial. *Curr Ther Res* 1992;51:367-376.
38. Cotch MD, Pastorek JG II, Nugent RP *et al. Trichomonas vaginalis* associated with low birth weight and preterm delivery. *Sex Transm Dis* 1997;24:353-360.

39. Kigozi GG, Brahmbhatt H, Wabwire-Mangen F et al. Treatment of *Trichomonas* in pregnancy and adverse outcomes of pregnancy: A subanalysis of a randomized trial in Rakai, Uganda. *Am J Obstet Gynecol* 2003;189:1398-1400.

40. Stringer E, Read JS, Hoffman I et al. Africa does not appear to be associated with low birth weight or preterm birth. *S Afr Med J* 2010;100:58-64.

41. Kissinger P, Amedee A, Clark RA et al. *Trichomonas vaginalis* treatment reduces vaginal HIV-1 shedding. *Sex Transm Dis* 2009;36:11-16.

42. Kissinger P, Mena L, Levison J et al. A randomized treatment trial: Single versus 7-day dose of metronidazole for the treatment of *Trichomonas vaginalis* among HIV-infected women. *J Acquir Immune Defic Syndr* 2010;55:565-571.

Capítulo 7

Vaginose Citolítica, Vaginite Aeróbica e Vaginite Inflamatória Descamativa

INTRODUÇÃO

Discutir três diferentes síndromes clínicas distintas — vaginose citolítica (CTV), vaginite aeróbica (AV) e vaginite inflamatória descamativa (DIV) — em um único capítulo constitui a realização do sonho de um médico acadêmico. Embora distintas, estas três entidades compartilham as seguintes características: exibem um crescimento excessivo anormal de bactérias vaginais, são incomuns, e cada uma imita as síndromes vaginais mais familiares. O conhecimento da sua existência pelos ginecologistas e obstetras certamente contribuirá para o aprimoramento da atenção médica às mulheres.

Com muita frequência, os clínicos limitam a sua visão de infecções vaginais à vaginite por *Candida* (CV), vaginose bacteriana (BV) e vaginite por *Trichomonas vaginalis* (TVV). Com tal visão estrita, suas pacientes sofrem uma série de insucessos terapêuticos, à medida que são instituídas terapias inadequadas, sucessivamente, até que todos estes três diagnósticos-padrão tenham sido submetidos a tentativas de tratamento às cegas e, portanto, destinadas ao insucesso. Estas mulheres sintomáticas merecem melhor sorte. A vaginose citolítica, vaginite aeróbica e a vaginite inflamatória descamativa são síndromes incomuns, porém distintas, que, quando reconhecidas, responderão a esquemas específicos de tratamento, apropriados para o processo patológico envolvido. Sua detecção exige que os médicos saibam que estas entidades existem e que estejam cônscios de que as apresentações clínicas, nestes casos, são diferentes dos processos fisiopatológicos vaginais encontrados mais frequentemente.

A microscopia no consultório é um elemento necessário na detecção de CTV, AV ou DIV. As culturas também desempenham papel crucial, tanto para o microscopista no consultório, quanto, particularmente, para o médico cujo consultório não possua este instrumento. As culturas mostrarão ausência de *Candida* e *T. vaginalis*, e a presença de bactérias aeróbicas em grandes números, e orientarão o médico a considerar estas síndromes incomuns como a causa dos problemas das pacientes. Uma vez confirmado o diagnóstico, o uso apropriado de antibióticos locais e outras medicações podem ser empregados com sucesso para aliviar a sintomatologia das pacientes.

As três entidades clínicas a serem discutidas neste capítulo frequentemente confundem os médicos, já que suas apresentações clínicas imitam as mais comuns de CV, BV e TVV. Frequentemente, o clínico atarefado, enfrentando pressões de tempo em um contexto ambulatorial cheio de demandas, considera que as apresentações clínicas se associam aos diagnósticos mais familiares. CTV é erradamente tomada como sendo CV, AV é frequentemente suposta como sendo BV, e DIV é muitas vezes percebida como uma infecção por *Trichomonas*. Os medicamentos inapropriados prescritos não funcionam, o que frustra as pacientes e seus doutores.

As tentativas dos médicos de classificarem as doenças podem representar uma espada de dois gumes. Estes esforços podem ser benéficos se, ao fornecerem marcadores identificáveis para categorizar entidades clínicas específicas, progressivamente forem organizando os dados como se apresentam na natureza, ou seja, de maneira caótica. Certamente, os julgamentos humanos definem os limites destas diferentes apresentações clínicas. Com frequência, há desacordo sobre a natureza da entidade descrita. Em alguns casos, a discussão assume a forma de tentativas de forçar uma caixa quadrada dentro de um buraco redondo, porque os clínicos investigadores raramente ou nunca convertem com sucesso a natureza em entidades exatas e específicas, convenientes para as teorias.

As discussões sobre os três tipos de vaginite a serem descritos neste capítulo devem ser vistas como representando nossa melhor estimativa quanto à natureza destes problemas, utilizados achados de microscopia e os resultados de cultura, para atrelar a apresentação clínica `a estas classificações. O futuro trará melhor e mais amplo foco sobre as análises de dados obtidos com métodos não cultiváveis, mas sim com base em estudos de genética bacteriana destas três entidades. Tais métodos já tem fornecido informações mais específicas sobre a natureza dos distúrbios microbiológicos, sugerindo intervenções terapêuticas potencialmente mais apropriadas do que as atualmente recomendadas.

MICROBIOLOGIA

CTV é um diagnóstico com base na microscopia do conteúdo vaginal de mulheres com sintomas que se assemelham à candidíase vulvovaginal.[1,2] Os clínicos que tratam mulheres sintomáticas baseando-se, unicamente, em apresentações clínicas frequentemente farão o diagnóstico de uma infecção por *Candida sp.* e prescreverão antifúngicos. A falha subsequente na eliminação dos sintomas deve alertar para a possível presença de CTV. O diagnóstico de CTV é baseado na caracterização microscópica do conteúdo vaginal em mulheres com prurido, dispareunia e corrimento vaginal profuso. Frequentemente são vistas quantidades de morfotipos de *Lactobacillus* mais altas do que as usuais, incluindo *Lactobacilli* longos, juntamente com fragmentos de células epiteliais, presença de núcleos celulares nus e visível ausência de *T. vaginalis*, hifas ou esporos de *Candida*, bactérias relacionadas com a BV e leucócitos.[3] Adicionalmente, o pH vaginal encontra-se entre 3,5 e 4,5. Um estudo recente esclareceu ainda mais a relação entre *Lactobacilli* e CTV.[4] Como esperado quando as concentrações de *Lactobacilli* são elevadas, o conteúdo vaginal de mulheres com CTV apresentou níveis elevados de ácido L-láctico, comparativamente a mulheres sadias. Entretanto, os níveis de ácido D-láctico foram semelhantes em ambos os grupos. O isômero ácido D-láctico reduz a entrada de L-lactato e íon hidrogênio para dentro das células.[5] Assim, produção excessiva de ácido L-láctico em ausência de um aumento nos níveis de ácido D-láctico promoveria um pH intracelular diminuído e lise de células epiteliais. O ácido D-láctico é produzido por *Lactobacillus crispatus, L. jensenii* e *L. gasseri*, mas não é produzido por *L. iners*.[6] Isto sugere uma nova hipótese de que os níveis aumentados de *Lactobacilli* em mulheres com CTV podem ser limitados a *L. iners* e/ou outras espécies menos comuns de *Lactobacillus* e que a introdução de ácido D-láctico exógeno poderia ajudar a resolver sintomas clínicos.

AV foi o nome proposto para um segundo tipo de flora vaginal alterada que, similarmente à BV, foi caracterizada por ausência de *Lactobacilli*, mas tinha características distintas que difeririam substancialmente da BV.[7] Similamente à CTV, o diagnóstico de AV é baseado em microscopia: identificação de numerosos leucócitos, células parabasais e cocos bacterianos, com a ausência ou escassez de morfotipos *Lactobacillus* ou bactérias tipicamente identificadas na BV. Os sintomas referidos pelas mulheres incluem corrimento amarelado, dispareunia, há evidências de inflamação e o pH vaginal encontra-se acentuadamente elevado. As bactérias vaginais predominantes em mulheres com AV parecem ser *Streptococcus sp.*, *Staphylococcus aureus* e *Escherichia coli*. O nome AV abrange outras doenças vaginais, como vaginite estreptocócica grupo A[8] e grupo B[9] e vaginite estafilocócica.[10]

Microrganismos, como *S. aureus* e os *Streptotoccus* do grupo A, *Streptotoccus pyogenes,* são cocos Gram-positivos que, tipicamente, existem como microrganismos comensais, inofensivos, sobre superfícies mucosas, mas têm o potencial de se tornarem patogênicos e causar sérias doenças. *S. pyogenes* pode causar fascite necrosante e síndrome de choque tóxico (TSS). A nomenclatura é um pouco confusa para os médicos, porque *S. pyogenes* é classificado como um *Streptotoccus* Grupo A, mas não obstante é beta-hemolítico, produzindo zonas claras de hemólise quando incubado em placas de ágar sangue. *S. aureus* é uma segunda causa de TSS e infecções hospitalares, como abscesso de ferida pós-operatória e mastite pós-parto. *S. pyogenes* é uma causa frequente de vulvovaginite inflamatória em meninas pré-puberais.[11] É detectado com menor frequência em culturas vaginais de mulheres na idade reprodutiva ou durante gravidez.[12] Em contraste, *S. aureus* é um componente frequente da microbiota vaginal comensal. A maioria das cepas de *S. aureus* transporta pelo menos um bacteriófago, bem como um ou mais plasmídeos. Os fagos estafilocócicos carregam genes de virulência, como enterotoxina A (uma causa de envenenamento alimentar) e toxina A esfoliativa (causa de síndrome de pele escaldada). O gene responsável por infecções da pele e furúnculos, *PV-luk*, também é carreado por um fago estafilocócico. Plasmídeos estafilocócicos carregam genes responsáveis por resistência a antibióticos e resistência ao efeito antibacteriano de antissépticos e metais pesados.[13]

DIV também tem sido descrita como uma forma grave de AV,[7] mas isto tem sido questionado recentemente.[14] De maneira semelhante à AV, *Streptococci* do grupo B e *E. coli* são frequentemente identificados em mulheres com DIV, e avaliação microscópica de esfregaços vaginais revela presença de células parabasais e leucócitos e ausência de *Lactobacilli*. O pH vaginal é também marcadamente elevado. O alívio de sintomas após tratamento com clindamicina intravaginal[15] é compatível com a etiologia infecciosa. Entretanto, o tratamento bem-sucedido da DIV, mas não da AV, com corticosteroides[16] sugere que fatores não infecciosos contribuem de maneira importante para a indução de sintomas clínicos. Também foi sugerido que os infiltrados bacterianos podem meramente ser secundários a uma doença dermatológica vaginal, como líquen plano erosivo.[17]

IMUNOLOGIA

As citocinas presentes no líquido vaginal de mulheres com AV diferem qualitativa e quantitativamente daquelas encontrado em mulheres com BV.[7] Embora interleucina (IL)-1β tenha sido identificada em ambas as condições, os níveis são significativamente mais altos em mulheres com AV. IL-6 não está tipicamente presente na maioria das mulheres com BV, mas é um componente do conteúdo vaginal de mulheres com AV. O fator inibitório da leucemia, uma citocina, membro multifuncional da família IL-6 envolvida na indução de inflamação, encontra-se em níveis elevados na AV e deprimidos na BV. Além disso, conforme anteriormente mencionado, a infiltração de leucócitos é comum na AV e, frequentemente, não ocorre na BV. Estas diferenças, no entanto, não são absolutas, e como já foi demonstrada a existência simultânea de AV e BV em algumas mulheres,[7] sua detecção ou ausência não pode ser usada no diagnóstico. Similarmente à situação descrita no capítulo sobre BV, acreditamos que diagnósticos clínicos, como AV ou BV, abrangem mulheres com sintomas variáveis e diferentes síndromes. A identificação da microbiota vaginal específica, provavelmente através de métodos independentes de cultura, em mulheres com estes diagnósticos levará a tratamentos mais individualizados, com melhores resultados.

S. pyogenes e *S. aureus* possuem uma multiplicidade de mecanismos para evitar sua detecção e/ou eliminação pelo sistema imune da hospedeira. A principal defesa imune contra *S. pyogenes* é o reconhecimento, fagocitose e destruição do microrganismo por leucócitos polimorfonucleares. Uma das proteínas do *S. pyogenes*, conhecida como proteína M, tem potentes propriedades antifagocitose. Tal proteína une-se ao fator H e proteína ligadora de C4b, componentes do sistema complemento, e impede a deposição do mesmo sobre a superfície estreptocócica e subsequente opsonização. Similarmente, fibronectina se liga à proteína M, mascarando a superfície bacteriana do reconhecimento pelo sistema imune. C5a peptidase estreptococo-derivada, endoglicosidase e proteína Mac1-*like* também limitam a ativação de complemento, a ligação do anticorpo e recrutamento de leucócitos. Estreptolisina O, um fator de virulência estreptocócico, também bloqueia as funções fagocíticas.[18]

Importantes fatores imunorrelacionados de virulência comuns a *S. pyogenes* e *S. aureus* são os superantígenos. Superantígenos são enterotoxinas proteicas que se ligam a moléculas classe II do complexo principal de histocompatibilidade na superfície de células apresentadoras de antígeno e interagem com os receptores de superfície dos linfócitos T. Isto resulta em uma intensa ativação de células T policlonais e liberação massiva de citocinas pró-inflamatórias. O resultado da estimulação de uma grande fração dos linfócitos T do hospedeiro é a redução abrupta da pressão arterial e insuficiência de múltiplos órgãos, características típicas da denominada síndrome de choque tóxico. Existem pelo menos dez genes de superantígenos estreptocócicos e quinze estafilocócicos. Dois dos superantígenos estafilocócicos, SEG/SEI, parecem ser exclusivos de isolados do trato genital feminino, o que sugere um papel destas enterotoxinas na adaptação microbiana ao ambiente vaginal.[18,19]

DIAGNÓSTICO

O ponto de partida para o diagnóstico da CTV é a obtenção da cultura para fungos em meio específico, quando houver a suspeita clínica de candidíase vaginal. Isto formalmente contraria as diretrizes atuais da prática clínica, onde supostamente as culturas são desnecessárias e apenas a identificação dos sintomas e o exame clínico são suficientes para o diagnóstico de candidíase vulvovaginal. Esta concepção errônea de que a cultura para fungos não é necessária certamente induz a erros diagnósticos e, consequentemente, de conduta. Isto ocorre em mais da metade dos casos, onde o médico faz o diagnóstico de candidíase vulvovaginal quando não existe a presença de fungos.[20,21] Por outro lado, a ausência de crescimento de leveduras em cultura deve alertar o profissional para a possibilidade do diagnóstico de CTV.

As pacientes submetidas a tratamento com antifúngicos que permaneçam sintomáticas após o mesmo devem ser reavaliadas para confirmar o diagnóstico de CTV. O pH vaginal é ácido, e ao exame microscópico, há elevado número de *Lactobacilli* presentes, incluindo muitos *Lactobacilli* longos no espaço livre entre as células e muitos presos às células epiteliais fragmentadas. A dominância de *Lactobacilli* é evidente na preparação com NaCl (Figura 7.1). Na preparação com hidróxido de potássio (KOH), os *Lactobacilli* longos são facilmente identificados (Figura 7.2). A repetição da cultura revelará um crescimento importante de *Lactobacilli*, e, mais uma vez, não ocorrerá o isolamento de *Candida*.

O diagnóstico de AV pode ser aventado se o profissional tiver disponível no consultório papel indicador de pH e solução de KOH 10% para colocar sobre lâminas de vidro com conteúdo vaginal. As pacientes queixam-se de corrimento e odor, sintomas semelhantes aos de uma paciente com BV. De maneira semelhante à BV, estas mulheres têm pH vaginal elevado, mas o odor fétido (lembrando odor amoniacal ou "de peixe estragado") não está presente quando uma pequena amostra de secreção vaginal é adicionada a uma gota de KOH 10% sobre uma lâmina de vidro. Se houver disponibilidade de um microscópio, será observada a presença um campo inflamatório com muitos leucócitos, poucos ou nenhum *Lactobacilli* e um número excessivo das outras formas bacterianas (Figura 7.3). A preparação de KOH mostra um aumento no número de formas bacterianas, particularmente cocos (Figura 7.4). As culturas devem ser realizadas porque mostrarão a ausência

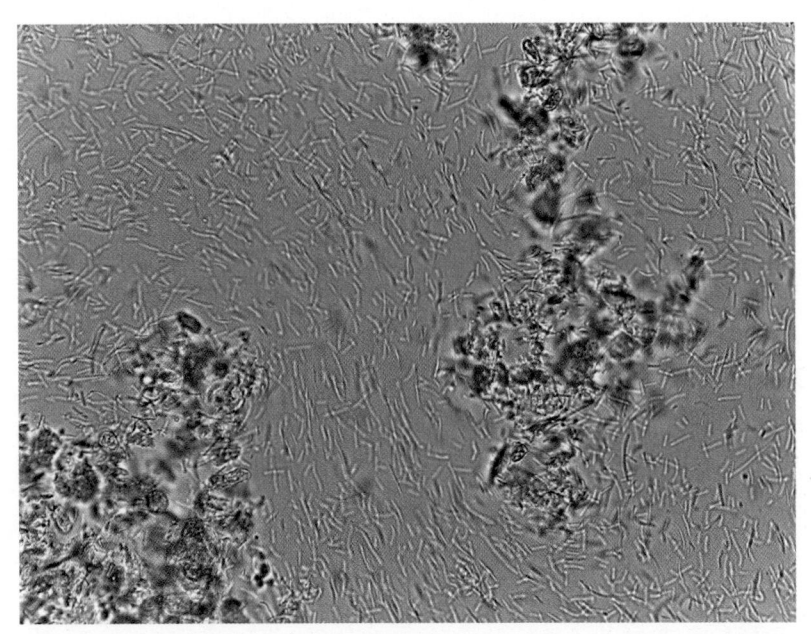

FIGURA 7.1 Excessivo crescimento de *Lactobacilli* em uma preparação com soro fisiológico. Nestas pacientes com vaginose citolítica há alguma fragmentação das células epiteliais.

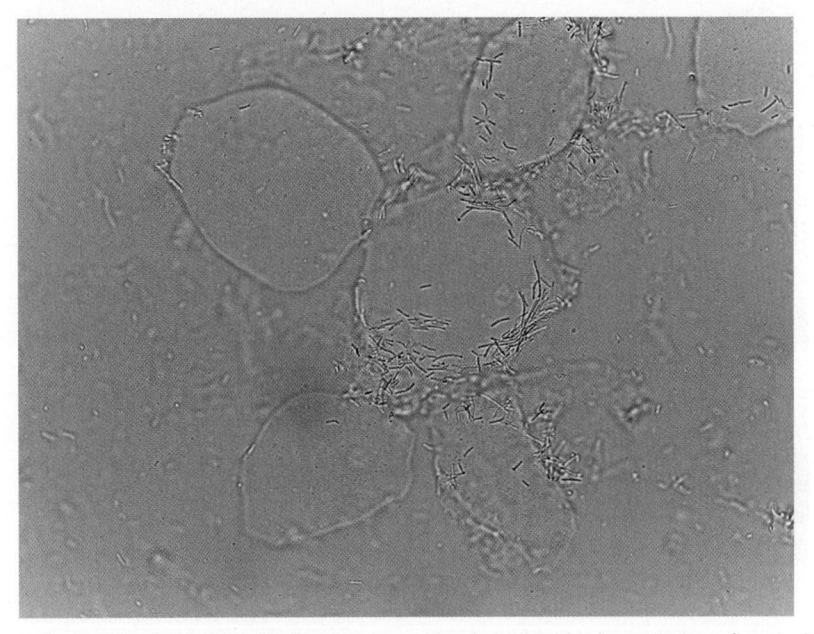

FIGURA 7.2 Excessivo crescimento de *Lactobacilli* em preparação de hidróxido de potássio; a fixação às células epiteliais é evidente.

de crescimento de *Lactobacilli* e a presença de organismos aeróbicos com proliferação intensa, que podem incluir *E. coli*, *Streptococcus* Grupo B, e, ocasionalmente, *Streptococcus* Grupo A e *S. aureus*. Novamente, isto salienta a importância de fazer uma cultura vaginal nestas pacientes com sintomas vaginais.

A apresentação clínica e os achados físicos das pacientes com DIV são frequentemente tidos pelos médicos como TVV, e por que não? DIV é um problema incomum, e a inspeção pélvica inicial revela um corrimento purulento copioso, confirmado-se que é vaginal pela inserção do espéculo; quando o corrimento é enxugado, a visão é substituída por uma mucosa vaginal inflamada (Figura 7.5). Esta mucosa inflamada assemelha-se ao aspecto "de morango" nas descrições dos livros sobre TVV. Entretanto, há uma diferença. Estes pontos são localiza-

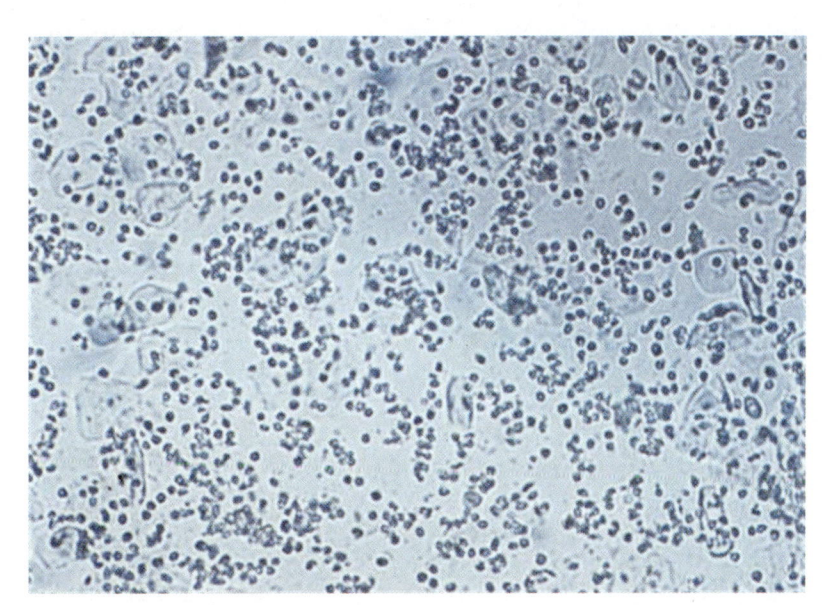

FIGURA 7.3 Exame microscópico com pequeno aumento de preparação com soro fisiológico mostrando abundância de leucócitos.

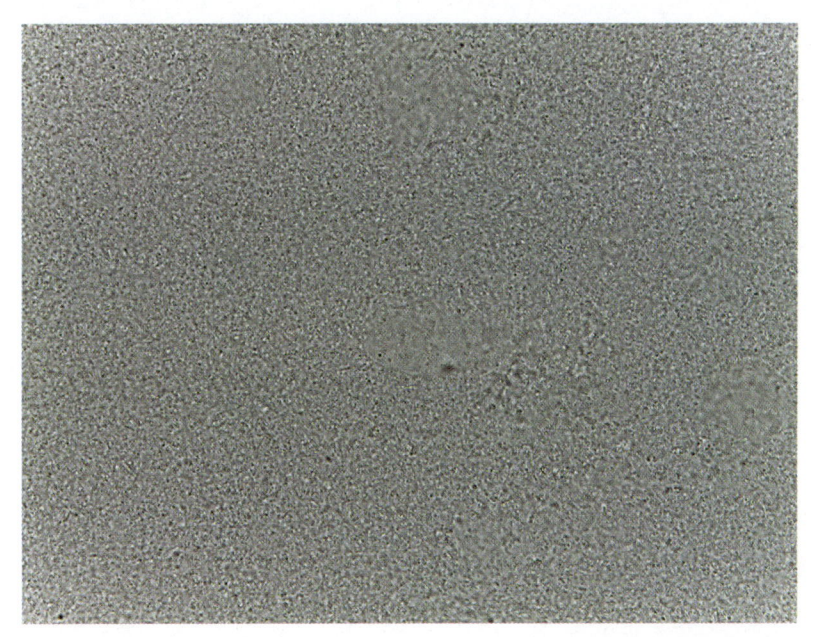

FIGURA 7.4 Número aumentado de bactérias em preparação de hidróxido de potássio na vaginite aeróbica.

dos nas paredes vaginais e não na cérvice uterina como descrito na *T. vaginalis*. O exame do corrimento vaginal revela pH elevado, e quando se adiciona uma gota do KOH 10% sobre o mesmo em uma lâmina, não ocorre desprendimento de odor de aminas. Devem ser colhidas culturas bacterianas, e também devem ser realizados testes para presença de *T. vaginalis, Neisseria gonorrhoeae* e *Chlamydia trachomatis*. Se houver disponibilidade de microscópio, os achados do exame a fresco com soro fisiológico são típicos. Há um número muito elevado de leucócitos, presença de muitas bactérias, o campo é dominado por *cocos*, ausência de *Lactobacilli* e presença de numerosas células vaginais imaturas (Figura 7.6). A preparação com KOH revela muitos *cocos* e não há *Lactobacilli* (Figura 7.7). As culturas vaginais e estudos de PCR não mostram patógenos, e o *Streptococcus* Grupo B frequentemente está presente em números elevados.

TRATAMENTO

O tratamento de CTV é um trabalho em progressivo. Durante muitos anos, a terapia padrão foi submeter a vagina a repetidos surtos de solução alcalina com bicarbonato de

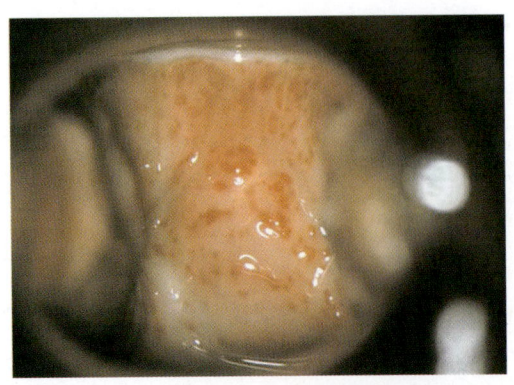

FIGURA 7.5 Achados vaginais macroscópicos em paciente com vaginite inflamatória descamativa após a remoção de abundante quantidade de material purulento. As manchas vaginais assemelham-se aos pontos com aspecto "de morango" do colo uterino em algumas mulheres com vaginite por *Trichomonas vaginalis*.

sódio, duas vezes por semana, durante várias semanas. Tal conduta foi descrita como tendo sucesso em muitos casos.[3] Entretanto, à medida que os detalhes deste estado patológico sejam mais bem elaborados e que o papel do excessivo crescimento de *L. iners* seja definido, será necessária a avaliação com terapia mais específica, utilizando o ácido D-láctico.

O tratamento da AV deve ser dirigido para o crescimento excessivo de bactérias. Uma vez que a transformação dominante é um aumento nas bactérias aeróbicas, esta é uma condição em que a terapia popular para BV, metronidazol, não é apropriada e não funcionará. Se organismos aeróbicos Gram-negativos estiverem envolvidos, antibióticos orais, como ciprofloxacina, podem ser empregados.

O tratamento dos cocos aeróbicos, *Streptococcus* Grupos A e B e *S. aureus*, será dirigido em parte por estudos de suscetibilidade a antibióticos. A disponibilidade da clindamicina para uso vaginal torna esta escolha popular. Amostras de cultura devem ser enviadas ao laboratório, solicitando-se a realização de testes de suscetibilidade à clindamicina, porque uma parte dos isolados de *Streptococcus* Grupo B será resistente.[22] Agentes orais alternativos, como penicilina ou eritromicina, podem ser prescritos, como alternativa à clindamicina. O isolamento de *Streptococcus* Grupo A deve ser visto com cautela, porque o seu crescimento excessivo pode causar condições clínicas sérias, como fascite necrosante e síndrome do choque tóxico. Esta é uma situação em que estudos de suscetibilidade a antibióticos podem conduzir médico a enganos. O *Streptococcus* Grupo A é suscetível à penicilina e antibióticos semelhantes à penicilina, mas se houver a presença de uma infecção inicial de tecido mole com *Streptococcus* Grupo A, como em uma laceração vaginal após parto, o *Eagle effect*, ou seja, a paradoxal redução do efeito antibacteriano da penicilina em altas doses deve ser mantida em mente. A alta concentração do *Streptococcus* Grupo A no local da infecção retarda acentuadamente a replicação desta bactéria e reduz a efetividade da penicilina, já que tal antibiótico atua sobre a parede celular das bactérias em

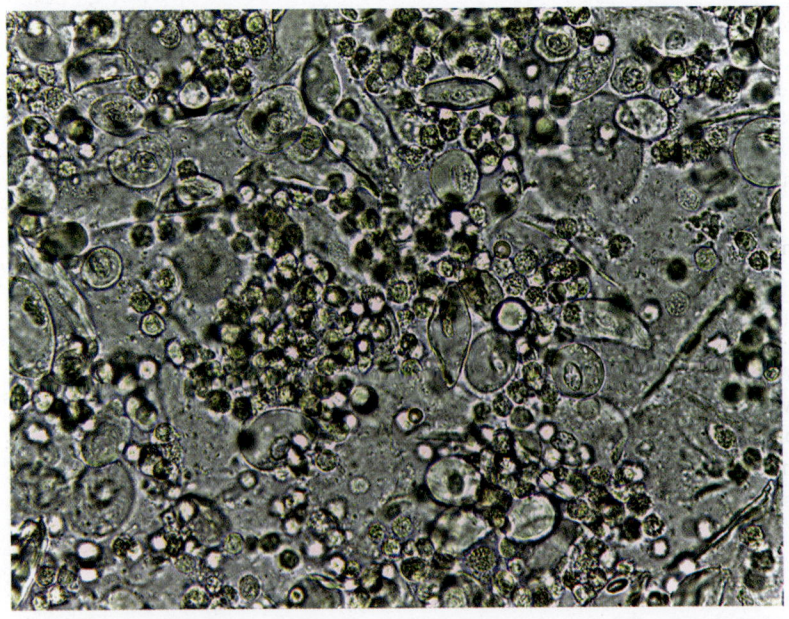

FIGURA 7.6 Vista com grande aumento de preparação com soro fisiológico em uma paciente sintomática com vaginite inflamatória descamativa (DIV). Observação de número excessivo de leucócitos, células escamosas imaturas e ausência de *Lactobacilli*.

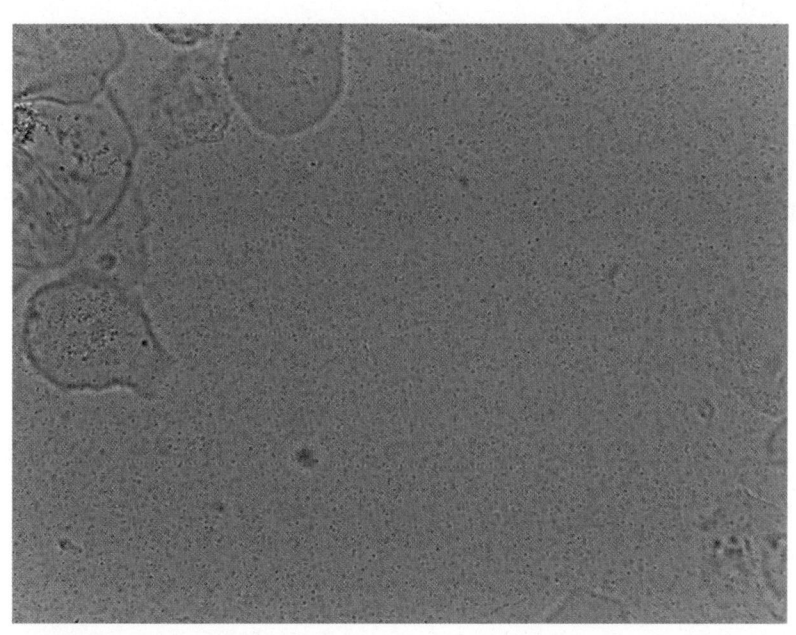

FIGURA 7.7 Preparação de hidróxido de potássio de paciente com vaginite inflamatória descamativa. Presença de numerosos cocos e ausência de *Lactobacilli*.

replicação.[23] Nesta situação, clindamicina é o antibiótico de escolha por duas razões: é efetiva onde existem altas concentrações do *Streptococcus* Grupo A, e, mais importante, diminui marcadamente a produção de toxina pelo microrganismo.[24] Assim, fica reduzida a probabilidade de doença sistêmica grave causada pelas toxinas do *Streptococcus* Grupo A. A principal preocupação com infecções causadas pelo *Staphylococcus* é o choque tóxico causado por *S. aureus*, que pode atentar contra a vida. Dois componentes necessitam estar presentes para que isto ocorra: a cepa de *S. aureus* presente na vagina deve produzir a toxina TSS (TSST-1), e a paciente deve não ter anticorpos à TSST-1.[25] Testes de suscetibilidade a antibióticos devem ser realizados nos isolados de *Streptococcus*, mas frequentemente a clindamicina é uma primeira escolha adequada na situação.

Pacientes com DIV recorrente ficam desesperadas, porque têm um corrimento purulento profuso, que consideram repulsivo, e que tem sido tratado por diferentes profissionais sucessivamente, porém sem obter êxito. É importante que os médicos conheçam melhor esta condição. Uma grande vantagem em tal conhecimento é que o tratamento é simples e bem-sucedido a curto prazo. Creme vaginal de clindamicina 2% deve ser prescrito, com instruções para inserir 5 g intravaginalmente ao deitar durante 14 dias. As pacientes são aliviadas de sintomas por esta conduta, conforme notado por Sobel.[15] Com o tempo, cerca de 30% terão recidivas, com quadro clínico, microscópico e laboratorial semelhantes. Se isto ocorrer, deve ser prescrita uma série de aplicações de clindamicina intravaginal durante duas semanas, mas observando-se atentamente se agora há inflamação epitelial subjacente. Diversas intervenções terapêuticas podem ser empregadas para evitar recorrência. Uma opção é o uso periódico de creme de estrogênio intravaginal ou comprimidos vaginais de estradiol para facilitar o aparecimento de um ambiente vaginal mais favorável ao crescimento de *Lactobacillus*. Além disso, o uso de um probiótico oral contendo *Lactobacillus*, que se liga a superfícies epiteliais e que atingirá e colonizará a vagina, representa uma opção promissora, mas ainda necessita ser mais bem estudada.[26] O tratamento com estrogênio vaginal pós-clindamicina é utilizado com o conhecimento de que o uso de estrogênio não teve sucesso no tratamento, quando os sintomas já são intensos. Para mulheres que não usarão produtos de estrogênio vaginal em razão de uma história de câncer de mama ou um temor de futuro câncer de mama, uma conduta alternativa que pode ser adicionada ao uso de probiótico oral é o uso periódico de um gel ácido vaginal. O resultado terapêutico esperado é que o ambiente vaginal ácido será mais adequado para a receptividade dos *Lactobacilli* contidos no probiótico. A patologia epitelial tem sido descrita por alguns autores como líquen plano vulvovaginal.[27] O tratamento com o uso periódico de costicosteroides intravaginais tem-se mostrado eficaz.

Há nuvens no horizonte. O *Streptococcus* Grupo B, que é um membro predominante da flora bacteriana em quase metade destas mulheres, tem apresentado um nível cada vez maior de resistência à clindamicina.[22] As características distintivas desta população de pacientes sugerem a interferência de fator genético. Isto deve ser um assunto de estudo futuro.

REFERÊNCIAS

1. Cerikcioglu N, Beksac S. Cytolytic vaginosis: Misdiagnosed as candidal vaginitis. *Infect Dis Obstet Gynecol* 2004;12:13-16.
2. Hu Z, Zhou W, Mu L et al. Identification of cytolytic vaginosis versus vulvovaginal candidiasis. *J Low Gen Tract Dis* 2015;19:152-155.
3. Sibley LJ, Sibley LJ. Cytolytic vaginosis. *Am J Obstet Gynecol* 1991;165:1245-1249.
4. Beghini J, Linhares IM, Giraldo PC et al. Differential expression of lactic acid isomers, extracellular matrix metalloproteinase inducer, and matrix metallo-proteinase-8 in vaginal fluid from women with vaginal disorders. *Br J Obstet Gynaecol* 2014. doi: 10.1111/1471-0528.13072.
5. Ling B, Peng F, Alcorn J et al. D-Lactate altered mitochondrial energy production in rat brain and heart but not liver. *Nutr Metab* 2012;9:6-13.
6. Witkin SS, Mendes-Soares H, Linhares IM et al. Influence of vaginal bacteria and D- and L-lactic acid isomers on vaginal extracellular matrix metalloproteinase inducer: Implications for protection against upper genital tract infections. *mBio* 2013;4:e00460-13.
7. Donders GGG, Vereecken A, Bosmans E et al. Definition of a type of abnormal vaginal flora that is distinct from bacterial vaginosis: Aerobic vaginitis. *Br J Obstet Gynaecol* 2002;109:34-43.
8. Sobel JD, Funaro D, Kaplan EL. Recurrent group A streptococcal vulvovaginitis in adult women: Family epidemiology. *Clin Infect Dis* 2007;44:e43-e45.
9. Clark LR, Atendido M. Group B streptococcal vaginitis in postpubertal adolescent girls. *J Adolesc Health* 2005;36:437-440.
10. MacPhee RA, Miller WL, Gloor GB et al. Influence of the vaginal microbiota on toxic shock syndrome toxin 1 production by *Staphylococcus aureus*. *Appl Environ Microbiol* 2013;79:1835-1842.
11. Caudros J, Mazon A, Martinez R et al. The aetiology of paediatric inflammatory vulvovaginitis. *Eur J Pediatr* 2004;163:105-107.
12. Mead PB, Winn WC. Vaginal-rectal colonization with group A streptococci in late pregnancy. *Infect Dis Obstet Gynecol* 2000;8:217-219.
13. Alibayov B, Baba-Moussa L, Sina H et al. *Staphylococcus aureus* mobile genetic elements. *Mol Biol Rep* 2014;41:5005-5018.
14. Reichman O, Sobel JD. Desquamative inflammatory vaginitis. *Best Pract Res Clin Obstet Gynaecol* 2014;28:1042-1050.
15. Sobel JD. Desquamative inflammatory vaginitis: A new subgroup of purulent vaginitis responsive to topical 2% clindamycin therapy. *Am J Obstet Gynecol* 1994;171:1215-1220.
16. Sobel JD, Reichman O, Misra D et al. Prognosis and treatment of desquamative inflammatory vaginitis. *Obstet Gynecol* 2011;117:850-855.
17. Murphy R. Desquamative inflammatory vaginitis. *Dermatol Ther* 2004;17:47-49.
18. Mitchell TJ. The pathogenesis of streptococcal infections: From tooth decay to meningitis. *Nat Rev Microbiol* 2003;1:219-230.
19. Banks MC, Kamel NS, Zabriskie JB et al. *Staphylococcus aureus* express unique superantigens depending on the tissue source. *J Infect Dis* 2003;187:77-86.
20. Ledger WJ, Polaneczky MM, Yih MC et al. Difficulties in the diagnosis of *Candida* vaginitis. *Infect Dis Clin Pract* 2000;9:66-69.
21. Abbott J. Clinical and microscopic diagnosis of vaginal yeast infection: A prospective analysis. *Ann Emerg Med* 1995;25:587-591.
22. Manning SD, Foxman B, Pierson CL et al. Correlates of antibiotic-resistant group B streptococcus isolated from pregnant women. *Obstet Gynecol* 2003;101:74-79.
23. Stevens DL, Gibbons, Bergstrom R et al. The Eagle effect revisited: Efficacy of clindamycin, erythromycin, and penicillin in the treatment of streptococcal myositis. *J Infect Dis* 1988;158:23-28.
24. Stevens DL. The toxic shock syndromes. *Infect Dis Clin North Am* 1996;10:727-746.
25. Andrews MM, Parent EM, Barry M et al. Recurrent nonmenstrual toxic shock syndrome: Clinical manifestations, diagnosis, and treatment. *Clin Infect Dis* 2001;32:1470-1479.
26. Reid G, Charbonneau D, Erb J et al. Oral use of *Lactobacillus rhamnosus* GR-1 and *L. fermentum* RC-14 significantly alters vaginal flora: Randomized, placebo-controlled trial in 64 healthy women. *FEMS Immunol Med Microbiol* 2003;35:131-134.
27. Anderson M, Kutzner S, Kaufman RH. Treatment of vulvovaginal lichen planus with vaginal hydrocortisone suppositories. *Obstet Gynecol* 2002;100:359-362.

Capítulo 8

HERPES GENITAL

INTRODUÇÃO

Duas distintas narrativas históricas refletem as preocupações de nossa sociedade sobre as infecções genitais por herpes simples vírus tipo 1 (HSV-1) e tipo 2 (HSV-2). O primeiro alerta foi desencadeado pelo foco acentuado nesse problema médico no anos 1970 e no início dos anos 1980, antes de a AIDS ser o centro das atenções. As preocupações nacionais sobre o herpes genital foram sintetizadas no título de capa da revista *Times,* em 1982: " A nova carta escarlate: herpes, um vírus incurável, ameaçando desfazer a revolução sexual".[1] Uma epidemia aparentemente assomava o horizonte. Isto foi na baixa da era do HIV, quando contraceptivos orais efetivamente preveniam gestações indesejadas, e a atividade sexual com mais de um parceiro havia se tornado a regra, não a exceção. Durante o início dos anos 1980, o medo primordial das pacientes era a aquisição de herpes genital e o conhecimento dos médicos sobre a infecção foi totalmente focado nas pacientes sintomáticas, e em como reconhecer e aconselhá-las. Com o passar do tempo, estudos após estudos foram clarificando nosso conhecimento sobre a infecção herpética, tornado evidente que a ênfase restrita nas mulheres sintomáticas ignorava a população maior de mulheres assintomáticas com infecção herpética. Durante o início dos anos 1980 o ensino médico enfatizava a ideia de que as mulheres tinham a responsabilidade e a habilidade de evitar a transmissão do vírus ao parceiro sexual. O cenário clínico esperado para o herpes genital era o de uma mulher se tornando bastante doente com seu primeiro episódio, com dor perineal, febre e dificuldade para urinar tão graves algumas vezes que precisavam ser cateterizadas e por vezes admitidas com o cateter até que as lesões genitais cicatrizassem. A primeira infecção era um evento sentinela, reconhecido pelo paciente e confirmado pelo médico. Quando estas lesões se resolviam e cicatrizavam, as pacientes eram avisadas para estarem atentas à sensação de formigamento perineal que ocorria antes do aparecimento de vesículas visíveis. Estas pacientes eram também informadas de que este era o período de tempo em que poderiam transmitir o vírus ao parceiro sexual e, portanto, deveriam evitar qualquer contato genital íntimo. No início do trabalho de parto dizia-se às pacientes para informarem o médico sobre a possibilidade de uma erupção herpética. A responsabilidade de evitar a transmissão era atribuída à paciente do sexo feminino.

Essa foi uma teoria muito bem construída. Mas infelizmente tornou-se aparente nas três últimas décadas que esta visão se aplica apenas a uma minoria de pacientes que têm infecção genital tanto com HSV-1 como por HSV-2. O avanço no atual conhecimento da ampla variedade de apresentações clínicas da infecção pelo herpes genital tem sido o resultado do uso mais frequente de testagem para anticorpos contra o HSV-1 e HSV-2 na população adulta dos Estados Unidos. Estudos sucessivos mostraram que um número muito maior de homens e mulheres eram positivos para anticorpos contra o HSV-2 do que aqueles com história de herpes genital. Um estudo publicado, em 1997, de uma população geral dos Estados Unidos estimou que 20% dos adultos americanos são infectados com HSV-2, o que representava aumento de 30% desde o final dos anos 1970.[2]

A esperada explosão do número de mulheres e homens com herpes genital nunca ocorreu. Essas porcentagens basais de pacientes com anticorpos positivos para o HSV-2, embora preocupantes, não tem aumentado exponencialmente. Ao contrário, tem sido visto um leve decréscimo com o tempo. Três fontes desses dados pontuais foram fornecidos pelo *National Health and Nutrition Examination Survey.* A soroprevalência em 1988-1994 foi de 21%. Na pesquisa 1999-2004, decresceu para 17%. A pesquisa 2005-2008 registrou outra queda para 16,2%, embora isto não seja estatisticamente diferente dos 17% em 1999-2004.[3] O fato médico mais crucial exposto por esta última pesquisa foi que 81,1% daqueles com anticorpos contra o HSV-2 nunca foram informados por um médico ou outro profissional de saúde que tinham herpes genital.[3]

A incidência de HSV-2 varia entre populações. A soroprevalência foi mais elevada em mulheres, 20,9%, do que em homens, 11,5% ($p < 0,001$). Esta é uma infecção adquirida com o tempo. As taxas de positividade aumentam com a idade, de 1,4% na faixa etária de 14-19 anos para 26,1% para 40-49 anos ($p < 0,001$). Existem diferenças entre grupos étnicos e raciais. Testes positivos para anticorpos são três vezes maiores para negros não hispânicos, 32,9%, do que brancos não hispânicos, 12,3%, e mexicanos-americanos, 10,1%. Dentre os grupos, a soroprevalência foi mais elevada entre aqueles com maior número de parceiros. Entre pessoas com dois a quatro parceiros por toda a vida, a soroprevalência foi de 9,1% para brancos não hispânicos, 34,4% para negros não hispânicos e 13,0% para mexicanos-americanos. Entre pessoas com dez ou mais parceiros por toda a vida, a soroprevalência foi de 22,7% para brancos não hispânicos, 49,9% para negros não hispânicos e 17,1% para mexicanos-amerianos.[3]

Uma importante mensagem desses estudos para os médicos é que a alta taxa de de infecção por HSV-2 não diagnosticada contribui para a contínua transmissão da doença. O HSV-2 é periodicamente eliminado pelo trato genital das mulheres positivas para o anticorpo. A carga viral é mais elevada em presença das úlceras, mas a eliminação ocorre mesmo quando as mesmas estão ausentes. Esta é a razão pela qual um paciente assintomático pode transmitir a doença. Tal fato deve colocar de lado a ideia que uma mulher responsável com história de herpes genital ou que é positiva para o anticorpo HSV-2 e ciente dos sinais de um eminente surto de herpes genital possa prevenir a transmissão para o parceiro sexual suscetível.[4]

Estes estudos também sugerem que a maioria dos pacientes com herpes genital é assintomática. Tal visão foi questionada por estudo publicado no *New England Journal of Medicine* no ano 2000. Quando os pacientes eram identificados como soropositivos ao HSV-2 e educados sobre sua infecção pelo HSV-2, 62% referiram ter lesões herpéticas típicas.[5] Além disso, existem diversos modificadores que podem influenciar a apresentação clínica dessas mulheres. A exposição prévia ao HSV-1 e o desenvolvimento de anticorpos ao HSV-1 podem diminuir a gravidade da infecção pelo HSV-2. Parece também que o primeiro episódio reconhecido de herpes genital possa ser a primeira recorrência sintomática de uma infecção primária que não havia sido reconhecida. Para o médico prático da atualidade, isto deveria ser traduzido como uma possibilidade altamente suspeita da presença de herpes, com a presença de uma ulceração genital. A cultura para vírus de qualquer lesão vulvar mais o uso amplo da testagem para anticorpos para HSV-1 e HSV-2 devem ser empregados nestes pacientes para determinar se é uma infecção primária ou uma recorrência.

Na fisiopatologia da infecção genital por herpes existem tendências que podem afetar o cuidado médico das mulheres. As diferenças na soropositividade para o HSV-2 entre os sexos sugerem que o homem transmite o vírus com maior eficiência para a mulher do que a mulher transmite para o homem.[3] A frequência de herpes genital causada pelo HSV-1 está aumentando nos Estados Unidos. Melhores condições de vida, famílias menores e melhora nos práticas de higiene pessoal têm reduzido o número de crianças que adquirem a infecção oral pelo HSV-1 com o subsequente desenvolvimento de anticorpos. Como resultado, há mais mulheres suscetíveis à infecção pelo HSV-1 quando elas iniciam a vida sexual.[6] Para o médico que vê o episódio inicial de herpes genital, não há sinais ou sintomas visíveis que distingam a infecção genital causada pelo HSV-1 daquela em que o agente infeccioso é o HSV-2. Nesta situação clínica o agente infeccioso deve ser determinado por cultura e confirmado pela testagem de anticorpos acurada. Isto provê informações importantes a longo prazo. Na paciente não grávida, a taxa de recorrências subsequentes, tanto sintomáticas como assintomáticas, é mais baixa com a infecção pelo HSV-1 do que pelo HSV-2.[7] Para a paciente grávida, o risco de transmissão para o feto é maior com o HSV-1 do que com o HSV-2,[8] e o risco de transmissão é muito maior na infecção primária do que com a primeira recorrência sintomática de uma infecção primária e não reconhecida anteriormente.

Existem duas populações de mulheres em que a infecção pelo herpes genital traz preocupações adicionais para o médico com respeito à terapêutica. A paciente HIV positiva não tratada tem maior probabilidade de excretar HSV-1 ou HSV-2. Se ela tiver um episódio agudo, também tem maior probabilidade de transmitir o HIV ao parceiro sexual suscetível.[9] A paciente grávida deve ser cuidadosamente avaliada no período anteparto e novamente quando é admitida em trabalho de parto, porque ela tem o risco de transmitir a infecção para o recém-nascido. Felizmente a incidência é baixa. Nos Estados Unidos a estimativa atual é de aproximadamente 1 em 3.200 partos, o que permite a estimativa de ocorrerem, por ano, 1.500 casos de infecções neonatais por herpes.[10]

MICROBIOLOGIA

A infecção do trato genital masculino e feminino por HSV é uma das mais prevalentes doenças sexualmente transmissíveis virais no mundo. Com base na detecção de anticorpos específicos ao HSV, estima-se que, nos Estados Unidos, aproximadamente 58% dos indivíduos são infectados com HSV-1 e 16% são infectados pelo HSV-2.[2,11] Estes dois membros intimamente relacionados da família *Herpes viridae* são vírus com dupla cadeia de DNA. Tradicionalmente, acreditava-se que o HSV-1 causava doença predominantemente na cavidade oral, enquanto que o HSV era responsável por doença no trato genital. Entretanto, agora está claro que ambos, HSV-1 e HSV-2, são patógenos do trato genital, e, na verdade, a infecção do trato genital feminino pelo HSV-1 parece ser a mais prevalente.[6] Em um estudo de mulheres em uma universidade do centro-oeste dos Estados Unidos, a proporção de novas infecções genitais por HSV-1 diagnosticadas aumentou de 31%, em 1993, para 78%, em 2001.[12] A infecção por HSV-1 em áreas não genitais parece ocorrer em muitos indivíduos em idades muito jovens. Anticorpos contra HSV-1 estão presentes em crianças abaixo dos 5 anos.[13] Contrariamente, anticorpos contra HSV-2 geralmente são identificados em indivíduos durante os anos de adolescência.[14] Um motivo de preocupação é a observação de que somente em torno de 10%-25% dos indivíduos soropositivos queixam-se de ter uma infecção clinicamente observável, isto é, lesão genital. Isto representa um grande problema para o controle da infecção viral e da transmissão, desde que a maioria das novas infecções por HSV é adquirida de indivíduos que não estão cientes de serem portadoras do HSV-1.[5] A eliminação assintomática do HSV-2 no trato genital ocorre em taxa semelhante no homem e na mulher.[5] Assim, em casais discordantes onde apenas o parceiro masculino é soropositivo, a soroconversão da parceira de sexo feminino pode ocorrer, mesmo se o homem permanece assintomático. Isto pode explicar a frequente desafiadora emergência de lesões genitais por HSV em mulheres que estão em relacionamentos monogâmicos a longo prazo. Adicionalmente, também explica o desenvolvimento de lesões genitais em mulheres sem atividade sexual por variáveis períodos de tempo.

O HSV, inicialmente, infecta as células epiteliais do trato genital. Acredita-se que a glicoproteína B da superfície celular do HSV reaja com uma integrina específica do hospedeiro, $\alpha v \beta 3$, que então desencadeia a liberação de cálcio, dessa forma facilitando a entrada do vírus.[15] O HSV é neurotrópico, e, seguindo-se a replicação no epitélio do trato genital, o vírus infecta os neurônios e é transportado para os gânglios da raiz dorsal onde posteriormente apresenta ciclos de replicação.[16] Dentro dos neurônios o HSV é inacessível ao sistema imune do hospedeiro. Após a infecção primária pelo HSV, não ocorre o desenvolvimento de sintomas na maioria dos indivíduos infectados. Entretanto, o vírus pode periodicamente ser novamente transportado para o trato genial, onde infecta e se replica em novas células epiteliais. Isto pode ocorrer sem o aparecimento de sintomas ou levar à lise celular e lesões ulcerativas.[17] Acredita-se que a reativação ocorra mais frequentemente na infecção pelo HSV-1 do que pelo HSV-2.[18] Como anteriormente mencionado, a replicação assintomática e a eliminação do HSV resultam no aparecimento de vírus infecciosos no trato genital. Embora a carga viral seja maior e a transmissão sexual seja mais provável em presença de lesões visíveis, a maioria das infecções ocorre durante o ato sexual entre parceiros assintomáticos.[19]

Estudo recente trouxe evidências de que a infecção genital pelo HSV-2 aumenta a chance de a mulher desenvolver vaginose bacteriana.[20] Isto indica que o HSV modifica o meio vaginal, levando a alterações na habilidade de as bactérias residentes competirem por nutrientes com sucesso e tornarem-se dominantes. Ainda é motivo de especulações se as células epiteliais infectadas pelo HSV terão suas propriedades alteradas, de maneira que agora liberem componentes que inibem a dominância de *Lactobacillus* e/ou estimulem a proliferação de anaeróbios associados à vaginose bacteriana. A influência de infecção pelo HSV na produção das células epiteliais de componentes, como α-amilase e *neutrophil gelatinase-associated lipocalin (NAGAL)*, deve ser avaliada. *NGAL* inibe a habilidade das bactérias associadas à vaginose bacteriana de obterem ferro do lúmen vaginal,[21] enquanto α-amilase é necessária para os *Lactobacilli* degradarem o glicogênio em substratos utilizáveis.[22]

A consequência mais séria do herpes genital é o herpes neonatal. Em mulheres que são soronegativas para HSV-1 e HSV-2 durante a gravidez, a conversão inicial durante o trabalho de parto é associada à aquisição neonatal de herpes e significativa taxa de morbidade e mortalidade perinatais. Contrariamente, a soroconversão materna durante o primeiro ou segundo trimestres não é associada a aumento na taxa de eventos adversos na gestação.[8] A taxa de herpes neonatal pode ser reduzida por parto cesariano e limitação do uso de monitorização invasiva em mulheres com culturas positivas e que estão próximas ao termo. Mais importante, o herpes neonatal pode ser prevenido pela instituição de medidas para parar a aquisição do HSV-1 e HSV-2 durante o terceiro trimestre em parceiras soronegativas de casais discordantes.[23] Uma vez que a maioria dos adultos infectados por herpes não conhece este fato, parece lógico que ambos os parceiros, masculino e feminino, recebam o rastreamento para HSV-1 e HSV-2 na primeira visita pré-natal.

IMUNOLOGIA

Após a infecção genital por herpes, rapidamente ocorre uma resposta mediada por anticorpos, como evidenciada pela acuracidade dos testes sorológicos para determinar a exposição ao HSV-1 e HSV-2. Se os anticorpos anti-HSV são protetores contra a infecção inicial ou contra a reativação viral permanece controverso. Com relação a este tema, são mais citados os resultados de dois ensaios em que indivíduos foram imunizados com uma vacina contendo as duas principais glicoproteínas de superfície ou placebo. Enquanto a vacinação resultou na produção de altos níveis de anticorpos neutralizantes, a taxa de aquisição de uma infecção por HSV-2 não esteve relacionada com o estado vacinal.[24] Acredita-se que a imunidade humoral anti-HSV não previna a aquisição inicial do vírus ou a reativação esporádica da proliferação e infectividade viral. Entretanto, a duração, gravidade e frequência de reativação do HSV podem ser modificadas pela capacidade funcional das defesas imunes antivirais do indivíduo.

A resposta imune à infecção do trato genital feminino pelo HSV-2 tem sido objeto de diversas excelentes revisões.[19,25,26] Resumidamente, os receptores *toll-like* (TLR)[3,7-9] reconhecem a presença do HSV, e a ligação TLR-HSV leva à indução de interferon (IFN) β. O IFN-β, então, induz um segundo tipo de interferon, o IFN-α. Estes dois interferons, então, ativam diversas famílias de genes envolvidos na produção de mediadores imunes antivirais. Ativam ainda as células *natural killer* para destruir as células infectadas pelo HSV e as células dendríticas para aumentar a liberação de IFN-α e a estimular a imunidade celular específica ao HSV. As células dendríticas ativadas apresentam antígenos do HSV aos linfócitos auxiliares TCD4$^+$, que funcionam, então, na imunidade específica ao HSV a longo prazo. As células CD4$^+$ também liberam IFN-α, que desencadeia a ativação dos linfócitos citotóxicos TCD8$^+$, que induzem apoptose nas células infectadas pelo HSV. Parece que as células CD8$^+$ também limitam a reativação de infecções latentes. Adicionalmente, as células epiteliais vaginais e cervicais liberam fatores antivirais como o inibidor da protease secretória dos leucócitos e elafina. Esta parece, especificamente, promover a eliminação do HSV-2.[27]

Autofagia é outro mecanismo ativo na defesa antiviral. As partículas virais intracelulares no citoplasma são englobadas por uma vesícula de dupla membrana, denominada autofagossoma. A subsequente fusão com um lisossoma resulta na degradação do vírus pelas enzimas proteolíticas dos lisossomas. Tanto o HSV-1 como o HSV-2 produzem uma proteína denominada proteína da célula infectada 34.5 (ICP34.5). A ICP34.5 bloqueia a transcrição de um gene, Beclina-1, cuja proteína é essencial à montagem do autofagossoma.[28] Isto, efetivamente, limita a resposta da autofagia ao HSV.

DIAGNÓSTICO

O diagnóstico adequado requer que o médico esteja atento para a possibilidade de uma infecção por herpes genital. Quando se pergunta à paciente " Qual é o seu problema?", a resposta que ela tem uma irritação vulvar ou perineal deve imediatamente trazer à tona a possibilidade de diagnóstico. Deve-se perguntar à paciente se já havia tido esse problema anteriormente. Se a resposta for negativa, deve-se obter informação sobre um novo parceiro sexual e qual método contraceptivo está sendo utilizado, já que o uso de condons diminui, mas não elimina o risco de infecção. Também devem ser realizados questionamentos sobre os sintomas do parceiro sexual, mesmo sabendo que raramente haverá uma resposta positiva. O exame físico deve incluir a verificação de aumento de temperatura e presença de linfonodos inguinais sensíveis. Ao exame do períneo o médico deve pedir à paciente que aponte a região indicada, já que, frequentemente, tais lesões genitais são pequenas e podem passar despercebidas, se não for realizado exame cuidadoso.

O uso do colposcópio para magnificar a área em questão é de grande valia, e é importante realizar a cultura

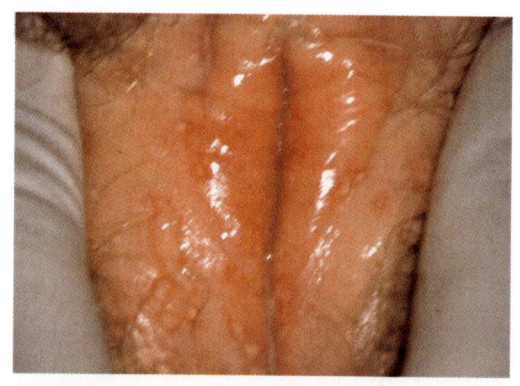

FIGURA 8.1 Lesão vulvar de paciente vista nos estágios iniciais da infecção herpética primária sintomática.

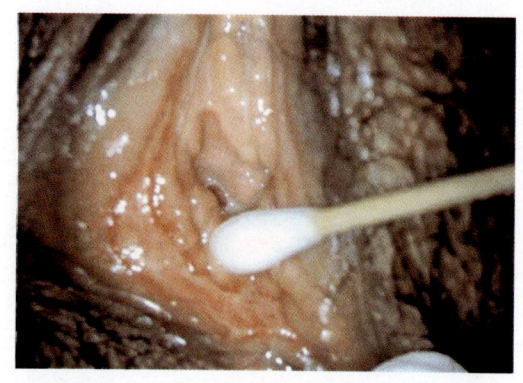

FIGURA 8.2 Lesão vulvar de paciente vista nos estágios iniciais da lesão herpética primária. Cultura positiva para HSV-2.

viral para cada lesão, mesmo quando a paciente está com aumento da sensibilidade ou mesmo sentindo dor. As Figuras 8.1 e 8.2 mostram lesões perineais em uma paciente no início do surto primário sintomático. Esta mulher está em alto estado de estresse, físico e emocional, e as lesões são facilmente reconhecíveis. A Figura 8.3 mostra as lesões perineais de uma paciente com um surto primário cinco dias após o início dos sintomas. A Figura 8.4 mostra as lesões de outra paciente com infecção pelo HSV-2 cinco dias após o aparecimento das lesões. As lesões demonstram, obviamente, infecção secundária.

Nem toda a mulher com ulceração vulvar tem herpes (Figura 8.5). Esta paciente teve resultado de cultura para herpes negativo e também foi negativa para anticorpos. Em vista das lesões orais concomitantes, foi feita tentativa de diagnóstico de doença de Beçet. As pacientes geralmente não percebem que têm herpes genital. A Figura 8.6 é a imagem de uma paciente que tinha história de irritação vulvar recorrente que ela atribuía à infecção por fungos. Ela não sabia que tinha infecção por herpes. A cultura para herpes nas lesões foi positiva. A Figura 8.7 ilustra outra paciente com lesão não suspeitada para herpes. Nestes casos (ver Figuras 8.6 e 8.7) o diagnóstico foi

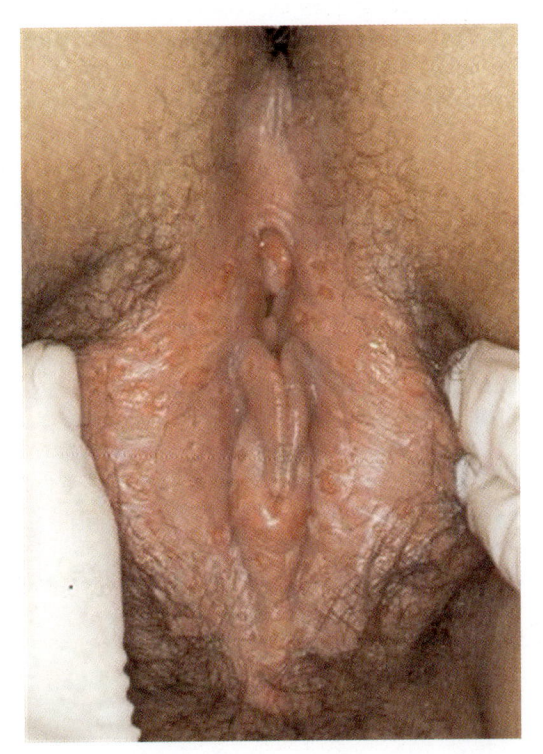

FIGURA 8.3 Lesões vulvares de paciente com infecção primária debilitante 5 dias após o início dos sintomas. Cultura positiva para HSV-1.

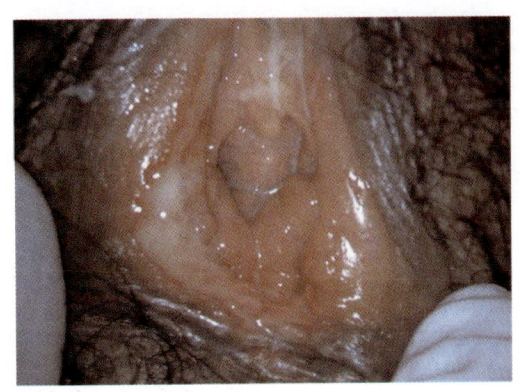

FIGURA 8.4 Lesões de herpes genital 5 dias após o início. As lesões estão com infecção secundária e são muito dolorosas.

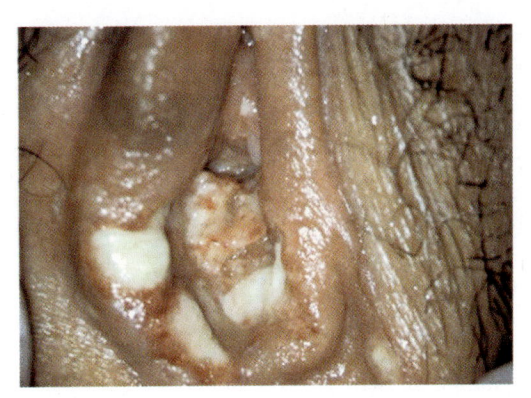

FIGURA 8.5 Paciente com doença ulcerativa da vulva não decorrente do herpes. Não houve crescimento de herpes na cultura, e os anticporpos para HSV-1 e HSV-2 foram negativos.

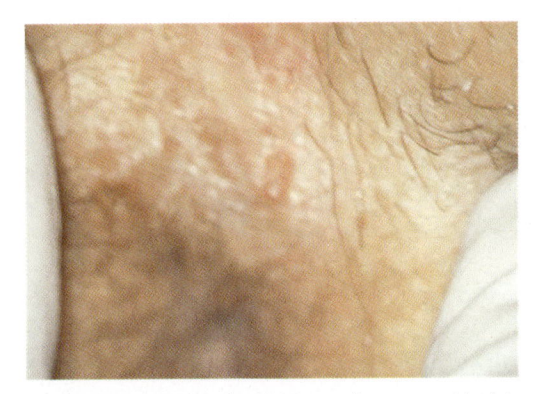

FIGURA 8.6 Lesões perineais em paciente com história de episódios recorrentes de irritação vulvar, que a paciente atribuía à reinfecção por *Candida*. A cultura destas pequenas ulcerações genitais foi positiva para HSV-2.

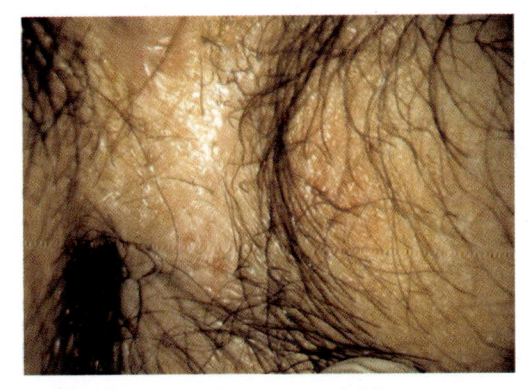

FIGURA 8.7 Outra paciente com episódios recorrentes de irritação vulvar atribuída à *Candida*. A cultura foi positiva para HSV-2.

confirmado pela cultura de pequenas ulcerações que não tinham a clássica aparência de herpes. As pacientes vistas mais tardiamente no curso da doença têm lesões em cicatrização, com crostas (Figura 8.8). Estas estavam na mesma localização onde o surto anterior de herpes havia sido observado.

É importante realizar cultura das lesões e testagem dos anticorpos para HSV-1 e HSV-2 em cada paciente vista pela primeira vez com lesões vulvares. Sem esses dois tipos de testes, cultura e pesquisa de anticorpos, é impossível determinar se trata de infecção primária ou recorrente, quando o diagnóstico se baseia somente na história da paciente e no diagnóstico clínico. Além da cultura, existem outros testes para o rastreamento de herpes. O teste

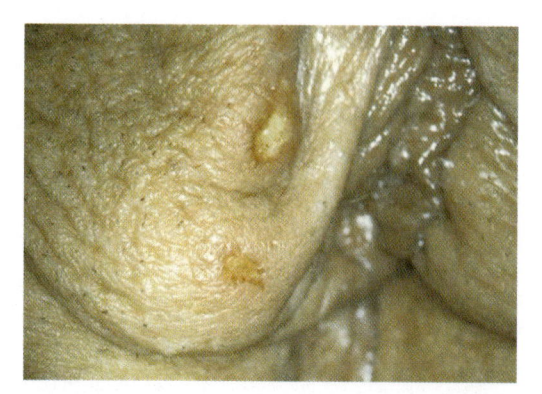

FIGURA 8.8 Paciente com episódio recorrente de herpes genital visto na fase clínica tardia, com crostas nas lesões.

de reação em cadeia de polimerase (PCR) é o rastreamento mais sensível para a eliminação viral,[29] mas o significado clínico do PCR positivo para herpes como marcador da passagem do vírus tanto para um parceiro sexual como para o feto é desconhecido. O baixo número de vírus detectado pelo PCR pode não estar associado à transmissão. Entretanto, o PCR é mais valioso do que a cultura na avaliação de um possível surto inicial de herpes, se já passaram alguns dias do início dos sintomas. Este é também o tempo para se pesquisar os anticorpos para HSV-1 e HSV-2. Se a cultura ou PCR para HSV-1 ou HSV-2 forem positivos e não houver presença de anticorpos, isto indica uma infecção primária. Se a pesquisa de anticorpos for negativa, deve ser repetida em 4 a 6 semanas para confirmar o diagnóstico da infecção primária. Se os anticorpos forem positivos em uma paciente que aparenta ter um surto de infecção primária, pode-se confirmar que ela teve uma reativação de herpes genital subsequente a um episódio primário anterior não reconhecido. Neste caso o risco de transmissão para o feto é muito menor do que seria na infecção primária. Prover informações acuradas à paciente requer a utilização de laboratório que ofereça os testes discriminatórios e que possam ser solicitados. Os testes acurados para anticorpos contra HSV-1 e HSV-2 devem ser baseados na glicoproteína específica ao HSV, comercialmente disponíveis desde 1999.[30] Infelizmente, testes mais antigos que não fazem tal distinção ainda continuam a ser utilizados, em alguns laboratórios. O médico precisa estar ciente sobre o tipo de teste que está sendo realizado pelo laboratório para o qual encaminha suas pacientes.

Existem pacientes assintomáticas, para as quais o médico é obrigado a solicitar a pesquisa de anticorpos. Desde que se trata de doença sexualmente transmissível, solicitar o teste para a mulher significa solicitar também o teste para seu parceiro sexual. Existem três grupos de mulheres para as quais a testagem é uma opção. O primeiro é o grupo de mulheres não grávidas, que estão para iniciar um novo relacionamento sexual e determinadas a evitar a aquisição de herpes genital. A pesquisa de anticorpos para HSV-1 e HSV-2 deve ser solicitada para ambos os parceiros. Se os testes forem discordantes, ou seja, um parceiro tem anticorpos, e o outro é suscetível, existe o risco de transmissão do vírus para o suscetível. Existe um particular problema se a mulher for suscetível, porque a possibilidade de transmissão do HSV-2 do homem para a mulher é maior do que o contrário, ou seja, da mulher para o homem suscetível. A segunda área de possibilidade de teste é a gestação. Se a gestante for positiva para anticorpos anti-HSV-1 ou HSV-2, o médico deve orientá-la para que informe à equipe de saúde sobre, quaisquer lesões ou irritação vulvar, caso surjam, de maneira que ela possa ser avaliada e colhido material das lesões para cultura. O foco sobre a gestante positiva para anticorpos tem sido expandido. Após detectar a gestante com anticorpos, o médico deve solicitar a testagem para o parceiro sexual. O homem que for positivo para HSV-1 ou HSV-2 tem o potencial de transmitir o vírus à parceira grávida. É importante identificar estes casos, já que metade a dois terços do herpes neonatal resulta da aquisição do episódio inicial de herpes genital no terceiro trimestre da gestação e a subsequente excreção do vírus no trato genital durante o trabalho de parto. De maneira geral, um estudo demonstrou que 2% das mulheres suscetíveis adquirem a infecção pelo HSV durante a gestação,[8] mas se o foco for sobre aquelas de maior risco, isto é, casais discordantes com uma mulher suscetível e o parceiro masculino positivo para anticorpos anti-HSV-1 ou HSV-2, a soroconversão é muito maior (13%).[31] O aspecto mais relevante destas observações é que, para dois terços ou três quartos das mulheres que adquirem herpes durante a gestação, nem elas nem os médicos estão cientes da infecção. Apesar destas preocupações tanto em gestantes como em não gestantes, não há consenso sobre a necessidade de rastreamento sorológico da infecção. A baixa frequência de recém-nascidos com infecção herpética e as preocupações com a baixa acuracidade dos testes laboratoriais comerciais, além de seu custo, contribuem para a não testagem de todas as mulheres grávidas. Tal fato foi claramente demonstrado em uma avaliação de testagem durante a gravidez, em que o rastreamento de anticorpos não foi recomendado em razão das preocupações anteriormente mencionadas mais a ansiedade das pacientes.[32] Tal ansiedade é um significativo impedimento para a mais ampla testagem de pacientes. A ansiedade produzida por um falso-positivo em um teste comercial para anticorpos afeta, adversamente, um número muito maior de mulheres do que aquelas infectadas pelo herpes-vírus.[33] Além disso, nas Ilhas Britânicas onde a incidência notificada de herpes neonatal é de 1 em 60.000 nascimentos, os custos de um programa de rastreamento universal são extremamente onerosos para o Serviço Nacional de Saúde.[33] Outra análise detalhada dos dados britânicos não encontrou evidências para benefícios no rastreamento para o HSV-2 rotineiramente no pré-natal, tanto em nível populacional como individual.[34] O terceiro grupo a ser focado é aquele de mulheres assintomáticas vivendo com o HIV. Estas são candidatas ao rastreamento de anticorpos para HSV-1 e HSV-2, porque têm maior probabilidade de excretar o vírus e, se desenvolverem lesões herpéticas, apresentarão maior risco de transmitir o HIV ao parceiro sexual suscetível.[9]

TRATAMENTO

O tratamento do paciente com um primeiro episódio clínico de herpes clínica exige uma abordagem cuidadosa, focada e sem julgamento. Depois de obter a história e identificar as lesões genitais suspeitas da infecção por herpes, devem ser realizadas culturas ou PCR da lesão, assim como testes para anticorpos contra HSV-1 e HSV-2. Às vezes é difícil para o médico obter o diagnóstico definitivo na visita inicial, mas, se houver mesmo uma leve suspeita de herpes, o tratamento deve ser iniciado imediatamente para diminuir a gravidade e a duração dos sintomas. O médico não deve ser dogmático sobre o diagnóstico, mas enfatizar que a confirmação depende dos resultados laboratoriais. Isto é muito importante. Durante anos, muitas mulheres foram desnecessariamente emocionalmente traumatizadas pelo diagnóstico apressado e incorreto de herpes genital onde havia apenas uma irritação vulvar. Estas mulheres com frequência aceitam esta informação errada como fato consumado, por meses ou anos. Há uma variedade de regimes de tratamento recomendados pelo *Centers for Disease Control (CDC)* nos Estados Unidos[35] (Tabela 8.1).

Uma estratégia eficaz é aquela em que a dose é administrada 2 ou 3 vezes ao dia, porque este é um esquema mais fácil para a paciente seguir. Ao falar com a paciente, o médico deve lembrar que, para a mulher afetada, esta é uma questão de alta carga emocional. A atitude de desaprovação pelo médico somente aumentará a angústia da paciente. O profissional deve assegurar que o diagnóstico mais provável é herpes, e que a medicação prescrita deve diminuir os seus sintomas. O profissional deve assegurar ainda que isto não é o fim de sua vida sexual e que não impedirá que se torne mãe no futuro, se ela estiver em idade fértil. Esta ênfase sobre a idade é importante porque a doença não é limitada aos jovens. O herpes genital pode ser diagnosticado em viúvas ou em mulheres na menopausa divorciadas que têm novos parceiros sexuais. Para cada paciente, é importante ressaltar o fato de que o prognóstico e as opções de tratamento estarão relacionados com os resultados das culturas e estudos de anticorpos. Na consulta seguinte, uma semana a 10 dias após para a revisão dos resultados laboratoriais, checar a resposta da paciente à medicação; as orientações gerais para o futuro também são importantes.

Tendo em mãos os resultados da cultura e da sorologia para HSV-1 e HSV-2, deve-se agendar a consulta para acompanhamento. O médico deve estar preparado para lidar com todas as variações de resultados. Existem diversas combinações. A paciente pode ser negativa para cultura e anticorpos, nesse caso os sintomas não são decorrentes do herpes. É também possível que a paciente tenha sido vista quando a carga viral tenha diminuído ao ponto da cultura não ter sido positiva e ser muito cedo no ciclo da infecção para o aparecimento de anticorpos. Esta é a situação onde a sensibilidade maior do PCR é mais útil do que a cultura. Se a cultura for o teste disponível, esta mulher deve ser orientada a repetir o teste de anticorpos em 4 a 6 semanas; se mesmo assim não houver anticorpos presentes, ela poderá ter certeza de que não tem herpes. Isto é importante para evitar o diagnóstico incorreto de herpes genital em mulheres que permanecem com anticorpos negativos.

A categoria seguinte é a das pacientes com cultura positiva tanto para HSV-1 como para HSV-2, mas sem anticorpos plasmáticos. Isto indica uma infecção primária, e a orientação será diferente, dependendo do tipo de herpes isolado. Se for HSV-1, o risco de episódios recorrentes é baixo, e este fato deve ser enfatizado. Elas devem ser alertadas para informar o médico se tiverem qualquer sintoma de recorrência, para que possam ser reavaliadas. Se o HSV-2 for isolado, a paciente deve ser orientada sobre o risco de recorrências. Devem ser também orientadas para anotar em um calendário a frequência das recorrências para que o médico possa avaliar a necessidade de tratamento profilático intermitente ou prolongado. Elas devem ter em mãos uma prescrição para medicamentos antirretrovirais de maneira que possam tomar se tiverem sintomas prodrômicos. Tais pacientes têm muitas questões, que devem ser abordadas pelo médico da maneira mais acurada possível. Será que o parceiro sexual mais recente é a fonte de infecção? Estes parceiros podem ser excretores assintomáticos de vírus e desconhecerem que são

Tabela 8.1 Regimes de tratamento recomendados pelo CDC para o primeiro episódio de herpes genital

Aciclovir 400 mg por via oral 3 vezes ao dia por 7-10 dias
ou
Aciclovir 200 mg por via oral 5 vezes ao dia por 7-10 dias
ou
Valaciclovir 1,0 g por via oral 2 vezes ao dia por 7-10 dias
ou
Famciclovir 250 mg por via oral 3 vezes ao dia por 7-10 dias

portadores de herpes genital. A aquisição de herpes genital tem sido responsável pelo término de muitos relacionamentos. Mulheres sexualmente ativas, que não estão em relacionamentos monogâmicos, têm uma questão importante: qual será seu futuro sexual? Elas devem estar cientes que possuem um risco potencial de infectar um parceiro suscetível. O risco é maior quando há lesões vulvares, mas também pode haver excreção assintomática do vírus. Embora o número de cópias do vírus recuperadas na excreção assintomática seja muito menor do que quando existem lesões, a transmissão ao parceiro sexual pode ocorrer na fase assintomática. Estas mulheres devem ser orientadas a informar a qualquer potencial parceiro sexual que são portadoras de herpes genital. Entretanto, isto cria um dilema para muitas. Com frequência essa abertura para expor a verdade termina o relacionamento. Se o parceiro sexual estiver comprometido com o relacionamento, ele deve realizar o teste para ver a presença de anticorpos e verificar se é suscetível à infecção. Se for suscetível, existem opções para reduzir o risco. Obviamente, o casal deve evitar qualquer contato íntimo quando houver sintomas prodrômicos ou presença de qualquer lesão genital. Adicionalmente, a administração de aciclovir uma vez ao dia à mulher reduz, mas não elimina, o risco de transmissão.[36] Outra importante questão a longo prazo para muitas destas mulheres, estejam ou não grávidas, é se poderão dar à luz a um recém-nascido saudável, sem infecção. Elas podem, mas devem ser informadas que serão monitorizadas e, se tiverem lesão genital quando em trabalho de parto, há indicação para realização da cesárea.

O terceiro grupo de mulheres a aconselhar consiste naquelas com cultura positiva para o HSV-2 e que também tem anticorpos HSV-2 presentes. Estas pacientes estão tendo um primeiro episódio sintomático de uma infecção que não é primária.[5] Elas tiveram um episódio primário muito menos sintomático e devem ser instruídas para aprenderem a reconhecer a sintomatologia associada a esses episódios, estando assim alertas para os sinais de perigo. Novamente, nestas mulheres, a frequência das recorrências determinará a estratégia terapêutica futura.

Na paciente diagnosticada com herpes genital, a estratégia para lidar com os episódios recorrentes deve estar pronta antes da ocorrência do episódio seguinte. O tratamento episódico efetivo deve ser ministrado dentro de um dia do aparecimento das lesões, ou, idealmente, com os sintomas prodrômicos. A paciente deve ter um agente antirretroviral em mãos para que não precise procurar atendimento do médico plantonista durante a noite ou em final de semana em busca de prescrição e buscar uma farmácia para obter o medicamento. Existe uma ampla gama de regimes terapêuticos disponíveis.[35] (Tabela 8.2). Qualquer um destes regimes é aceitável. Algumas mulheres têm frequentes episódios recorrentes de herpes genital, seis ou mais vezes por ano. Isto atrapalha o seu trabalho e vida social, e uma opção adequada é colocar estas mulheres em terapia supressiva. Elas devem ser informadas que tais medicamentos reduzirão o número de episódios de recorrências, mas podem não suprimir todos os episódios

Algumas mulheres têm episódios frequentes de recorrências de herpes genital, seis ou mais vezes ao ano. Isto atrapalha sua vida no trabalho e socialmente; uma opção apropriada é colocá-las sob terapia supressiva contínua. Elas devem ser informadas que a medicação reduzirá o número de episódios, mas pode não evitar todos. Até o momento, esta estratégia tem sido altamente efetiva. Os medicamentos antirretrovirais têm sido bem tolerados por longos períodos de tempo, e a resistência do herpes-vírus aos mesmos ainda não é um problema. Os diversos tratamentos recomendados pelo CDC estão listados na Tabela 8.3.[35] As pacientes devem também ser informadas que tais regimes também reduzirão, mas não eliminarão, a probabilidade de transmissão do vírus ao parceiro sexual suscetível. Elas também devem estar cientes de que o homem suscetível tem risco menor de adquirir o vírus do que a mulher suscetível. Em um estudo comparando o uso do valaciclovir 500 mg 1 vez ao dia com placebo, em que *condoms* foram utilizados em graus variáveis pela população estudada durante um período de 8 meses, a taxa total de infecção em homens suscetíveis foi de 6 em 499 (1,2%) comparados a 9 de 497 (1,8%) dos que receberam placebo.[36] Esta diferença não foi estatisticamente significativa. A significância só foi atingida quando os dados de mulheres suscetíveis foram combinados com os de homens suscetíveis. Este regime, para mulheres suscetíveis, mostrou uma taxa de aquisição de 8 em

Tabela 8.2 Regimes de tratamento recomendados pelo CDC para episódios esporádicos de herpes genital

Aciclovir 400 mg por via oral 3 vezes ao dia por 5 dias
ou
Aciclovir 800 mg por via oral 2 vezes ao dia por 5 dias
ou
Aciclovir 800 mg por via oral 2 vezes ao dia por 5 dias
ou
Valaciclovir 500 mg por via oral 2 vezes ao dia por 3 dias
ou
Valaciclovir 1 g por via oral 1 vez ao dia por 5 dias
ou
Famciclovir 125 mg por via oral 2 vezes ao dia por 5 dias
ou
Famciclovir 1 g por via oral 2 vezes ao dia por 1 dias
ou
Famciclovir 500 mg em dose única por via oral seguido por 250 mg 2 vezes ao dia por 2 dias

Tabela 8.3 Regimes de tratamento supressivo recomendados pelo CDC para prevenir herpes genital recorrente

Aciclovir 400 mg por via oral 2 vezes ao dia *ou*
Valaciclovir 500 mg por via oral 1 vez ao dia* *ou*
Valaciclovir 1 g por via oral 1 vez ao dia *ou*
Famciclovir 250 mg por via oral 2 vezes ao dia

*Valaciclovir 500 mg por via oral 1 vez ao dia pode ser menos efetivo do que valaciclovir ou aciclovir em pessoas que têm recorrências frequentes (isto é, ≥ 10 episódios por ano)

Tabela 8.5 Regimes de tratamento supressivo recomendados pelo CDC para infecções herpéticas genitais em mulheres HIV positivas

Aciclovir 400 mg por via oral 2 a 3 vezes ao dia
ou
Valaciclovir 500 mg por via oral 2 vezes ao dia
ou
Famciclovir 500 mg por via oral 2 vezes ao dia

244 (3,3%) no grupo valaciclovir, quando comparado com 18 em 244 (7,4%) no grupo placebo.

Pacientes que são positivas para o HIV apresentam novos problemas específicos para o médico. Estas mulheres imunocomprometidas podem ter episódios severos de herpes genital, frequentemente prolongados e dolorosos. O advento das drogas antirretrovirais para tratamento do HIV tem tornado esses problemas menos frequentes. Os regimes de tratamento episódicos sugeridos pelo CDC estão ilustrados na Tabela 8.4. Se as recorrências forem frequentes, a mulher deve ser candidata à terapia supressiva diária (Tabela 8.5). Mulheres infectadas pelo HIV com úlceras genitais estão sob maior risco de transmitir o HIV. O tratamento de herpes genital é um importante passo inicial, mas deve ser acompanhado por terapia antirretroviral efetiva contra o HIV. Adicionalmente, esta é uma população de pacientes em que a possibilidade de desenvolvimento de resistência do herpes ao tratamento representa uma preocupação importante. Se as recorrências persistirem ou continuarem, deve-se isolar o vírus para rastreamento de resistência e, após o resultado, deve-se consultar um infectologista para a seleção da terapia antirretroviral mais apropriada.

Herpes genital durante a gestação traz o risco de transmissão do vírus para o feto. Felizmente, este evento é incomum, estimando-se que ocorra em 1 entre 3.200 partos nos Estados Unidos[10] a 1 em 60.000 partos na Inglaterra.[34] No passado, o foco obstétrico era sobre a paciente com história de herpes genital. Essas mulheres eram mantidas sob rigorosa observação e cuidados. O uso de eletrodos por escalpe ou retirada de amostras sanguíneas fetais por escalpe deveriam ser evitados, pela possibilidade de excretarem o vírus de maneira assintomática durante o parto. Se ao início do trabalho de parto ocorrerem sintomas prodrômicos ou mesmo lesões genitais recentes, dever-se-ia realizar a cesárea, assim que possível. Numerosos estudos também relatavam o uso de terapia antiviral supressiva durante as quatro últimas semanas de gestação. Isto reduziria o número de recidivas e também a frequência de excreção assintomática do vírus, mas não demonstrou reduzir o número de infecções em recém-nascidos.[37]

Este foco estreito de estratégia ignora a maioria dos recém-nascidos que estão sob risco de adquirir herpes de suas mães durante o trabalho de parto e parto. Uma opção é o rastreamento de anticorpos para HSV-1 e HSV-2 em todas as mulheres na primeira consulta de pré-natal. A população que é positiva para anticorpos HSV-1 e HSV-2 e que não tem história de herpes genital deve ser orientada a relatar cada episódio de irritação vaginal ou vulvar durante a gravidez, de maneira que possam ser examinadas e realizadas culturas para verificar se este é o momento em que apresentam lesões e estão eliminando vírus. Se estiverem, devem ser instruídas a reconhecerem essas reativações e alertarem o médico se ocorrem antes ou durante o início do trabalho de parto. As pacientes que requerem acompanhamento cuidadoso são aquelas suscetíveis à infecção por HSV-1 e HSV-2. A infecção primária materna com cada um desses vírus no terceiro trimestre da gravidez aumenta de maneira importante o risco de infecção do recém-nascido. O valor do rastreamento e aconselhamento ainda não está bem estabelecido, e a questão do custo-benefício deve ser avaliada antes do estabelecimento de um programa de rastreamento.[31,33,38] Se a decisão for realizar o rastreamento rotineiramente, há três grupos de mulheres suscetíveis. O primeiro tem anticorpos contra o HSV-1 e não contra o HSV-2. Seus parceiros sexuais devem ser rastreados, e, se forem positivos para o HSV-2, as mulheres estão sob risco de adquirirem a infecção pelo HSV-2 durante a gestação. Para diminuir o risco, e excluindo-se a abstinência sexual,

Tabela 8.4 Regimes de tratamento recomendados pelo CDC para infecções episódicas de herpes genital em mulheres HIV positivas

Aciclovir 400-800 mg por via oral 3 vezes ao dia por 5-10 dias
ou
Valaciclovir 1 g por via oral 2 vezes ao dia por 5-10 dias
ou
Famciclovir 500 mg por via oral 2 vezes ao dia por 5-10 dias

o homem poderá tanto usar *condoms* durante a gestação ou tomar uma dose supressiva de valaciclovir diariamente. O grupo seguinte consiste nas mulheres que não têm anticorpos contra o HSV-1, mas os têm contra o HSV-2. O parceiro sexual deverá ser testado e, se tiver anticorpos contra o HSV-1, ele poderá infectar a gestante. A infecção primária pelo HSV-1 durante a gestação traz um maior risco de transmissão ao recém-nascido do que a infecção primária pelo HSV-2. Este homem positivo para anticorpos contra o HSV-1 deve ser orientado para evitar o contato oral-genital e, como o HSV-1 pode ser recuperado de lesões genitais, deve-se recomendar o uso de *condoms* durante toda a gestação. A supressão antiviral ainda não foi estudada para casais discordantes para o HSV-1, mas, provavelmente, poderá prover proteção adicional. Obviamente, mulheres que não possuem anticorpos para o HSV-1 ou o HSV-2 devem ter seus parceiros rastreados e, se os mesmos forem anticorpos positivos para HSV-1 e HSV-2, as mesmas orientações devem ser dadas ao casal.

O futuro tratamento da infecção pelo HSV-1 e HSV-2 terá o foco acima dos atuais regimes antirretrovirais. Os estudos de vacinas estão avançados e, se as mesmas forem efetivas, serão uma medida preventiva de enorme valor. Em um estudo relatado até o momento, uma vacina de glicoproteína D-adjuvante foi efetiva em mulheres soronegativas para o HSV-1 e HSV-2. Não foi efetiva em mulheres que eram soropositivas para o HSV-1 e soronegativas para o HSV-2. Não foi eficaz em homens, independente o estado sorológico.[39] Imunoestimuladores, variações da droga imiquimode, também, têm sido estudados. Tais drogas são aplicadas diretamente nas lesões do herpes genital recorrente. Ensaios realizados em animais utilizando tais drogas têm sido promissores, já que diminuíram a frequência de excreção viral. Até o momento, os ensaios em humanos não se mostraram efetivos.

Existem outras opções de tratamentos. A circuncisão masculina reduz a aquisição da infecção pelo HSV-2 em homens, mas não reduziu a aquisição do HSV-2 por suas parceiras do sexo feminino.[40]

REFERÊNCIAS

1. Leo J, Dowd M. The new scarlet letter: Herpes, an incurable virus, threatens to undo the sexual revolution. *Time*, August 2, 1982.
2. Fleming DT, McQuillan GM, Johnson RE *et al.* Herpes simplex virus type 2 in the United States, 1976 to 1994. *N Engl J Med* 1997;337:1105-1111.
3. Seroprevalence of herpes simplex virus type 2 among persons aged 14–49 years: United States 2005-2008. *Morb Mortal Wkly Rep* 2010;59:456-459.
4. Schiffer JT, Corey L. Rapid host immune response and viral dynamics in herpes simplex virus-2 infection. *Nat Med* 2013;19:280-290.
5. Wald A, Zeh J, Selke S *et al.* Reactivation of genital herpes simplex virus type 2 infection in asymptomatic seropositive persons. *N Engl J Med* 2000;342:844-850.
6. Bernstein D, Stokes-Reiner A, Hook E *et al.* Epidemiology, clinical presentation and antibody response to primary infection with herpes simplex virus type 1 and type 2 in young women. *Clin Infect Dis* 2013;56:344-351.
7. Benedetti JK, Corey L, Ashley R. Recurrence rates in genital herpes after symptomatic first-episode infection. *Ann Intern Med* 1994;121:847-854.
8. Brown ZA, Selke S, Zeh J *et al.* The acquisition of herpes simplex virus during pregnancy. *N Engl J Med* 1997;337:509-515.
9. Hook EW III, Cannon RO, Nahmias AJ *et al.* Herpes simplex virus infection as a risk factor for human immunodeficiency virus infection in heterosexuals. *J Infect Dis* 1992;165:251-255.
10. Thompson C, Whitley R. Neonatal herpes simplex virus infections. Where are we now? *Adv Exp Med Biol* 2011;697:221-230.
11. Xu F, Sternberg MR, Kottin BJ *et al.* Trends in herpes simplex virus type 1 and type 2 seroprevalence in the United States. *J Am Med Assoc* 2006;296:964-973.
12. Roberts CM, Pfister JR, Spear SJ. Increasing proportion of herpes simplex virus type 1 as a cause of genital herpes infection in college students. *Sex Transm Dis* 2003;30:797-800.
13. Xu F, Lee FK, Morrow RA *et al.* Seroprevalence of herpes simplex virus type 1 in children in the United States. *J Pediatr* 2007;151:374-377.
14. Schulte JM, Bellamy AR, Hook EW *et al.* HSV-1 and HSV-2 seroprevalence in the United States among asymptomatic women unaware of any herpes simplex virus infection (Herpevac Trial for Women). *South Med J* 214;107:79-84.
15. Cheshenko N, Trepanier JB, Gonzalez PA *et al.* Herpes simplex virus type 2 glycoprotein H interacts with integrin $\alpha v\beta 3$ to facilitate viral entry and calcium signaling in human genital tract epithelial cells. *J Virol* 2014;88:10026-10038.
16. Baringer JR. Recovery of herpes simplex virus from human sacral ganglions. *N Engl J Med* 1974;291:828-830.
17. Tata S, Johnston C, Huang ML *et al.* Overlapping reactivations of herpes simplex virus type 2 in the genital and perianal mucosa. *J Infect Dis* 2010;201:499-504.

18. Lafferty WE, Coombs RW, Benedetti J et al. Recovery after oral and genital herpes simplex virus infection. Influence of site of infection and viral type. *N Engl J Med* 1997;316:1444-1449.
19. Hofstetter AM, Rosenthal SL, Stanberry LR. Current thinking on genital herpes. *Curr Opin Infect Dis* 2014;27:75-83.
20. Masese L, Baeten JM, Richardson BA et al. Incident herpes simplex virus type 2 infection increases the risk of subsequent episodes of bacterial vaginosis. *J Infect Dis* 2014;209:1023-1027.
21. Beghini J, Giraldo PC, Linhares IM et al. Neutrophil gelatinase-associated lipocalin concentration in vaginal fluid: Relation to bacterial vaginosis and vulvovaginal candidiasis. *Reprod Sci* 2015;22:964-968.
22. Nasioudis D, Beghini J, Bongiovanni AM et al. Alpha-amylase in vaginal fluid: Association with conditions favorable to *Lactobacillus* dominance. *Reprod Sci* 2015;PMID: 25878210.
23. Brown ZA, Wald A, Morrow RA et al. Effect of serologic status and cesarean delivery on transmission of herpes simplex virus from mother to infant. *J Am Med Assoc* 2003;289:203-209.
24. Corey L, Langenberg AGM, Ashley R et al. Recombinant glycoprotein vaccine for the prevention of genital HSV-2 infection: Two randomized controlled trials. *J Am Med Assoc* 1999;282:331-340.
25. Chan T, Barra NG, Lee AJ et al. Innate and adaptive immunity against herpes simplex virus type 2 in the genital mucosa. *J Reprod Immunol* 2011;88:210-218.
26. Lee AJ, Ashkar AA. Herpes simplex virus-2 in the genital mucosa: Insights into the mucosal host response and vaccine development. *Curr Opin Infect Dis* 2012;25:92-99.
27. Drannik AG, Nag K, Sallenave JM et al. Antiviral activity of trappin-2 and elafin in vitro and in vivo against genital herpes. *J Virol* 2013;87:7526-7538.
28. Cavignac Y, Esclatine A. Herpesvirus and autophagy: Catch me if you can? *Viruses* 2010;2:314-333.
29. Boggess KA, Watts DH, Hobson AC et al. Herpes simplex virus type 2 detection by culture and polymerase chain reaction and relationship to genital symptoms and cervical antibody status during the third trimester of pregnancy. *Am J Obstet Gynecol* 176;1997:443-451.
30. CDC. Sexually transmitted diseases. Treatment guidelines 2002. *Morb Mortal Wkly Rep* 2002; 51(RR-6):1-80.
31. Brown ZA. HSV-2 specific serology should be offered routinely to antenatal patients. *Rev Med Virol* 2000;10:141-144.
32. Rouse DJ, Stringer JSA. An appraisal of screening for maternal type-specific herpes simplex virus antibodies to prevent neonatal herpes. *Am J Obstet Gynecol* 2000;183:400-406.
33. Tookey P, Pechkam CS. Neonatal herpes simplex infection in the British Isles. *Paediatr Perinat Epidemiol* 1996;10:432-442.
34. Wilkinson P, Barton S, Cowan F. HsV-2 Specific serology should not be offered routinely to antenatal patients. *Reprod Sci* 2015;22:1393-1398.
35. CDC. Sexually transmitted diseases. Treatment guidelines 2015. *Morb Mortal Wkly Rep* 2015;64:1-137.
36. Corey L, Wald A, Patal R et al. Once daily valacyclovir to reduce the risk of transmission of genital herpes. *N Engl J Med* 2004;350:11-20.
37. Watts DH, Brown ZA, Money D et al. A double-blind, randomized, placebo-controlled trial of acyclovir in late pregnancy for the reduction of herpes simplex virus shedding and cesarean delivery. *Am J Obstet Gynecol* 2003;188:836-843.
38. Wald A. Knowledge is power. A case for wider herpes simplex virus serologic testing. *JAMA Pediatr* 2013;167:689-690.
39. Stanberry LR, Spruance SL, Cunningham AL et al. Glycoprotein d-adjuvant vaccine to prevent genital herpes. *N Engl J Med* 2002;347:1652-1661.
40. Tobain AAR, Kigozi G, Redd AD et al. Male circumcision and herpes simplex virus type 2 infections in female partners: A randomized trial in Kakai, Uganda. *J Infect Dis* 2012;205:486-490.

Capítulo 9

INFECÇÕES GENITAIS POR PAPILOMAVÍRUS HUMANO

INTRODUÇÃO

Há dois aspectos totalmente diferentes para a realidade das infecções por papilomavírus humano (HPV) em mulheres. A imensa maioria das pacientes com esta doença sexualmente transmitida (DST) não tem sintomas, nenhum sinal manifesto, e nenhuma evidência citológica de infecção, e o seu sistema imune as capacita a eliminar o vírus sem nenhuma evidência clínica residual de infecção. Esta é a maioria silenciosa das pacientes infectadas com esta DST amplamente disseminada. Um componente da relutância dos médicos americanos a apoiar testagem universal para HPV é a crença de que os altos números de testes positivos de HPV de alto risco em mulheres sem nenhuma patologia discernível provocará nas pacientes ansiedades desnecessárias a respeito de uma DST mal compreendida ligada ao câncer cervical. Suas ansiedades farão estas mulheres sobrecarregarem consultórios médicos particulares com chamadas telefônicas, procurando tranquilizar-se de que ficarão bem. Novas diretrizes suportam a estratégia de uma ênfase continuado no esfregaço de Papanicolaou ("teste Pap") como o teste principal de triagem, mas a intervalos menos frequentes.

A triagem com teste Pap anual não é mais considerada o padrão de cuidado nos Estados Unidos. Em lugar disso, recomenda-se começar a triagem de rotina com teste Pap na idade de 21 anos. Se o esfregaço for normal, novos testes Pap podem ser repetidos a intervalos de 3 anos nas pacientes com idades de 21-29 anos. Na idade de 30 anos, a triagem para HPV de alto risco deve ser feita e se o esfregaço Pap for normal e o teste de HPV for negativo, então esta dupla testagem pode ser repetida a cada 5 anos. Estas diretrizes não são leis imutáveis para o cuidado das pacientes: podem variar de país para país. Na Inglaterra, por exemplo, o primeiro esfregaço Pap não é recomendado até a idade de 25 anos. Além disso, os clínicos devem estar preparados para modificar estas diretrizes se circunstâncias incomuns de pacientes individualmente sugerirem alterações. A exposição sexual muito precoce poderia levar ao câncer cervical invasivo uma adolescente, antes que o primeiro teste Pap seja recomendado. Isto não é comum, mas ocorre. Em uma pesquisa de âmbito nacional nos Estados Unidos, em 2009, houve 14 mulheres com câncer cervical invasivo no grupo etário de 15-19 anos.[2] Mais uma vez, diretrizes não são leis imutáveis, mas, em vez disso, representam estratégias sugestivas que podem ser modificadas em circunstâncias envolvendo mulheres com fatores de risco individuais incomuns.

Algumas, porém não todas as pacientes infectadas com tipos de HPV de baixo risco, desenvolverão proliferações, condilomas acuminados, "verrugas", no períneo, no reto, na vagina ou no colo. Isto permanece um problema médico importante. Em 2009, foi estimado que houve 350.000 novos casos de verrugas anogenitais causadas por infecção pelo HPV.[3] Estas novas proliferações são iniciadas por tipos de HPV de baixo risco. Foram rotulados "de baixo risco" porque não são associados a cânceres do colo, vagina, vulva ou reto. Com o ensaio Captura híbrida II aprovado pela FDA, podemos identificar a presença de HPVs 6, 11, 42, 43 e 44 que são associados a esta proliferação de tecido anormal. O profissional, testando mulheres assintomáticas, encontrará muito mais pacientes com um teste positivo para HPV de baixo risco do que aquelas que subsequentemente desenvolvem "verrugas". O achado laboratorial positivo na ausência de quaisquer anormalidades clínicas exigirá uma explicação e um plano de acompanhamento. O aparecimento de novas lesões é um evento profundamente perturbador para a maioria das pacientes. Estas "verrugas" são marcadores visíveis de uma DST. Para a mulher atingida, confirma-se, visivelmente, sua aquisição de uma DST. Igualmente danosas, estas lesões confirmam que o seu parceiro foi indiscreto em uma relação que ela supunha monogâmica. O aparecimento inesperado de verrugas genitais na mulher confiável de um casal casado constitui frequentemente o primeiro passo no caminho para separação e divórcio. A reação imediata da maioria das mulheres a esta nova realidade é procurar tratamento imediato para se livrar destas lesões. Elas também querem ter a garantia de que a remoção do *condiloma* acabará com suas preocupações de transmitir estes vírus a qualquer futuro parceiro sexual.

Existem muitas situações clínicas em que novas lesões serão descobertas. No exame pélvico de uma paciente sexualmente ativa que se queixa de um novo corrimento vaginal ou desconforto ao intercurso, verrugas vulvares, vaginais ou cervicais podem às vezes ser identificadas. Estas mulheres compreensivelmente ficam chocadas quando informadas desta descoberta. Elas se sentem violadas e não limpas, e querem tratamento imediato para eliminar estas proliferações.

Um cenário semelhante no cuidado de pacientes existe com tipos de alto risco. A maioria das pacientes infectadas com tipos de HPV de alto risco nunca é conhecedora da infecção, e eliminam o vírus ao longo do tempo sem nenhum conhecimento de terem sido infectadas. Sua resposta imune é específica para o tipo encontrado, de modo que a eliminação de um tipo de HPV de alto risco confirmada por testagem negativa pode ser seguida por uma infecção com um tipo diferente de HPV de alto risco. Quando isto ocorre e a paciente faz, outra vez, triagem com testes que são capazes de detectar qualquer um dentre uma variedade de tipos de HPV de alto risco, o resultado do teste será positivo. Um teste positivo pode não ser a persistência de uma infecção pregressa, mas em vez disso uma nova aquisição de um tipo diferente de HPV de alto risco. Com o passar do tempo em algumas, mas não todas, mulheres infectadas com tipos de HPV de alto risco, ocorrerão alterações celulares que são refletidas nos laudos citológicos como células escamosas atípicas de significado indeterminado (ASCUS), células glandulares atípicas de significado indeterminado, lesão intraepitelial de baixo ou alto grau (LSH ou HSIL), ou carcinoma glandular. Dependendo do grau das alterações celulares, estes esfregaços Pap anormais levarão a testes repetidos a intervalos mais frequentes ou necessitarão de confirmação por biópsia com tratamento subsequente, dependendo dos resultados histopatológicos.

Muitos médicos e pacientes têm concepções imperfeitas sobre a história natural das infecções por HPV. As suposições errôneas da paciente foram reforçadas na maioria dos casos pelos dados demasiado frequentemente incorretos não filtrados disponíveis em uma variedade de sites da Internet. É necessário enfatizar que as infecções por HPV não são como aquelas da varicela e do herpes, em que os vírus, uma vez adquiridos, persistem no hospedeiro humano durante toda a vida. Em vez disso, o HPV é frequentemente removido pelos mecanismos de defesa do hospedeiro inerentes à mulher. Um estudo cuidadoso de estudantes do sexo feminino sexualmente ativas de uma universidade nos Estados Unidos que tiveram repetidos testes de reação em cadeia de polimerase (PCR) para tipos individuais de HPV mostrou que 70% das pacientes originalmente infectadas com HPV tinham eliminado o vírus dentro de 12 meses, e 91% removeram a infecção em 2 anos.[4] Um estudo de mulheres urbanas pobres em São Paulo, Brasil, apresentou achados semelhantes.[5] Esta resposta imune à infecção pelo HPV é específica da cepa envolvida, conforme observado em um estudo subsequente das mesmas mulheres americanas. Após a eliminação de um tipo de HPV de alto risco, 70% tinham se tornado infectadas com um novo tipo de HPV de alto risco.[6] Em mulheres, a frequência de infecção por HPV atinge o pico entre as idades de 20 e 24 anos e a seguir diminui.[7] Em contraste, a porcentagem de positividade de HPV em homens permanece constante ao envelhecerem.[8] Para o médico, a realidade clínica é um grande reservatório de população de mulheres assintomáticas sexualmente ativas e homens que são infectados com uma variedade de tipos de HPV. Este é o reservatório de pacientes que continua a disseminar a infecção pelo HPV a outros parceiros sexuais. O lado positivo é que a maioria das mulheres e homens permanecem assintomáticos e removem estes vírus sem nenhum conhecimento de que tivessem sido infectados.

O conhecimento médico sobre a frequência das infecções por HPV aumentou na última década, resultado da testagem de HPV aprovada pela FDA, usada em conjunção com o esfregaço Pap em meio líquido. A testagem para HPV atual permanece focada em subgrupos de pacientes. É feita em paralelo com o teste Pap em mulheres com um resultado de teste obedecendo a desajeitada nomenclatura "células escamosas atípicas de significado indeterminado". Traduzindo isto em termos que a paciente compreenda, o médico comunica à paciente que o citologista relatou a presença de células imaturas que são anormais, mas não consideradas pré-cancerosas. Para auxiliar na tomada de decisão clínica, a estratégia atual para o tratamento destas mulheres inclui triagem de HPV. Se negativa, a paciente será agendada para uma repetição de esfregaço Pap e teste de HPV em 6-12 meses. Se o teste confirmar a presença de um tipo de HPV de alto risco, recomenda-se intervenção médica imediata com exame colposcópico e biópsias de qualquer tecido de aparência anormal. Estas biópsias visam a excluir quaisquer alterações de tecido cervical mais avançadas do que as notadas no laudo de citologia.

Outra variedade do laudo do esfregaço Pap de ASCUS é a classificação, a saber, *ASCUS: Não é Possível Excluir uma Lesão de Mais Alto Grau*. Este laudo obriga à colposcopia e biópsia imediatas, não importando qual seja o resultado do HPV. Há também um esquema de teste HPV alternativo, cobas® (da Roche), que identifica 14 tipos de HPV de alto risco e detecta especificamente a presença de HPVs 16 e 18. Quando um destes dois tipos está presente, são indicadas colposcopia e biópsia imediatas, mesmo em pacientes com um esfregaço Pap normal. Dez por cento destas mulheres terão lesões pré-cancerosas mesmo com esfregaço Pap normal.⁹ Uma vez que um laudo de esfregaço Pap de LSIL ou HSIL obrigue à colposcopia e biópsia, a testagem para HPV atualmente não é recomendada para selecionar pacientes que necessitam biópsias com estes laudos de Pap.

Uma vez que o câncer cervical é uma doença infecciosa, esta estratégia com um foco em uma doença já estabelecida, isto é, um esfregaço Pap anormal, necessita reavaliação. Com um foco em doença infecciosa, um primeiro passo lógico em um novo paradigma de tratamento seria fazer triagem de todas as mulheres sexualmente ativas procurando a presença da DST e HPV de alto risco. Em vez de aguardar o aparecimento de alterações celulares cervicais anormais no esfregaço Pap, estas mulheres em risco seriam identificadas cedo, enquanto elas ainda tivessem um esfregaço Pap normal. A falta de sensibilidade e especificidade associadas à triagem citológica também coloca em questão o uso do esfregaço Pap como a principal intervenção de triagem. Dois estudos separados salientam esta preocupação, um no Canadá,[10] e o outro na Índia,[11] mostrando que a testagem de HPV é superior ao esfregaço Pap para identificar mulheres com subsequente risco de desenvolver pré-cânceres cervicais de mais alto grau. No estudo canadense, a sensibilidade da testagem de HPV para neoplasia intraepitelial cervical de grau 2 ou 3 foi de 94,9%, enquanto a sensibilidade da testagem com esfregaço Pap foi de 55,4%.[10] Em um estudo na Índia rural pobre em recursos médicos, uma única série de triagem comparou testagem de HPV, testagem citológica, inspeção visual do colo após aplicação de ácido acético, mais um grupo-controle, que recebeu tratamento-padrão no período de acompanhamento de 8 anos. Pacientes com um teste de triagem anormal, *isto é*, HPV-positivo, ASCUS, ou anormalidade de mais alto grau no esfregaço Pap após aplicação de ácido acético, foram todas submetidas à colposcopia e biópsia, se indicada. As taxas de câncer cervical invasivo por 100.000 pessoas/anos foram 3,7 em mulheres com um teste HPV negativo, 15,5 em mulheres com citologia normal, e 16 em mulheres com um colo visualmente normal após aplicação de ácido acético.[11] Parece estranho que, apesar destes achados, os clínicos nos Estados Unidos continuem a confiar no esfregaço Pap. A justificativa tem sido que esta é a DST mais comum, e que há muitos múltiplos de mulheres infectadas com tipos de HPV de alto risco em comparação ao número muito menor destas mulheres infectadas que alguma vez desenvolvem um esfregaço Pap anormal. Fatores de risco individuais não foram identificados. Até agora, nenhuma diferença imunológica específica foi encontrada na maioria das mulheres infectadas com HPV de alto risco que eliminam o vírus sem saber e sem anormalidades no esfregaço Pap, e a minoria de pacientes que não eliminam o vírus e subsequentemente desenvolvem alterações celulares cervicais anormais. A testagem universal de HPV hoje sinalizaria uma alteração importante na estratégia clínica e exigiria que informássemos grandes números de mulheres assintomáticas de que elas têm uma DST associada a cânceres cervical, vulvar, vaginal, retal e oral. Esta informação indutora de ansiedade seria, então, seguida pela admissão pelo médico de que nenhum tratamento para acelerar remoção de HPV está atualmente aprovado pela FDA e disponível. Em lugar disso, estas mulheres, recém-ansiosas, seriam aconselhadas a viver com esta informação indutora de medo 4-6 meses antes de fazerem uma repetição do esfregaço Pap e teste de HPV. Esta é considerada uma estratégia inapropriada em mulheres abaixo da idade de 30 anos. A alternativa atual à triagem universal de HPV nos Estados Unidos tem sido fazer o teste de HPV em mulheres sexualmente ativas acima da idade de 30 anos que tiveram esfregaços Pap normais no passado. Há alguma lógica nesta diretriz. Estas mulheres mais velhas geralmente não removem HPV tão rapidamente quanto as mulheres abaixo da idade de 30 anos. Por causa disso, estão em maior risco de desenvolver citologia cervical anormal. Além disso, a idade de 30 anos constitui um ponto de corte reconhecível em estudos populacionais que mostram frequência crescente de câncer cervical invasivo à medida que as pacientes envelhecem.[12] Estas mulheres, com idade de 30 anos ou mais, que são positivas para HPV de alto risco com um esfregaço Pap normal, constituem o alvo para avaliações mais frequentes, até que elas ou desenvolvam citologia anormal que invocará algum tipo de intervenção operatória ou mantenham esfregaços Pap normais e se tornem HPV-negativas. Nesta última situação, elas podem ser realocadas para uma categoria de população normal com triagem citológica a intervalos de 5 anos.

Existe outra população de alto risco, as mulheres HIV-positivas, em que deve ser feita triagem de HPV de alto risco.[13] Um teste HPV-positivo e um esfregaço Pap normal devem ditar visitas de acompanhamento frequentes com repetição de esfregaço Pap e teste de HPV. Nestas mulheres, um teste HPV-positivo e esfregaço Pap anormal ditam imediata colposcopia e biópsia. Todas estas estratégias invocam o uso da testagem HPV para intensificar a triagem citológica. O foco permanece na citologia, como tem sido desde os primeiros relatos dos benefícios potenciais da triagem citológica nos anos 1940.

O conhecimento do papel do HPV nas doenças do trato genital inferior conduziu ao emprego de novas estratégias de tratamento. A intervenção mais promissora e largamente usada foi o uso de vacinas para prevenir a aquisição de uma infecção pelo HPV. Outro futuro foco estará na dependência de tratamentos médicos para aumentar a remoção viral. Estes incluem a aplicação local de imunomoduladores para aumentar a produção de citocinas inflamatórias e substâncias antivirais, como interferon. A aplicação local ou injeção de interferon também tem sido usada para eliminar estas infecções virais.

MICROBIOLOGIA

O HPV é um vírus de dupla cadeia de DNA com um tropismo para células epiteliais. Atualmente, mais de 150 tipos diferentes de HPV já foram identificados, 40 deles sendo capazes de infectar células anogenitais. Aproximadamente 15 diferentes tipos de HPV humanos foram demonstrados ser potencialmente oncogênicos e fator necessário para o desenvolvimento de câncer cervical.[14] Estes tipos de HPV são classificados como HPV "de alto risco". Entre os tipos de HPV oncogênicos, HPV 16 está presente em cerca de 50%, e HPV 18 em 20% dos cânceres cervicais detectados mundialmente. Os outros tipos de HPV humano que são responsáveis apenas por lesões benignas são conhecidos como tipos de HPV "de baixo risco". O HPV infecta as células epiteliais basais da mucosa anogenital através de microabrasões no revestimento epitelial.[15] Junções entre células epiteliais escamosas e colunares na regiões cervical–vaginal e anorretal são especialmente vulneráveis à infecção.[16] Em adultas jovens, a presença de finas camadas de células basais imaturas aumenta este risco.[17] O vírus é adquirido, principalmente, por intercurso sexual, e os fatores de risco para aquisição incluem o número de parceiros sexuais, frequência de intercurso sexual e a história sexual do parceiro.[18] A utilização de *condom* masculino foi demonstrada ineficaz na transmissão de HPV do homem para a mulher.[19] O intercurso anal pode levar às infecções HPV anais, e atividades sexuais entre duas mulheres também podem transmitir o vírus entre parceiras. Em homens, o HPV infecta o epitélio peniano, e o risco de infecção é reduzido em homens que foram circuncidados.[20] Adolescentes sexualmente ativas e mulheres nos seus 20 anos frequentemente têm resultados positivos no teste para HPV, embora na vasta maioria dos casos nenhum sinal clínico ou sintomas de infecção sejam evidentes. A imunidade ao HPV é tipo específica, e por essa razão a exposição a um tipo de HPV não previne infecção subsequente com outros tipos de HPV. Infecções concomitantes com mais de um tipo de HPV são comuns. Na maioria das mulheres, infecções cervicais com HPV permanecem assintomáticas e são transitórias, tornando-se indetectáveis mesmo pelos mais sensíveis ensaios de amplificação de genes após 1-2 anos.[21] Isto também é verdadeiro para tipos de HPV de alto risco, levando à conclusão de que a maioria das infecções HPV de alto risco são associadas a uma baixa probabilidade do desenvolvimento de câncer cervical. Embora a prevalência de infecção por HPV em mulheres diminua acentuadamente depois da idade de 30 anos, há uma probabilidade aumentada de persistência do HPV depois desta idade. Além disso, os tipos de HPV associados ao desenvolvimento de câncer cervical têm maior tendência a persistir do que os tipos de HPV de baixo risco.[22] É a persistência de tipos de HPV de alto risco em algumas mulheres, *i. e.*, uma incapacidade do sistema imune de remover espontaneamente estes vírus, que é fortemente associada ao desenvolvimento de lesões cervicais pré-cancerosas. Um estudo razoavelmente amplo de mulheres em uma universidade nos Estados Unidos relatou que estudantes negras levaram duas vezes mais tempo para eliminar o HPV e tiveram uma incidência maior de esfregaços Pap anormais do que suas colegas brancas.[23] As razões para esta discrepância e a aplicabilidade desta observação a outras populações permanecem por ser determinadas.

O estado físico do DNA do HPV dentro da célula epitelial influencia de maneira importante o potencial maligno da infecção. Em infecções por HPV de baixo risco, o DNA viral existe como um epissomo circular e não é integrado no DNA da célula hospedeira. Nos cânceres cervicais, o DNA de HPV é encontrado integrado nos cromossomas da célula. Esta integração interrompe a função do gene HPV E2, que é responsável pela regulação da transcrição de outros genes virais. Na ausência de um gene E2 funcional, dois outros genes do HPV, E6 e E7, são hiperexpressados e levam ao crescimento celular descontrolado e à transformação maligna.[24] Ambos, E6 e E7, inativam as proteínas do hospedeiro que restringem proliferação celular. Uma caracterização detalhada das oito proteínas codificadas pelos genomas dos HPVs 16 e 18 foi publicada recentemente[25] e não a detalharemos aqui.

Embora ainda não conclusiva, tem-se acumulado evidência de que *Chlamydia trachomatis* poderia ser um cofator para progressão do HPV para malignidade.[26] Uma combinação de diversos mecanismos poderia estar envolvida. Em mulheres com infecção persistente por *C. trachomatis*, o estresse oxidativo poderia resultar em alterações do DNA celular. Alterações genéticas poderiam aumentar a probabilidade de infecção pelo HPV ou ativação de genes pró-oncogênicos em epitélios cervicais. Uma vez que a apoptose (morte celular programada) seja inibida por ambos, *Chlamydia trachomatis* e HPV, a sobrevida das células com DNA alterado seria maximizada na presença de ambas as infecções. Mulheres que são soropositivas para herpes-vírus, *Neisseria gonorrhoeae*, *Trichomonas vaginais* ou *Treponema pallidum* também foram descritas como estando sob risco aumentado de aquisição de HPV.[27,28] A aquisição e a persistência do HPV é também mais alta em mulheres que são positivas para o vírus de imunodeficiência humana (HIV),[29] e estas mulheres tendem mais a ser infectadas com múltiplos tipos de HPV.[30] A contribuição relativa de fatores comportamentais ou imunidade alterada para estas observações provavelmente varia em diferentes indivíduos. O aparecimento de HPV em mulheres HIV-positivas que eram celibatárias e que tinham diminuição de linfócitos T CD4+ sugere a possibilidade de latência e reativação do HPV durante períodos de imunossupressão.[31] Se um declínio transitório na imunidade celular em mulheres HIV-negativas subsequente à administração de esteroides ou uma doença crônica também levar ao reaparecimento de HPV em mulheres previamente HPV-negativas constitui uma possibilidade intrigante que necessita de avaliação.

O papel do microbioma cervicovaginal na infecção por HPV permanece insuficientemente estudado. Uma investigação recente de mulheres com citologia cervical normal identificou uma maior diversidade na microbiota vaginal em mulheres positivas para HPV do que em mulheres HPV-negativas.[32] Duas bactérias, *Lactobacillus gasseri* e *Gardnerella vaginalis,* estavam presentes em frequência mais elevada no grupo HPV-positivo. Um segundo estudo mais detalhado examinou *swabs* vaginais colhidos de mulheres sadias com idade de 22-53, duas vezes por semana durante 16 semanas.[33] A microbiota vaginal foi subdividida em seis grupos dominados por *Lactobacillus crispatus, L. iners, L. gasseri* e *L. jensenii* e bactérias anaeróbicas, incluindo *Streptococcus* e *Prevotella* ou um sexto grupo mais heterogêneo dominado por *Atopobium, Gardnerella* e *Prevotella*. Os dois grupos não dominados por *Lactobacilli* e o grupo dominado por *L. iners* tiveram a mais alta proporção de amostras HPV-positivas, enquanto o grupo dominado por *L. gasseri* teve a mais baixa incidência. A taxa mais rápida de remoção de HPV ocorreu em mulheres com uma microbiota dominante por *L. gasseri,* e a taxa mais baixa de remoção foi em mulheres cuja microbiota vaginal era dominada por *Atopobium* e *Gardnerella*. Os autores também assinalaram que o uso de anticoncepcional oral foi associado à eliminação retardada de HPV. Estudos adicionais são necessários para delinear os mecanismos pelos quais a composição da microbiota vaginal influencia a aquisição e eliminação de HPV.

IMUNOLOGIA

A capacidade do HPV de ser efetivamente transmitido a parceiros sexuais, de persistir no trato genital durante vários períodos de tempo e de, ocasionalmente, resultar em transformação maligna é consequência das propriedades de evasão imune do vírus.[34] A replicação do HPV exclusivamente dentro de células epiteliais e a ausência de um estágio extracelular limitam muito o contato entre o vírus e células apresentadoras de antígeno. Além disso, proteínas do capsídeo do HPV potencialmente imunogênicas são produzidas em baixos níveis dentro das células epiteliais, uma propriedade que também reduz grandemente o potencial para uma resposta imune efetiva. Os genes que codificam para proteínas de capsídeo do HPV contêm *códons* que raramente são utilizados pelas células dos mamíferos Isto garante que a disponibilidade dos RNAs mensageiros apropriados e a formação das proteínas resultantes serão limitadas. Outros mecanismos de evasão imune são a inibição de atividade de interferon alfa antiviral e produção de interferon beta pelas proteínas E6 e E7 do HPV[15] e a expressão da citocina anti-inflamatória interleucina 10 induzida pelo HPV, que tem efeito imunossupressor sobre a imunidade celular.[35]

Na grande maioria dos casos, as células infectadas pelo vírus são eventualmente eliminadas pelo sistema imune. Câncer do colo ocorre em menos de 1% das mulheres com infecção cervical por HPV. A capacidade do sistema imune do hospedeiro para eventualmente, ao longo de um período variável de tempo, efetivamente eliminar a infecção pelo HPV sugeriu fortemente que o reforço na resposta imune através de vacinação seria uma abordagem bem-sucedida para eliminar mais rapidamente o vírus e reduzir ainda mais sua progressão para câncer cervical. A capacidade de obter grandes quantidades da proteína capsídea LI do HPV pela cultura *in vitro* e a observação de que esta proteína se acoplava espontaneamente, em um pseudovírus que se assemelhava, estruturalmente, ao vírion HPV intacto[36,37] foram as etapas fundamentais para o desenvolvimento de vacina.

Evidentemente, a grande notícia na imunologia do HPV é o desenvolvimento de três vacinas que impedem a ligação de HPV às células do trato genital feminino. Gardasil, uma vacina contra HPVs 6, 11, 16 e 18 foi introduzida inicialmente, em 2006, e Cervarix®, uma vacina anti-HPVs 16 e 18, tornou-se disponível, em 2009. Gardasil 9®, uma vacina contra HPVs 6, 11, 16, 18, 31, 33, 45, 52 e 58 foi introduzida nos Estados Unidos em dezembro de 2014.[38] HPVs 6 e 11 são os dois tipos principais de HPV de baixo risco associados a condilomas. A efetividade a longo prazo das duas primeiras vacinas foi repetidamente verificada em diferentes populações. Embora três doses da vacina sejam recomendadas, estudos recentes sugeriram que duas ou mesmo uma dose da vacina podem ter eficácia semelhante. Uma excelente revisão abrangente sobre o estado atual das vacinas de HPV foi publicada recentemente.[38]

Permanece ainda a necessidade de uma vacina terapêutica para mulheres já infectadas por HPV. Foi sugerido que o protocolo mais efetivo seria a indução de uma classe de linfócitos T CD8+ citotóxicos que especificamente reconheçam e destruam células infectadas que expressam na sua superfície peptídeos derivados do HPV E6 e/ou E7.[39] Esta suposta vacina teria que superar os efeitos locais de células T CD4+ reguladoras que podem ser induzidas por uma infecção HPV persistente e promoverem imunossupressão.[39]

Algumas dúvidas sobre vacinação HPV ainda permanecem não resolvidas. Proteção contra HPVs 16 e 18 conduz à seleção ambiental aumentada de outros tipos oncogênicos de HPV? As mulheres vacinadas ainda necessitarão de testagem Pap para rastrear displasia cervical decorrente da infecção por outros tipos de HPV ou da ocorrência de displasia HPV-negativa? Por outro lado, a efetividade de custo do fornecimento das vacinas HPV ao sexo masculino ainda permanece como matéria de debate.

PREVENÇÃO

O desenvolvimento de uma vacina preventiva contra múltiplos tipos de HPV é uma história surpreendente de ingenuidade científica. Frequentemente, a via para descoberta e licenciamento de uma nova vacina contra um patógeno viral reconhecido segue um caminho diferente e mais familiar. O patógeno viral selvagem é identificado, isolado, sofre proliferação em cultura celular no laboratório. Depois de passar através de várias culturas celulares repetitivas, emerge uma nova raça viral modificada que, quando introduzida no hospedeiro humano, confere imunidade sem causar doença. Houve um problema aparentemente impossível de superar com tipos de HPV, porque estes não foram cultivados em culturas celulares no laboratório. Em lugar disso, estudos determinaram que diferentes tipos de HPV produziam partículas distintas semelhantes a vírus (VLPs). *Saccharomyces cerevisiae,* uma levedura usada para fermentar pão em uma formulação e células de inseto em outra, foi então passada por bioengenharia por duas companhias diferentes para produzir estas VLPs que, quando injetadas no hospedeiro humano, conferiram imunidade contra tipos específicos de HPV sem produzir doença.

O licenciamento e a introdução na prática clínica das três vacinas HPV-preventivas, Gardasil 4®, Gardasil 9 e a vacina bivalente Cervarix, representam importante avanço que altera dramaticamente o foco clínico de diagnóstico e tratamento de doença estabelecida para foco na prevenção, em mulheres, de condilomas acuminados, pré-cânceres e cânceres do colo, vulva, vagina, reto e cavidade oral, e, em homens, de condilomas acuminados, cânceres penianos, retais e orais. Na ordem em que as vacinas foram licenciadas nos Estados Unidos, estão a vacina quadrivalente, Gardasil 4, contendo VLPs contra HPVs 6, 11, 16 e 18, a vacina bivalente Cervarix contra 16 e 18, e a introdução mais recente no mercado, Gardasil 9, contra 6, 11, 16, 18, 31, 33, 45, 52 e 58. O Gardasil 4 protege contra quatro tipos de HPV. A vacina bivalente contém o que parece ser um adjuvante mais efetivo que oferece proteção cruzada contra os tipos 31 e 45, cobrindo um total de quatro tipos, enquanto o Gardasil 9 protege contra nove tipos de vírus.

O impacto da imunização contra o HPV amplamente difundido resultou em benefícios mensuráveis de saúde pública. Desde que o Serviço Nacional de Saúde da Austrália determinou e assumiu o custo da imunização contra o HPV, o uso do Gardasil em mulheres e homens permanece dramaticamente mais alto do que nos Estados Unidos. A ausência de cobertura universal pelo serviço de saúde nos Estados Unidos deixou demasiados segmentos de sua população de pacientes em risco, não sendo vacinados. Custeada pelo Serviço Nacional de Saúde da Austrália, a vacina rapidamente foi empregada pelos médicos ali, com mais de 70% das mulheres imunizadas nos primeiros 4 anos após sua introdução na prática clínica. Os resultados clínicos benéficos foram notáveis. A incidência de condiloma acuminado caiu de 18,6% para 1,9% em mulheres com menos de 21 anos e de 22,9% para 2,9% em homens heterossexuais com menos de 21 anos.[40] Este é apenas um dos avanços mensuráveis na saúde. Todas as três vacinas reduzem muito a probabilidade de aquisição de cânceres como resultado de infecção. Quase todos os cânceres cervicais podem ser prevenidos,[41,42] além de 75% dos cânceres vaginais, 69% dos cânceres vulvares e 63% dos cânceres penianos. Adicionalmente, as vacinas protegem contra o HPV 16, que foi identificado como uma causa de câncer orofaríngeo e cuja incidência aumentou nos Estados Unidos na última década, particularmente em homens.[43] Os números de todos estes cânceres serão bastante reduzidos com o tempo pelo uso de qualquer uma das três vacinas disponíveis. A decisão dos Serviços Nacionais de Saúde na União Europeia sobre qual vacina usar foi em grande parte governada pelo custo monetário. Cervarix tem a vantagem de cobrir quatro tipos de HPV de alto risco em comparação a dois tipos com Gardasil 4. Gardasil 9 cobre mais tipos de HPV de alto risco do que Gardasil 4 ou Cervarix. Gardasil 4 e Gardasil 9 também protegem contra os tipos 6 e 11, que causam 90% dos condilomas acuminados.

Existe grande tranquilidade com o uso de qualquer uma das vacinas HPV: todas são seguras. A vigilância continuada pós-licenciamento indicou, em março de 2014, que cerca de 67 milhões de doses tinham sido administradas nos Estados Unidos com apenas 25.176 eventos adversos relatados ao Sistema de Notificação de Eventos Adversos, 92% dos quais foram "não sérios".[44] Os eventos sérios incluíram cefaleia, náusea, vômito, fadiga, tonturas, síncope e fraqueza generalizada. De grande interesse clínico, os *U.S. Centers for Disease Control and Prevention* relataram que as comunicações de eventos adversos chegaram ao máximo dentro de 2 anos do uso inicial da vacina e diminuíram dramaticamente a cada 1 dos 5 anos subsequentes.[45] Está muito evidente que os médicos possuem uma vacina altamente efetiva e segura à sua disposição.

Apesar destes fatos, a administração da vacina em homens e mulheres-alvo nos Estados Unidos se coloca muito abaixo dos níveis alcançados na Austrália e fica bem longe dos níveis atingidos com a tradicional vacina dTpa (difteria, tétano, pertussis acelular). A imunização dTpa, primeiro aprovada em 2005, atingiu um nível de 86% em meninas e 77,8% em meninos, em 2013. Em contraste, a aprovação da vacina HPV em meninas, em 2008, resultou em uma taxa de imunização de 37,6%. A vacina HPV aprovada para meninos, em 2011, alcançou apenas uma taxa de 13,9%, em 2013.[46] Como podemos explicar estes resultados desapontadores? Há muitos fatores inter-relacionados.

A primeira tentativa de um plano de atenção à saúde nacional nos Estados Unidos, o *Affordable Care Act* (chamado popularmente "Obamacare", um rótulo cunhado pelos seus críticos e depois abraçado pelo Presidente Obama e seus aliados políticos), não é um plano de único pagador nacional, mas um conglomerado de estado por estado, que cedeu decisões individuais de imunização aos médicos e pais. Médicos, frequentemente imunizadores eficientes com outras vacinas, parecem desconfortáveis com vacina contra o HPV que previne doenças causadas por uma DST.

Com muita frequência, em lugar de proclamar os benefícios da prevenção do câncer, eles colocam a decisão sobre imunização contra HPV nas mãos da mãe. Há outras influências. Houve uma campanha anti-imunização espirituosa e barulhenta nos Estados Unidos que se estendeu por todo o espectro das vacinas. O reaparecimento recente do sarampo, uma doença que se pensara ter sido erradicada nos Estados Unidos uma década atrás, ilustra a indesejada má consequência deste ânimo antivacina.[47] O foco nos esforços futuros para melhorar as taxas de imunização contra o HPV deve ser salientar a prevenção de câncer.

DIAGNÓSTICO

As opções para confirmar o diagnóstico de uma nova proliferação visível, como condiloma acuminado ou uma verruga, são limitadas. Atualmente, o diagnóstico é frequentemente feito pela observação direta do médico do períneo ou vulva da paciente, um diagnóstico mais frequentemente confirmado pela aplicação direta de ácido acético 3%-5%, que torna as lesões brancas. A Figura 9.1 mostra a presença de muitas verrugas na mucosa da vulva no introito vaginal. Este é o tipo de ilustração dramática selecionada para ser mostrada na maioria dos livros de ginecologia. Felizmente, é um achado raro. As Figuras 9.2 a 9.4 mostram as apresentações mais comuns vistas pelo médico. A Figura 9.2 mostra uma pequena verruga isolada no epitélio escamoso cornificado do períneo. A Figura 9.3 mostra múltiplas verrugas pequenas na membrana mucosa no introito vaginal. A Figura 9.4 mostra pequenas verrugas próximas das glândulas vestibulares. A Figura 9.5 mostra um grande condiloma na membrana mucosa adjacente ao hímen. A Figura 9.6 mostra verrugas vaginais extensas, realçadas pela aplicação de ácido acético. A Figura 9.7 mostra crescimento disseminado de verruga no colo, salientado pela aplicação de ácido acético 10%. A Figura

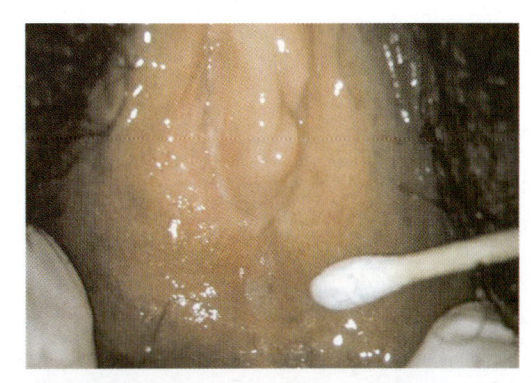

FIGURA 9.3 Múltiplas pequenas verrugas no introito vaginal após aplicação de ácido acético 10%.

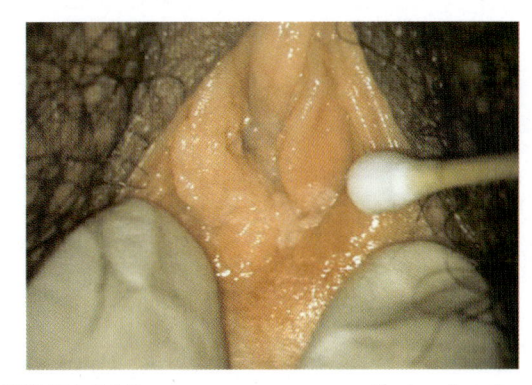

FIGURA 9.4 Pequenas verrugas no vestíbulo vulvar de uma mulher jovem sexualmente ativa.

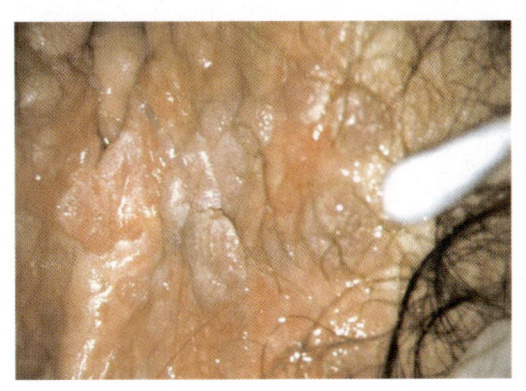

FIGURA 9.1 Múltiplos condilomas presentes nas membranas mucosas da vulva.

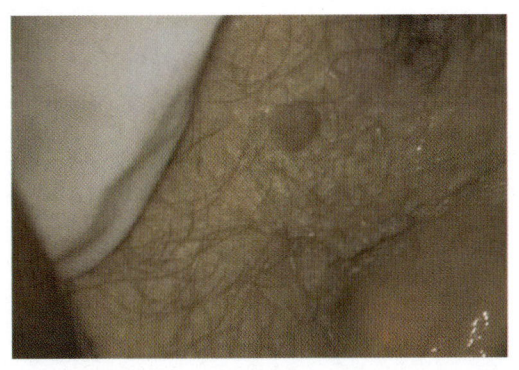

FIGURA 9.2 Uma única pequena verruga no períneo.

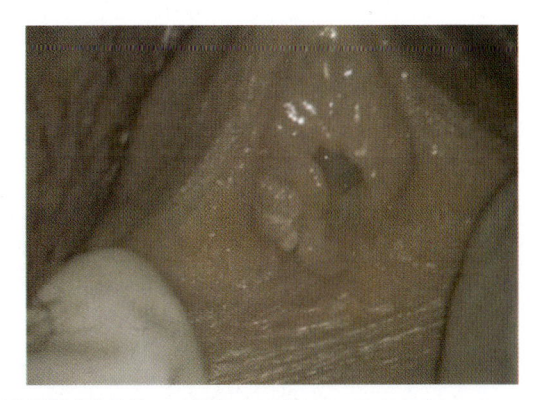

FIGURA 9.5 Um grande condiloma em membranas mucosas junto do lado direito do anel himenal.

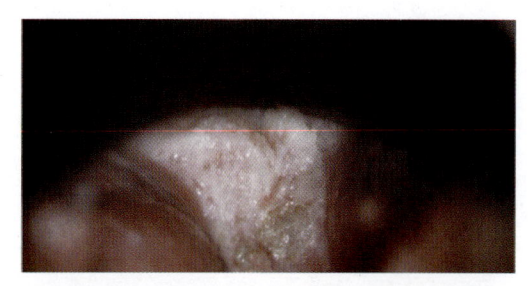

FIGURA 9.6 Condilomas acuminados extensos na vagina após aplicação de ácido acético 10%.

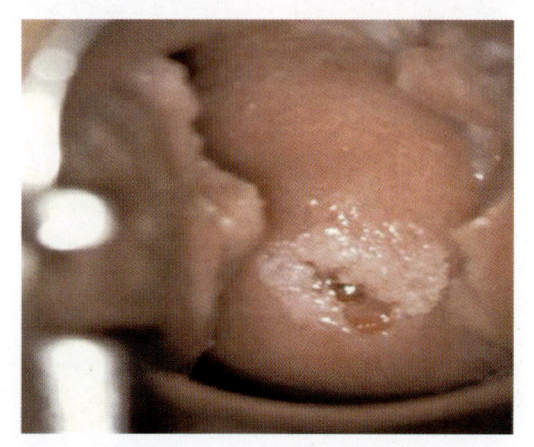

FIGURA 9.7 Delicados condilomas acuminados no colo após aplicação de ácido acético 10%.

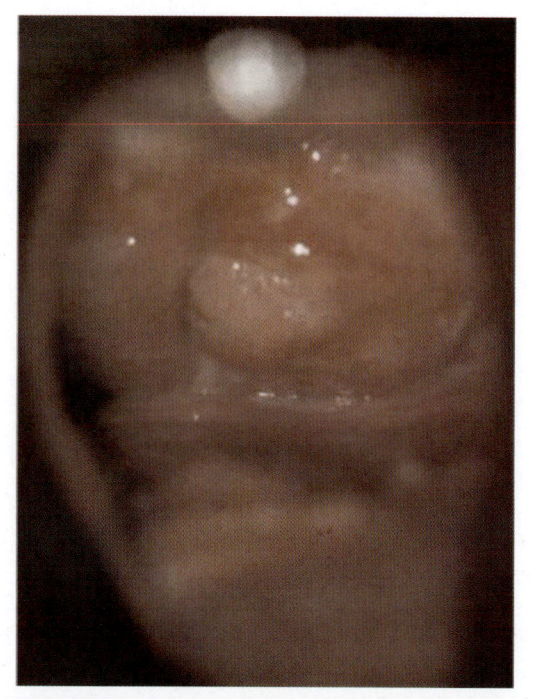

FIGURA 9.8 Grande *condyloma acuminatum* no colo após aplicação de ácido acético 10%.

9.8 mostra um grande *condiloma* após aplicação de ácido acético no colo. Não há técnicas não invasivas atualmente aprovadas para confirmar a suspeita diagnóstica pela detecção de tipos de HPV de baixo risco. O teste Digene Hybrid Capture II está apenas aprovado para uso em conjunto com a citologia cervical. O teste PCR para HPV não é aprovado pela FDA, mas foi empregado em estudos prospectivos de várias vacinas de HPV. A testagem com sonda de DNA para a presença de HPV exige remoção de tecido por biópsia. O resultado é que, na maioria dos casos, o diagnóstico é visual, feito no momento da primeira visita, quando é tomada uma decisão sobre o tipo de terapia local. Para as pacientes que respondem à terapia e cujas proliferações desapareçam, estas opções diagnósticas limitadas não são um problema.

Em muitas pacientes esta abordagem simples não é adequada. A maioria das pacientes sexualmente ativas que vêm para avaliação de novas proliferações no períneo ou vulva está segura de que têm "verrugas", e elas estão zangadas e transtornadas com seus parceiros sexuais por fazê-las desenvolver estas lesões visíveis. Em muitos casos, suas preocupações são reais, e os crescimentos são verrugas, e aquelas sobre epitélio cornificado podem ser confirmadas por biópsia (Figura 9.2). Em outros casos, estes crescimentos novos não possuem a imagem característica de uma verruga. Na clínica da *Weill Cornell*, em Nova York, algumas destas pacientes procuram outra opinião depois que o tratamento autoaplicado falhou. Nessas pacientes, se o diagnóstico for condiloma, será feita uma biópsia e teste com sonda de DNA como o primeiro passo para determinar a natureza da lesão. Em muitos casos, o laudo da patologia demonstra que o diagnóstico clínico original estava errado. Aqui vão alguns exemplos. A Figura 9.9 ilustra as lesões de uma mulher tratada sem sucesso de verrugas e cuja biópsia confirmou hemangioma. A Figura 9.10 mostra a lesão vulvar de uma paciente transtornada, que estava zangada com seu parceiro por lhe causar verrugas que não tinham respondido ao creme de imiquimod 5%. As lesões foram removidas sob anestesia local, e

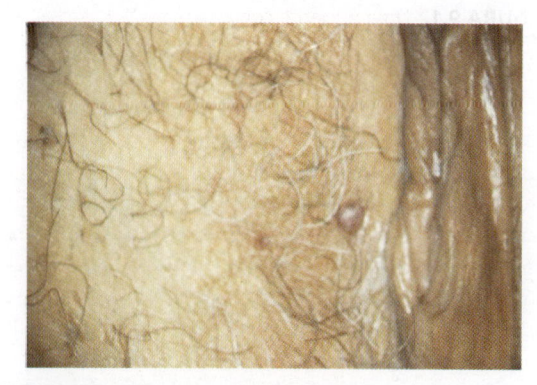

FIGURA 9.9 Verruga suspeita, não responsiva a imiquimod. Biópsia: hemangioma.

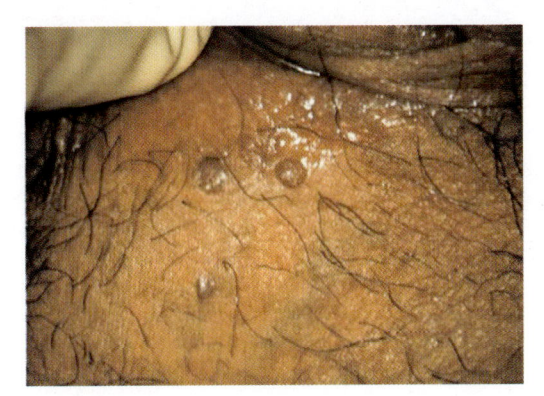

FIGURA 9.10 Suposto *condiloma*. Diagnóstico de biópsia: angioceratoma.

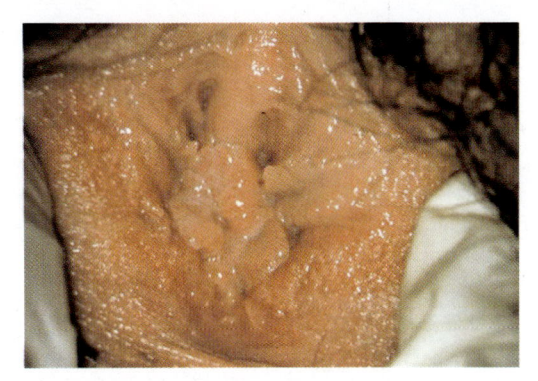

FIGURA 9.13 Outra paciente com *micropapillomatosis labialis*. A natureza bilateral da lesão é óbvia.

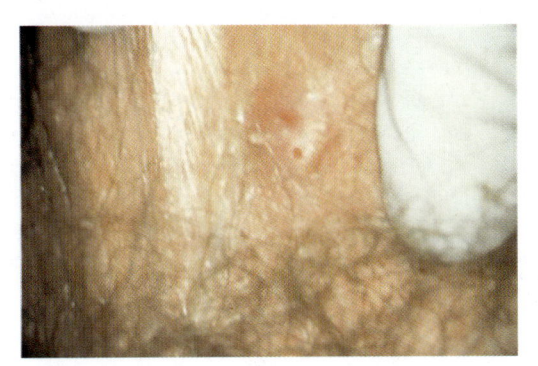

FIGURA 9.11 Suposto *condiloma*. Diagnóstico de biópsia: acrocórdone.

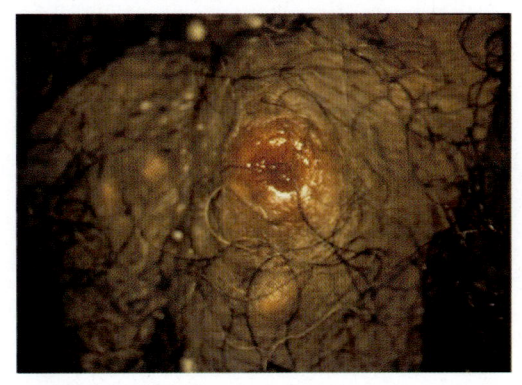

FIGURA 9.14 Lesão vulvar elevada. Diagnóstico da patologia: neoplasma intraepitelial vulvar III.

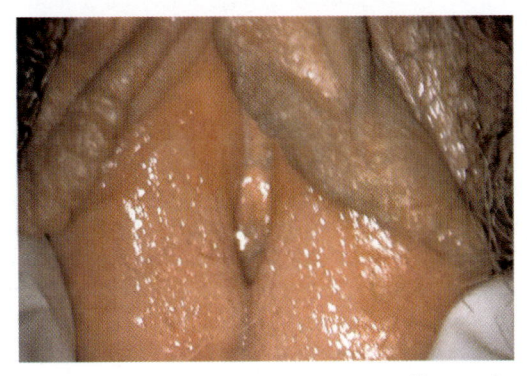

FIGURA 9.12 Uma paciente com *micropapillomatosis labialis*. Cada lado da vulva é uma imagem em espelho do outro.

o diagnóstico anatomopatológico foi angioceratoma. A Figura 9.11 mostra outra estrutura semelhante à verruga com o diagnóstico anatomopatológico de acrocórdone (também conhecido como fibroma mole). Pacientes com *micropapillomatosis labialis* frequentemente são tidas como portadoras de verrugas genitais. As Figuras 9.12 e 9.13 mostram duas dessas pacientes. Uma sugestão do diagnóstico, que pode ser confirmado pela biópsia, é a apresentação bilateral simétrica das lesões. A Figura 9.14 mostra uma lesão vulvar, inteiramente removida, posterior-

mente comprovada como um neoplasma intraepitelial vulvar escamoso de alto grau III. Um teste de DNA da peça de biópsia foi positivo para HPV 16.

A testagem diagnóstica para a presença de tipos de HPV de alto risco tornou-se parte integrante da prática clínica desde a aprovação pela FDA do teste *Hybrid Capture* II. Ele é um sistema de teste sensível que será positivo se 5.000 ou mais cópias do vírus estiverem presentes na amostra. Este teste, que detecta a presença de cinco tipos de HPV de baixo risco e 13 de alto risco, tem muitas vantagens. É simples para o laboratório efetuar e também fácil para o clínico, sendo realizado em conjunto com a coleta de uma citologia Pap em base líquida. O teste detecta 13 tipos de HPV de alto risco: 16, 18, 31, 33, 35, 39, 45, 51, 52, 56, 58, 59 e 68. Entretanto, há deficiências que tornam difícil a interpretação dos resultados para ambos, o médico e a paciente. É um teste qualitativo, não quantitativo, com o resultado ou sim, um ou mais tipos de HPV estão presentes, ou não, nenhum tipo está presente. Precocemente no curso da infecção, quando a paciente é testada pela primeira vez, ela pode estar eliminando grandes quantidades de vírus. À medida que o sistema imune da paciente responde, o número de partículas virais excretadas diminui com o tempo, até que são finalmente eliminadas. Quando um teste de acompanhamento *Hybrid Capture* é obtido mais tarde no curso de infecção, embora o número de partículas virais eliminadas seja muito menor, o resultado ainda é um sim. O laudo positivo não dá aos médicos nenhuma indicação sobre se os números de partículas virais eliminadas estão diminuindo. O teste também pode confundir a paciente e o médico no caso de uma paciente que, originalmente, testou positiva permanecer positiva. Isto pode ser relacionado com a falha da remoção do tipo de HPV de alto risco original ou em razão de uma nova infecção com outro tipo de HPV de alto risco. Um teste de HPV de alto risco positivo só significa que a paciente está infectada com pelo menos 1 dos 13 tipos de HPV de alto risco. Recentemente, foi introduzido o teste cobas que detecta a presença de um ou mais tipos de HPV de alto risco e confirma especificamente a presença de HPV 16 e HPV 18.[9] Finalmente, estes são testes muito sensíveis, e pode ocorrer contaminação de amostras, resultando em um teste HPV falso-positivo. Um estudo observou que o número de casos em risco para esses resultados de testes falso-positivos é menor que 3%.[48]

TRATAMENTO

As decisões sobre o modo de tratamento das verrugas visíveis são influenciadas pela sua localização. Existe uma ampla gama de escolhas terapêuticas quando estas novas proliferações são encontradas no epitélio escamoso cornificado do períneo. O tecido normal adjacente a estas "verrugas" é mais tolerante a qualquer terapia destrutiva que inevitavelmente se estenda ao tecido normal além da verruga. Em contraste, o dano às membranas mucosas normais deve ser evitado a todo custo por causa da morbidade a longo prazo que se associa à cicatrização em membrana mucosa.

Para eliminação rápida dessas proliferações teciduais indesejadas em epitélio cornificado, diversas opções são disponíveis. Uma conduta é remoção operatória com o uso de anestesia local, porque fornece tecido para ser enviado ao laboratório de patologia para um diagnóstico microscópico confirmatório e testagem com sonda de DNA para HPV. Deve-se ter cautela para evitar uma incisão muito profunda dentro da derme normal e pode-se aplicar localmente solução de Monsel (sulfato férrico). Alternativamente, congelação, cautério ou *laser* podem ser utilizados para destruir estas lesões. Congelar as lesões com nitrogênio líquido ou uma criossonda exige treinamento com o uso desta modalidade, e para o médico conservar a competência é necessário o emprego frequente da técnica. Se isso não for feito o resultado pode ser um tratamento subótimo que não destrói completamente as verrugas e que exige visitas futuras ao consultório para reavaliar o tecido verrucoso residual. A maior preocupação é o excesso de tratamento, que pode resultar em cicatriz feia por causa do dano ao tecido normal adjacente. O cautério pode também destruir as lesões. Um problema potencial é a ocasional incapacidade do clínico para medir a profundidade da queimadura no momento do tratamento, resultando em lesão do tecido subjacente e formação subsequente de cicatriz. Finalmente, o *laser* tem a atração de uma conduta de alta tecnologia com melhor controle da profundidade da queimadura. Há preocupações com a segurança para o operador, auxiliares e pacientes, porque o vapor de fumaça da evaporação do tecido a partir do tratamento destas verrugas visíveis pode conter partículas de HPV que podem ser inaladas. O *laser* também exige maior investimento de capital, e alguns médicos podem ser tentados a utilizar excessivamente este dispendioso modo de terapia.

Existem tratamentos clínicos para estas lesões visíveis que podem ser utilizados pelos médicos. Uma grande desvantagem de todos é que exigem visitas repetidas ao consultório médico. Esta pode não ser uma escolha prática para muitas pacientes e médicos. Se esta conduta for selecionada, pode-se aplicar resina de podofilina em tintura de benjoim diretamente em cada verruga, deixando-se secar. Há preocupações legítimas com a concentração crescente destas resinas tóxicas aos tecidos ao longo do tempo enquanto armazenadas no consultório, acrescida da reação do tecido normal se alguma medicação escorrer da verruga à pele normal adjacente. Todas as pacientes recebendo este tratamento devem ser aconselhadas a lavá-lo 1-4 horas mais tarde. Outra alternativa é o ácido tricloracético (TCA) ou ácido bicloracético aplicado diretamente nas verrugas. Novamente, a preocupação é o risco de respingo de qualquer destes ácidos sobre tegumento normal com queimadura e subsequente cicatrização, e o local do tratamento necessita ser lavado várias horas após tratamento.

Existe outra estratégia que tem sido experimentada. É a injeção sublesional de um milhão de unidades de interferon $\alpha\beta$, porque o sucesso no tratamento resulta na eliminação das verrugas sem cicatriz residual. Há vários inconvenientes nesta abordagem: são exigidas muitas visitas ao consultório, e devem decorrer várias semanas depois da última injeção para determinar se o tratamento foi efetivo. Mais importante, este é um modo desconfortável de terapia para a paciente. Cada mulher terá sintomas sistêmicos após a primeira injeção, como dores generalizadas no corpo e febre. Algumas mulheres têm tido, embora em menor intensidade, repetidas respostas a injeções subsequentes. Além disso, ainda que a quantidade de medicação a ser injetada seja pequena, é dolorosa quando inoculada nesta área perineal sensível.

Uma primeira escolha conveniente para tratamento de pequenos condilomas acuminados perineais no epitélio cornificado é a terapia aplicada pela paciente. As pacientes podem aplicar terapia local repetidamente sem visita após visita ao médico. As pacientes usam a aplicação local de creme de imiquimod 5% diretamente nas verrugas nas noites de segunda, quarta e sexta-feira durante quatro semanas consecutivas. Imiquimod é um modificador da resposta imune que aumenta a produção local de múltiplos RNAs mensageiros de interferons (mRNAs) e leva a uma redução na carga de vírus, mensurada por diminuições no DNA de HPV e no mRNA para proteínas iniciais de HPV.[49] Pode ser irritante para a pele normal subjacente e deve ser totalmente removido lavando-se com sabão e água 8 horas após aplicação. A beleza deste tratamento é que, quando há sucesso, as verrugas desaparecem sem cicatrizes residuais.

Há dois grupos de pacientes com verrugas visíveis que necessitam cuidado especial: aquelas que estão grávidas e aquelas que são HIV-positivas. A gravidez acrescenta várias dimensões ao tratamento de mulheres com condilomas acuminados. Em algumas mulheres, as verrugas proliferam com tal a extensão que o introito vaginal se torna uma massa de tecido friável, um local desfavorável com as lacerações teciduais do parto vaginal. Estas grandes lesões exofíticas friáveis não devem ser tratadas com resina de podofilina, porque sua grande área de absorção permite toxicidade sistêmica para a mãe e o feto. Em razão do tamanho, destas proliferações, qualquer terapia local, como imiquimod, TCA e BCA, pode causar demasiada inflamação tecidual quando aplicada em grandes crescimentos exofíticos. A simples observação não é uma possibilidade, porque a outra preocupação é que mulheres grávidas com verrugas genitais têm 231,4 maior risco de dar à luz um recém-nascido que, subsequentemente, desenvolverá papilomatose respiratória recorrente de início juvenil do que aquelas livres de verrugas.[50] Embora isto represente um aumento altamente significativo no risco, o número real de casos, 57 recém-nascidos com papilomatose respiratória em 3.033 nascimentos (1,8%), em mulheres com verrugas genitais durante gravidez ilustra a baixa frequência da doença, mesmo quando estão presentes verrugas visíveis. Existe um risco ainda mais baixo de infecção por HPV no recém-nascido frente à excreção do vírus em mulheres, verificada por teste sensível de DNA HPV. Em um estudo de 151 mulheres grávidas, 54% tiveram um teste positivo para HPV com espécimes cervicais ou vulvovaginais na 34ª semana de gestação. Apesar disto, nenhum dos 151 bebês desenvolveu evidência clínica de doença respiratória por HPV.[51] Embora haja baixo risco em mulheres com condilomas acuminados visíveis, estas lesões devem ser removidas por excisão operatória ou excisão com alça diatérmica sob anestesia local quando forem identificadas antes do trabalho de parto e do parto. Nestes casos, a vulva deve ser reexaminada a cada subsequente visita pré-natal, porque recorrências não são incomuns.

Pacientes HIV que desenvolvem verrugas genitais apresentam dois problemas ao médico. Elas têm recorrências mais frequentes após terapia, podendo aí originar-se o carcinoma de células escamosas ou o mesmo ser semelhante às verrugas genitais.[1] Por causa disto, o tratamento clínico local não é uma opção. Estas proliferações devem ser removidas por excisão ou com bisturi ou alça metálica, sob anestesia local, e o tecido deve ser enviado para avaliação anatomopatológica.

Pacientes com lesões na mucosa dos lábios menores, vagina ou colo impõem um conjunto diferente de problemas de tratamento ao médico. A terapia de fulguração tecidual (usada com sucesso no tecido cervical mais resiliente) quando aplicada nas membranas mucosas mais sensíveis da vagina e da vulva pode causar cicatriz com um subsequente problema de qualidade de vida e dispareunia. O tratamento de uma paciente com verrugas cervicais (Figura 9.8) deve ser simples. As lesões são biopsiadas para ter certeza de que não há patologia mais extensa, e depois disto, a lesão pode ser totalmente removida por excisão, com alça diatérmica ou extirpada com congelação, cautério ou *laser*. A paciente necessita ser acompanhada para checar quanto a recorrências, mas, frequentemente, o colo é curado e a paciente fica livre de problemas. A aplicação do mesmo esquema na mucosa dos lábios menores ou da vagina pode resultar em lesão tecidual e formação de cicatriz com repercussões sexuais adversas a longo prazo. As mesmas preocupações se aplicam à maioria das opções de terapia clínica. Nos lábios menores, a terapia aplicada localmente na verruga pelo médico, podofilina, TCA ou BCA, ou pela paciente, imiquimod, todos podem se estender às membranas mucosas normais circundantes, causando dor intensa por lesão tecidual com subsequente formação de cicatriz. Estas reações são vistas em ainda maior extensão na vagina, onde a remoção do espéculo após o tratamento permite transferência destas medicações irritantes para mucosa vaginal normal, potencializando queimadura da mucosa. Uma terapia popular para verrugas vaginais, nos anos 1970, foi o uso intravaginal de creme de 5-fluorouracil. Os problemas a longo prazo vistos em pacientes que fizeram este tratamento são o resultado da sequestração a longo prazo deste irritante no fundo de saco vaginal posterior com ulceração e subsequente formação de cicatriz. Por esta razão, este tratamento deve ser abandonado. Quais são as opções terapêuticas? Uma pequena biópsia sob anestesia local deve ser feita para confirmar o diagnóstico de condiloma acuminado. Uma vez confirmado este diagnóstico, o uso de injeção intralesional de um milhão de unidades de interferon acelera o processo de eliminação da verruga pela hospedeira e evita o problema de formação de cicatriz residual, mas tem todas as dificuldades previamente mencionadas com este método de terapia, incluindo visitas frequentes ao consultório e desconforto da paciente.

A categoria seguinte de pacientes com infecção por HPV que necessita terapia consiste nas mulheres com esfregaços Pap anormais. O uso atual dos testes HPV nesta população é limitado às pacientes com o diagnóstico de ASCUS no Pap. Um teste positivo para um tipo de HPV de alto risco é um marcador da possibilidade de uma lesão mais avançada do que a verificada por citologia. A conduta atual de tratamento é colposcopia com biópsia de quaisquer áreas anormais observadas por coloração com ácido acético e iodo. Teste para HPV não é recomendado para mulheres nos Estados Unidos ou nas Ilhas Britânicas com um laudo Pap de LSIL ou HSIL, porque este laudo citológico exige colposcopia, não importando o que mostrarem os testes de HPV. Um laudo usando teste PCR para HPV lançou dúvida adicional sobre a validade da triagem HPV, porque lesões de alto grau foram confirmadas por biópsias em mulheres com estes laudos de esfregaço Pap anormais, mas que foram PCR HPV-negativas pelo teste PCR.[52] Em contraste, nós acreditamos que há valor clínico em fazer testagem HPV em mulheres com laudos LSIL ou HSIL no esfregaço Pap. Em um estudo nos Estados Unidos, mulheres inicialmente HPV-positivas que subsequentemente se tornaram HPV-negativas não tiveram tendência a ter problemas com repetidos esfregaços Pap anormais.[53] Em outro estudo, na Holanda, todas as 33 mulheres cujas alterações cervicais progrediram para neoplasia intraepitelial cervical (CIN3) foram persistentemente infectadas com HPV de alto risco.[54] Estas intervenções — colposcopia, biópsia e o uso local de adstringentes para controlar sangramento de local de biópsia — aumentam a resposta imune local e aceleram o processo de remoção de HPV e o retorno do tecido cervical a um estado normal. Isto é especialmente óbvio ao avaliarem-se os resultados após conização ou excisão com alça diatérmica, quando mais tecido cervical é removido. Os resultados com câncer pré-invasivo, CIN 1 ou CIN 2 rompem todas as regras de tratamento de câncer. Mais de 70% das mulheres cujas margens não foram livres de anormalidades teciduais reverteram ao normal com o tempo sem terapia adicional.[55] Há justificável preocupação com infecção HPV de alto risco em mulheres HIV-positivas. Elas mostraram ter altas taxas de neoplasia intraepitelial cervical recorrente e persistente.[56] Embora a lógica sugira que a introdução de terapia antirretroviral altamente ativa diminuiria este risco, em um estudo, nenhum efeito benéfico foi visto com esse tipo de terapia.[13] Estas mulheres HIV-positivas devem ser rigorosamente seguidas, com intervenções ditadas por anormalidades da citologia cervical.

A categoria final de pacientes para cuidado é a das mulheres assintomáticas com um esfregaço Pap normal que são positivas para HPV de alto risco. Atualmente, nos Estados Unidos, Ilhas Britânicas e em alguns países na Europa, a triagem de HPV é recomendada como uma única intervenção, por mulheres acima de 30 anos. Aquelas que são HPV-negativas podem ser relegadas a uma frequência de triagem com esfregaço Pap a cada 5 anos, e aquelas que são positivas para HPV de alto risco podem ser acompanhadas com esfregaço Pap e triagens de HPV pelo menos anualmente, para verificar se elas eliminam o vírus e mantêm um esfregaço Pap normal ou desenvolvem anormalidades citológicas. Este grupo foi selecionado por causa da baixa taxa de infecção por HPV e o risco aumentado de alterações citológicas anormais. Em contraste, a frequência elevada de infecção por HPV de alto risco e a remoção rápida destes vírus em mulheres abaixo da idade de 30 anos com infrequentes problemas cervicais excluíram estas mulheres da triagem para HPV.

Se agentes imunomoduladores efetivos estivessem disponíveis, que acelerassem o processo de livrar estas mulheres do HPV, isto reforçaria a ideia de um foco no agente etiológico, HPV, em vez de em estágios mais avançados da infecção, quando anormalidades citológicas se tornam aparentes. Imiquimod, agentes similares ao imiquimod e a aplicação local de interferon gel ou a injeção local de interferon têm o potencial de acelerar a eliminação destes vírus. Todos podem fazer parte da nova estratégia terapêutica, tendo como alvo o patógeno, não os resultados do esfregaço Pap. Obviamente, serão necessários estudos prospectivos para averiguar a eficácia dessa abordagem.

O tratamento de pacientes assintomáticas infectadas com tipos de HPV de alto risco ainda é matéria de discussões. O HPV é um vírus que é removido pelos mecanismos de defesa imune da hospedeira na maioria das mulheres infectadas assintomáticas, que nunca estiveram cientes de que estavam infectadas. Em mulheres com esfregaços Pap normais e um teste HPV-positivo, a remoção do HPV é acelerada, quando a paciente consegue que o seu parceiro masculino use *condoms*.[56]

REFERÊNCIAS

1. CDC. Sexually transmitted diseases treatment guidelines. *Morb Mortal Wkly Rep* 2015;64:1-137.
2. Benard VB, Watson M, Castle PE *et al.* Cervical carcinoma rates among young females in the United States. *Obstet Gynecol* 2012;120:1117-1123.
3. Chesson HW, Ekwueme DU, Saraiya M *et al.* Estimates of the annual direct medical costs of the prevention and treatment of disease associated with human papillomavirus in the United States. *Vaccine* 2012;30:6016-6019.
4. Ho GYF, Bierman R, Beardsley NP *et al.* Natural history of cervicovaginal papillomavirus infection in young women. *N Engl J Med* 1998;338:423-428.
5. Franco EL, Villa LL, Sobrinho JP *et al.* Epidemiology of acquisition and clearance of cervical human papillomavirus infection in women from a high-risk area for cervical cancer. *J Infect Dis* 1999;180:1415-1423.
6. Ho GYF, Studentsou Y, Hall CB *et al.* Risk factors for subsequent cervicovaginal Human Papilloma Virus (HPV) infection and the protective role of antibodies to HPV 16 virus-like particles. *J Infect Dis* 2002;186:737-742.

7. Dunne EF, Unger ER, Sternberg M et al. Prevalence of HPV infection among females in the United States. *J Am Med Assoc* 2007;297:813-819.
8. Giuliano AR, Lee JH, Fulp W et al. Incidence and clearance of genital human papillomavirus infection in men (HIM): A cohort study. *Lancet* 2011;377:932-940.
9. Huh WK, Ault KA, Chelmow D et al. Use of primary high-risk human papillomavirus testing for cervical cancer screening: Interim clinical guidance. *Gynecol Oncol* 2015;136:178-182.
10. Mayrand MH, Duarte-Franco E, Rodrigues I et al. Human papillomavirus DNA versus Papanicolaou screening tests for cervical cancer. *N Engl J Med* 2007;357:1579-1588.
11. Sankaranayanan R, Nene BM, Shastri SS et al. HPV screening for cervical cancer in rural India. *N Engl J Med* 2009;360:1385-1394.
12. National Cancer Institute. Surveillance, epidemiology, and end result survey (SEER). 2012;18:2008-2012.
13. Schuman P, Ohmit SE, Klein RS et al. Longitudinal study of cervical squamous intraepithelial lesions in Human Immunodeficiency Virus (HIV)-seropositive and at-risk HIV-seronegative women. *J Infect Dis* 2003;188:128-136.
14. Smith JS, Lindsay L, Hoots B et al. Human papillomavirus type distribution in invasive cervical cancer and high-grade cervical lesions: A meta-analysis update. *Int J Cancer* 2007;121:621-632.
15. Doorbar J. The papillomavirus life cycle. *J Clin Virol* 2005;32(Suppl 1):S7-S15.
16. Moscicki AB. Impact of HPV infection in adolescent populations. *J Adolesc Health* 2005;37(Suppl 6):S3-S9.
17. Einstein MH, Schiller JT, Viscidi RP et al. Clinician's guide to human papillomavirus immunology: Knowns and unknowns. *Lancet Infect Dis* 2009;9:347-356.
18. Burchell AN, Winer RL, de Sanjosé S et al. Chapter 6: Epidemiology and transmission dynamics of genital HPV infection. *Vaccine* 2006;24(Suppl 3):S3/52-61.
19. Dunne EF, Nielson CM, Stone KM et al. Prevalence of HPV infection among men: A systematic review of the literature. *J Infect Dis* 2006;194:1044-1057.
20. Auvert B, Sobngwi-Tambekou J, Cutler E et al. Effect of male circumcision on the prevalence of high-risk human papillomavirus in young men: Results of a randomized controlled trial conducted in Orange Farm, South Africa. *J Infect Dis* 2009;199:14-19.
21. Bulkmans NW, Berkhof J, Bulk S et al. High-risk HPV type-specific clearance rates in cervical screening. *Br J Cancer* 2007;96:1419-1424.
22. Hildesheim A, Schiffman MH, Gravitt PE et al. Persistence of type-specific human papillomavirus infection among cytologically normal women. *J Infect Dis* 1994;169:235-240.
23. Banister CE, Messersmith AR, Cai B et al. Disparity in the persistence of high-risk human papillomavirus genotypes between African American and European American women of college age. *J Infect Dis* 2015;211:100-108.
24. Stoler MH, Rhodes CR, Whitbeck A et al. Human papillomavirus type 16 and 18 gene expression in cervical neoplasias. *Hum Pathol* 1992;23:117-228.
25. Chen J. Signaling pathways in HPV-associated cancers and therapeutic implications. *Rev Med Virol* 2015;25:24-53.
26. Anttila T, Saikku P, Koskela P et al. Serotypes of *Chlamydia trachomatis* and risk for development of cervical squamous cell carcinoma. *J Am Med Assoc* 2001;285:47-51.
27. Fukuchi E, Sawaya GF, Chirenje M et al. Cervical human papillomavirus incidence and persistence in a cohort of HIV-negative women in Zimbabwe. *Sex Transm Dis* 2009;36:305-311.
28. Finan RR, Musharrafieh U, Almawi WY. Detection of *Chlamydia trachomatis* and herpes simplex virus type 1 or 2 in cervical samples in human papilloma virus (HPV)-positive and HPV-negative women. *Clin Microbiol Infect* 2006;12:927-930.
29. Fontaine J, Hankins C, Money D et al. Human papillomavirus type 16 (HPV-16) viral load and persistence of HPV-16 infection in women infected or at risk for HIV. *J Clin Virol* 2008;43:307-312.
30. Clifford GM, Goncalves MA, Franceschi S. Human papillomavirus types among women infected with HIV: A meta-analysis. *AIDS* 2006;20:2337-2344.
31. Strickler HD, Burk RD, Fazzari M et al. Natural history and possible reactivation of human papillomavirus in human immunodeficiency virus-positive women. *J Natl Cancer Inst* 2005;97:577-586.
32. Gao W, Weng J, Chen X. Comparison of the vaginal microbiota diversity of women with and without human papillomavirus infection: A cross-sectional study. *BMC Infect Dis* 2013;13:271.
33. Brotman RM, Shardell MD, Gajer P et al. Interplay between the temporal dynamics of the vaginal microbiota and human papillomavirus detection. *J Infect Dis* 2014;210:1723-1733.

34. Tindle RW. Immune evasion in human papillomavirus-associated cervical cancer. *Nat Rev Cancer* 2002;2:59-64.
35. Giannini SL, Hubert P, Doyen J et al. Influence of the mucosal epithelium microenvironment on Langerhans cells: Implications for the development of squamous intraepithelial lesions of the cervix. *Int J Cancer* 2002;97:654-659.
36. Zhou J, Sun XY, Stenzel DJ et al. Expression of vaccinia recombinant HPV 16 L1 and L2 ORF proteins in epithelial cells is sufficient for assembly of HPV virion-like particles. *Virology* 1991;188:251-257.
37. Kirnbauer R, Booy F, Cheng N et al. Papillomavirus L1 major capsid protein self-assembles into virus-like particles that are highly immunogenic. *Proc Natl Acad Sci USA* 1992;89:12180-12184.
38. McKee SJ, Bergot A-S, Leggatt GR. Recent progress in vaccination against human papillomavirus-mediated cervical cancer. *Rev Med Virol* 2015;25:54-71.
39. Molling JW, de Gruijl TD, Glim J et al. CD4(+)CD25hi regulatory T-cell frequency correlates with persistence of human papillomavirus type 16 and T helper cell responses in patients with cervical intraepithelial neoplasia. *Int J Cancer* 2007;121:1749-1755.
40. Read THR, Hocking JS, Chen MY et al. The near disappearance of genital warts in young women 4 years after commencing a national human papillomavirus (HPV) vaccination program. *Sex Transm Infect* 2011;87:544-547.
41. Muñoz H, Bosch FX, Castellsagué X et al. Against which human papillomavirus types shall we vaccinate and screen? The international perspective. *Int J Cancer* 2004;111:278-285.
42. Shiffman M, Castle PE, Jeronima J et al. Human papillomavirus and cervical cancer. *Lancet* 2007;370:890-907.
43. Jayaprakash V, Reid M, Hatton E et al. Human papillomavirus types 16 and 18 in epithelial dysplasia of oral cavity and oropharynx: A meta-analysis, 1985-2010. *Oral Oncol* 2011;47:1048-1054.
44. Centers for Disease Control and Prevention. Human papillomarivus vaccination coverage among adolescents, 2007-2013 and post-licensure vaccine safety monitoring, 2006-2014—United States. *Morb Mortal Wkly Rep* 2014;63:620-624.
45. Centers for Disease Control and Prevention. Human papillomarivus vaccination coverage among adolescent girls 2007-2012 and post-licensure vaccine safety monitoring, 2006-2013—United States. *Morb Mortal Wkly Rep* 2013;62:591-595.
46. Centers for Disease Control and Prevention. Human papillomavirus vaccination recommendations of the advisory committee on immunization practices (ACIP). *Morb Mortal Wkly Rep* 2014;63:1-30.
47. Centers for Disease Control and Prevention. Measles outbreak—California, December 2014-February 2015. *Morb Mortal Wkly Rep* 2015;64:153-154.
48. Federschneider JM, Yuan L, Brodsky J et al. The borderline or weakly positive Hybrid Capture II HPV test: A statistical and comparative (PCR) analysis. *Am J Obstet Gynecol* 2004;191:757-761.
49. Tyring SK, Arany I, Stanley MA et al. A randomized, control molecular study of Condyloma acuminata clearance during treatment with imiquimod. *J Infect Dis* 1998;178:551-555.
50. Silverberg MJ, Thorson P, Lindeberg H et al. Condyloma in pregnancy is strongly predictive of juvenile onset recurrent respiratory papillomatosis. *Obstet Gynecol* 2003;101:645-652.
51. Watts DH, Koutsky LA, Holmes KK et al. Low risk of perinatal transmission of human juvenile papillomavirus: Results from a prospective cohort study. *Am J Obstet Gynecol* 1998;178:365-373.
52. Kaufman RH, Adam E. Is human papilloma-virus testing of value in clinical practice? *Am J Obstet Gynecol* 1999;180:1049-1053.
53. Ledger WJ, Gee R, Genç M et al. Human papilloma virus testing in women with an abnormal pap smear. *Int J Gynaecol Obstet* 2004;16:103-109.
54. Nobbenhuis MAE, Walboomers JMM, Helmerhorst TJM et al. Relation of human papilloma virus status to cervical lesions and consequences for cervical-cancer screening: A prospective study. *Lancet* 1999;354:20-25.
55. Robinson WR, Hamilton CA, Michaels SH et al. Effect of excisional therapy and highly active antiretroviral therapy on cervical intraepithelial neoplasia in women infected with human immunodeficiency virus. *Am J Obstet Gynecol* 2001;184:538-543.
56. Hogewoning CJ, Bleeker MC, van den Brule AJ et al. Condom use promotes regression of cervical intraepithelial neoplasia and clearance of human papillomavirus: A randomized clinical trial. *Int J Cancer* 2003;107:811-816.

Capítulo 10

OUTRAS DOENÇAS SEXUALMENTE TRANSMITIDAS DA VULVA E VAGINA

INTRODUÇÃO

Este é um grupo de infecções clínicas que não faz parte da rotina diária, semanal ou mensal do consultório de pacientes da maioria dos ginecologistas. Em contraste, médicos em clínicas, salas de emergência, ou clínicas de doenças sexualmente transmitidas (DSTs) que atendem, principalmente, os pobres urbanos nos Estados Unidos encontram mais comumente DSTs da vulva e vagina. Para o médico na clínica particular, estas condições vulvovaginais são vistas raramente, e em função disto, muitos médicos não têm familiaridade tanto com as manifestações clínicas quanto com os testes laboratoriais disponíveis que podem ajudar a confirmar o diagnóstico. Uma vez que estas infecções sejam incomuns, pode haver problemas com qualquer estudo diagnóstico. Para um exercício de frustração, tente conseguir um exame microscópico em campo escuro do exsudato de uma lesão vulvar suspeita para excluir sífilis em uma paciente vista em um consultório particular longe do hospital. O equipamento raramente é disponível, e há poucos médicos, ao mesmo tempo competentes e disponíveis para coletar adequadamente a amostra e avaliar acuradamente os achados microscópicos. Nos Estados Unidos, lesões vulvares incomuns, *molluscum contagiosum*, *pediculosis pubis* e escabiose são frequentemente vistos em mulheres urbanas pobres que têm limitado acesso ao sistema de saúde particular. Na clínica de vaginite *Weill Cornell*, em Nova York, uma paciente com *molluscum contagiosum* é vista apenas ocasionalmente, uma com *pediculosis pubis* ainda menos frequentemente. Estas são entidades clínicas incomuns para o clínico particular.

Pacientes com doenças ulcerativas da vulva têm uma variedade de apresentações que requerem testes laboratoriais especificamente dirigidos para estabelecer o diagnóstico. Os patógenos mais comumente encontrados são herpes simplex vírus (HSV-1 e HSV-2). As variações das suas apresentações clínicas e o estudo laboratorial básico foram expostos no Capítulo 8. Um raro isolado viral de uma úlcera genital é citomegalovírus (CMV), identificado em uma úlcera vulvar em mulher HIV-positiva[1] (Figura 10.1). Os médicos que cuidavam desta paciente não tinham dúvidas de que estas eram lesões de herpes genital, mas a cultura provou de modo diferente. As restantes úlceras genitais, cancro mole, *granuloma inguinale*, *lymphogranuloma venereum* (LGV) e o cancro da sífilis precisam cada um ser considerado na avaliação de mulheres com úlceras genitais, e o clínico deve sempre ter em mente que mais de um patógeno pode estar presente. Cancro mole se apresenta como úlceras genitais dolorosas, com adenopatia inguinal. Se a adenopatia se tornar supurativa, isto é patognomônico. A aspiração de uma massa inguinal dolorosa pode resultar na coleta de uma quantidade copiosa de material purulento. A possibilidade de HSV-1, HSV-2 e *Treponema pallidum* como uma infecção primária ou concomitante deve fazer parte do diagnóstico diferencial em cada uma destas pacientes. *Granuloma inguinale* apresenta-se com lesões ulcerativas progressivas indolores sem adenopatia inguinal. Estas lesões são altamente vasculares e sangram facilmente ao contato. Há evidência de que estas úlceras aumentam o risco de uma mulher HIV-negativa adquirir o vírus, e a paciente HIV-positiva com estas lesões tende mais a transmitir HIV a um parceiro sexual.

Pacientes com uma infecção LGV se apresentam com história de uma úlcera autolimitada no local de inoculação com linfonodos inguinais dolorosos unilaterais. O tratamento retardado ou inadequado pode resultar na formação de bubões com subsequente ruptura e associação de ulcerações inguinais ou femorais. O diagnóstico de sífilis é outra consideração em toda paciente com uma úlcera genital. Cancros são classicamente representados como indolores, mas uma infecção secundária com outros patógenos pode resultar em desconforto no local da lesão.

Pode ser difícil diagnosticar DSTs da vagina e trato genital inferior em mulheres. Estas pacientes, frequentemente, têm sintomas vagos ou ausentes, e a detecção exige vigilância do médico para obter uma história e atenção aos achados físicos ao tempo do exame, de tal modo que

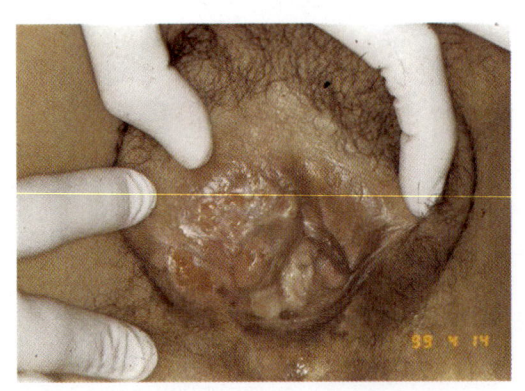

FIGURA 10.1 Doença ulcerativa da vulva em uma paciente positiva para o vírus de imunodeficiência humana. Clinicamente, a infecção parecia ser uma infecção HSV-1 ou HSV-2, mas a cultura revelou crescimento de citomegalovírus.

testes laboratoriais apropriados possam ser obtidos. Parte da história colhida destas mulheres deve incluir informação sobre se a paciente teve sexo desprotegido com um novo parceiro. Este é um achado correlato demasiadamente comum em mulheres que tomam anticoncepcionais orais, e esta é uma peça importante de informação. Nem toda mulher vista precocemente no curso de uma infecção por *Neisseria gonorrhoeae* terá sintomas de uma infecção pélvica, e os médicos geralmente só são alertas para a possibilidade de uma infecção pélvica se a paciente estiver febril ou tiver dor pélvica. Em um estudo antigo mas brilhante, Curran *et al.* mostraram que uma parte importante das mulheres sexualmente ativas com uma cultura cervical positiva para *N. gonorrhoeae* tinham ou sintomas sugestivos de uma infecção do trato urinário inferior, ou sangramento uterino anormal, ou um corrimento vaginal recente[2] (Tabela 10.1). Todas estas pacientes tinham uroculturas negativas, e nenhuma tinha anormalidades no exame pélvico, sugerindo uma causa anatômica para o sangramento. Nas mulheres sexualmente ativas com esta história e qualquer um destes achados, o médico deve pesquisar a presença de *N. gonorrhoeae*. O índice de suspeita do médico para *Chlamydia trachomatis* deve ser ainda mais alto em mulheres jovens sexualmente ativas, que não estejam em uma relação monógama. Há evidências clínicas de que muitas infecções por *Chlamydia* resultando em lesão tubária não foram acompanhadas por sintomatologia clínica que fizesse a paciente procurar atenção médica.[3] Wolner-Hanssen promoveu a ideia de que muitas destas mulheres, de fato, têm sintomas, que no seu estudo foram identificados por história retrospectiva muitas semanas ou meses depois que estas pacientes foram diagnosticadas com uma infecção.[4] Inquirição cuidadosa pós-evento destas pacientes possibilitou a lembrança de sintomas de um corrimento ou ardência urinária aumentados, mas, novamente, estes sintomas não foram suficientemente graves para fazer a paciente buscar atenção médica. Em decorrência da escassez de sintomas com infecções por *C. trachomatis*, o *Centers for Disease Control and Prevention* agora recomenda que esta população de mulheres sexualmente ativas com menos de 24 anos de idade façam uma triagem anual quanto a uma infecção insuspeitada por *C. trachomatis*; como também a triagem de mulheres mais velhas em risco aumentado de infecção, incluindo aquelas com um novo parceiro sexual, mais de um parceiro sexual, um parceiro sexual com parceiras concomitantes, ou um parceiro sexual que tenha uma infecção sexualmente transmitida.[5] Há muito suporte para esta iniciativa, embora um estudo recente tenha levantado a preocupação com resultados de teste falsos-positivos para gonorreia em populações com baixa frequência de infecção, quando são empregadas técnicas muito sensíveis de testagem.[6] Apesar destas preocupações, a testagem PCR para ambos *C. trachomatis* e *N. gonorrhoeae* parece apropriada para estas populações, com o reconhecimento de que algumas pacientes terão testes falsos-positivos. A vantagem é que pacientes assintomáticas infectadas serão detectadas. Os testes empregados — cultura, sonda de DNA, ou testagem de PCR — serão dependentes da disponibilidade laboratorial e da economia local do atendimento médico.

Uma paciente ocasional será vista com edema vulvar doloroso, um abscesso de Bartholin. Testagem de PCR apropriada para *N. gonorrhoeae* e culturas para bactérias anaeróbicas podem ser obtidas quando incisão e drenagem fornecerem um espécime de material purulento.

Tabela 10.1 Resultados de cultura de gonococos por categoria diagnóstica

Categoria Diagnóstica	Positivos	%	Negativos	Total	Comparação com Grupo 5, sem Sintomas (x^2)
1. Suspeita de infecção gonocócica, PID ou doença de Bartholin	42	(82,4)	9	51	< 0,001
2. Sangramento uterino anormal, causa não determinada	7	(43,4)	9	16	< 0,001
3. Infecção do trato urinário	10	(35,0)	25	35	< 0,001
4. Cervicite ou vulvovaginite	6	(26,1)	17	23	< 0,01
5. Outras pacientes, sem sintomas	8	(05,8)	129	137	

MICROBIOLOGIA E IMUNOLOGIA

Além das frequentes etiologias microbianas de doenças vulvovaginais, uma multidão de outros microrganismos sexualmente transmitidos podem ser o principal culpado em mulheres individualmente. A probabilidade de que um clínico veja alguma vez uma mulher com uma doença decorrente de qualquer um dos organismos discutidos mais adiante no capítulo variará amplamente, dependendo da localização e tipo da sua prática médica. Sem dúvida, a familiaridade com a existência e identidade destas doenças é essencial para que um diagnóstico diferencial preciso seja realizado

Molluscum contagiosum é uma doença causada pelo vírus do *molluscum contagiosum* (MCV), um membro da família poxvírus. Ele é um vírus de DNA bifilamentar incluso em uma capa de lipoproteína. O vírus infecta unicamente ceratinócitos da pele. Embora transmissão entre indivíduos pelo contato direto pele a pele seja comum e possa ocorrer em uma variedade de locais, incluindo o trato genital em indivíduos sadios, suas lesões são mais prevalentes e aumentadas de tamanho em pessoas imunossuprimidas. Infecção pelo MCV pode ser um problema em indivíduos infectados pelo HIV que não receberam um esquema retroviral adequado. Quatro tipos conhecidos de MCV foram identificados, com MCV-1 mais prevalente em humanos sadios e MCV-2 mais comum em indivíduos infectados pelo HIV.[7] As lesões típicas são pequenas projeções com uma aparência cérea e exibem pouca ou nenhuma inflamação. Podem persistir durante variados períodos de tempo, de semanas a meses a anos. Muitos indivíduos sem exposição conhecida a este vírus e sem nenhuma lesão aparente foram demonstrados positivos para anticorpos a MCV. A presença de altos títulos de anticorpos em indivíduos com infecções persistentes sugere que os anticorpos não são protetores. A taxa aumentada de aparecimento de MCV em indivíduos imunocormprometidos sugere fortemente que a resposta imune do hospedeiro limita infecção. MCV induz produção de interferons antivirais tipo 1.[8] Outros compostos imunes conhecidos, presentes nas lesões de MCV, incluem β-defensina 3, fator de necrose tumoral-α[9,10] e receptores *toll-like* 3 e 9.[10] Proteínas de MCV, demonstraram inibir apoptose de células infectadas, bloquear células fagocíticas de migrar para o local de infecção, inibir interleucina-18[11] e ativar o gene do interferon.[12] Não existe tratamento aprovado pela FDA para infecção pelo MCV.

Haemophilus ducreyi é uma bactéria Gram-negativa curta, não móvel, e que é a causa do cancro mole, uma doença ulcerosa genital. As lesões progridem a partir de pápulas genitais e retais para pústulas, úlceras e podem ser muito dolorosas e com mau cheiro. A bactéria é uma causa predominante de ulceração genital em climas tropicais e subtropicais e em regiões com má higiene pessoal, embora a incidência pareça estar diminuindo na maioria dos países.[13] Uma lesão na pele ou membrana mucosa, decorrente da abrasão durante intercurso sexual, uma infecção concomitante, ou outra irritação, é a porta de entrada para *H. ducreyi*. Apesar da infiltração de leucócitos polimorfonucleares e macrófagos em resposta à infecção, as bactérias resistem a ser fagocitadas e permanecem extracelulares. *H. ducreyi* também parece ser resistente à produção pelo hospedeiro de peptídeos antimicrobianos.[14] Duas proteínas secretadas por *H. ducreyi* — LspA1 e LspA2 — conferem resistência à fagocitose,[15] enquanto duas proteínas adicionais, proteína de resistência sérica de ducreyi A[16] e um transportador de influxo sensível a peptídeo antimicrobiano,[17] inibem a cascata do complemento e lise celular bacteriana. Indivíduos infectados não desenvolvem imunidade.

Úlceras genitais também resultam de infecção por *Klebsiella granulomatis,* uma bactéria encapsulada Gram-negativa e o agente causador da donovanose (*granuloma inguinale*). Similarmente ao cancro mole, donovanose é mais prevalente em climas quentes. Entretanto, as duas doenças diferem, porque as lesões de donovanose são frequentemente indolores, mas sangram facilmente ao contato. Três tipos de donovanose podem ser observados que diferem na sua aparência: ulcerogranulomatosa (mais comum), hipertrófica, e esclerótica. Embora donovanose seja considerada uma infecção sexualmente transmitida, há também evidência da sua ocorrência em crianças sem nenhuma evidência de abuso sexual e em adultos castos.[18] Infecção da mãe para o recém-nascido durante parto vaginal também foi descrita.[19] Em mulheres, as úlceras da donovanose estão mais comumente presentes nos lábios menores, fúrcula e colo, e devem ser diferenciadas de lesões decorrentes da sífilis, cancro mole, HPV e herpes-vírus. Estudos imunorrelacionados sobre donovanose são mínimos. Há um relato associando a infecção à presença de HLA B57.[20]

Embora a maioria das *serovars* (sorovariantes) do trato genital da bactéria intracelular obrigatória, *C. trachomatis,* infectem o colo e as tubas uterinas, três *serovars* — L1, L2 e L3 — causam úlceras genitais. A doença causada por estas bactérias é chamada *lymphogranuloma venereum* (LGV) ou síndrome de úlcera genital e adenopatia sexualmente transmitida. Em mulheres infectadas, a doença começa com o desenvolvimento de uma pápula indolor, que se ulcera subsequentemente. Em uma minoria de pacientes, progride para adenite inguinal secundária e, então, para inflamação granulomatosa crônica, linfedema e elefantíase.[21] Até recentemente, antes do começo da epidemia de HIV, LGV era uma doença de adultos, residindo em regiões tropicais e subtropicais do mundo. Começando nos primeiros 1980, LGV foi documentada com crescente frequência como a causa de proctite em homens que fazem sexo com homens.[22] A *serovar* L2 de *C. trachomatis* é o isolado mais frequente destes casos.

Muitos homens com proctite LGV são também positivos para outras DSTs, mais frequentemente HIV.

Ainda mais uma causa de úlceras genitais é *Treponema pallidum*, a bactéria espiroqueta responsável pela sífilis. *T. pallidum* passa através de abrasões microscópicas no trato genital e induz a formação de úlceras genitais, conhecidas como cancros (sífilis primária) na vulva, parede vaginal ou colo. Após sua replicação, o micróbio dissemina-se pelos sistemas circulatório e linfático, resultando na formação de uma erupção, febre de baixo grau e aumento ganglionar (sífilis secundária). Estes sintomas regridem e se segue um período de latência. Sífilis não tratada pode então progredir para um estádio terciário, caracterizado por comprometimento do sistema nervoso central, sistema vascular e/ou comprometimento cutâneo e ósseo.[23] *T. pallidum* é único porque não possui lipopolissacarídeo, o componente da membrana externa fortemente pró-inflamatório das bactérias Gram-negativas, bem como muitas outras proteínas transmembrânicas. Seus antígenos principais de membrana são lipoproteínas. Isto torna o micróbio pouco antigênico e lhe permite evitar detecção pelo sistema imune do hospedeiro.[24] Assim, os indivíduos infectados bem como os tratados permanecem suscetíveis à reinfecção. Lipoproteínas de superfície que são liberadas de organismos mortos se ligam ao receptor *toll-like* 2 e iniciam uma resposta imune mediada pelas células.[25]

N. gonorrhoeae, o microrganismo causador da gonorreia, é uma bactéria diploide Gram-negativa. Em mulheres, infecta principalmente células epiteliais colunares em superfícies mucosas urogenitais. A uretra, colo, reto, vulva e vagina são todos locais de infecção. Em homens, a infecção gonocócica das células epiteliais uretrais induz a liberação de citocinas pró-inflamatórias e o influxo de neutrófilos e resulta em inflamação sintomática. Similarmente, infecção do trato genital superior em mulheres também induz inflamação.[26] Em contraposição, infecção do trato genital inferior feminino é tipicamente assintomática por causa da capacidade dos componentes de *N. gonorrhoeae* de inibir a indução de inflamação.[20] Esta ausência de detecção ou falta de diagnóstico pode ter sérias consequências adversas, uma vez que as infecções não tratadas ascendam para as tubas uterinas e causam doença inflamatória pélvica e infertilidade. Relatos recentes indicam que as mulheres em risco de aquisição de DST, especialmente aquelas que admitem praticar intercurso anal, devem também ser triadas quanto à gonorreia retal.[27,28] A testagem urogenital isoladamente perde muitos casos de infecção retal. O tratamento efetivo de *N. gonorrhoeae* está se tornando cada vez mais difícil em razão da presença de plasmídeos que transportam múltiplos genes de resistência a antibióticos, tendo sido predito que o organismo pode logo se tornar intratável.[29] Uma hipótese interessante foi proposta afirmando que *N. gonorrhoeae* adquire resistência antibiótica na faringe através da interação com espécies comensais de *Neisseria* que estão presentes naquele local.[29] Isto sugere que triagem e tratamento de infecção gonocócica faríngea podem, também, ser importantes. *N. gonorrhoeae* emprega várias estratégias para evitar destruição pela resposta imune do hospedeiro.[30,31] A capacidade de variar a antigenicidade dos seus *pili* e proteínas de superfície modula a indução de uma resposta imune pelas células epiteliais e imunes. Ademais, a explosão oxidativa induzida nos leucócitos polimorfonucleares por esta infecção falha em matar gonococos, mas mata outras bactérias. Isto permite a *N. gonorrhoeae* competir com outras bactérias pelos nutrientes. Finalmente, gonococos inibem a indução de apoptose nas células epiteliais cervicais, desse modo facilitando sua persistência.

O ectoparasita *Phthirus pubis* é transmitido principalmente pelo contato sexual de uma pessoa infectada com um indivíduo não infectado. Ele infecta os pelos púbicos e é a causa dos chatos púbicos. O organismo pode também às vezes ser encontrado nos pelos, nas axilas, tórax, couro cabeludo ou mesmo cílios. A fêmea de *P. pubis* põe um ovo que se torna firmemente fixado à base de um folículo piloso. Depois de um período de incubação de 7 dias, o parasita emergindo induz uma lesão na pele, secreta saliva, e, então, ingere uma mistura de saliva e sangue. O prurido grave que se segue é decorrente de uma reação de hipersensibilidade imediata a alergênicos na saliva. A infestação é frequentemente associada à detecção de outras infecções sexualmente transmitidas. Em um estudo, a detecção de chatos púbicos predisse a coocorrência de uma infecção por *C. trachomatis*.[32]

DIAGNÓSTICO

A chave do tratamento de pacientes com DSTs da vulva, vagina ou trato genital inferior é um conhecimento da ampla variedade de diferentes apresentações clínicas e o conhecimento de testes laboratoriais apropriados necessários para confirmar o diagnóstico.

Molluscum contagiosum tem uma aparência características, uma área umbilicada central cheia com um material branco semissólido. Estas lesões podem-se apresentar em várias formas. A Figura 10.2 mostra uma lesão isolada. Estas lesões são contagiosas e podem se espalhar rapidamente. A Figura 10.3 mostra um paciente com múltiplas lesões de *molluscum contagiosum*. A Figura 10.4 mostra as lesões imediatamente após tratamento local quando material branco central foi removido. Se tratamento local falhar em remover as lesões, uma biópsia deve ser obtida para confirmar a impressão clínica inicial.

Pacientes com *P. pubis* buscam atenção médica para prurido vulvar intenso e contínuo. À inquirição, elas podem ter notado chatos ou lêndeas nos seus pelos púbicos. Esta é uma população em que a observação da região púbica com um colposcópio ou lente de aumento evidenci-

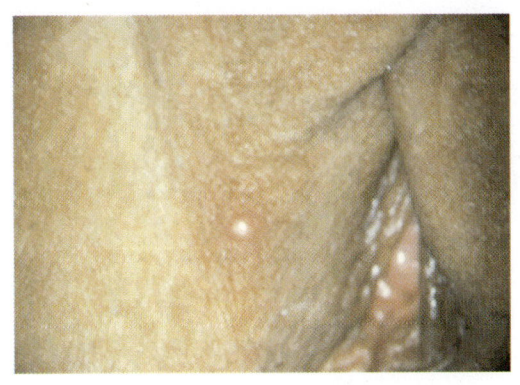

FIGURA 10.2 Paciente com uma lesão solitária de *molluscum contagiosum*.

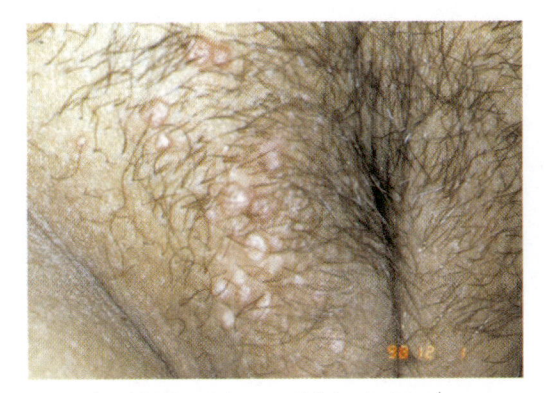

FIGURA 10.3 Paciente com múltiplas lesões de *molluscum contagiosum*.

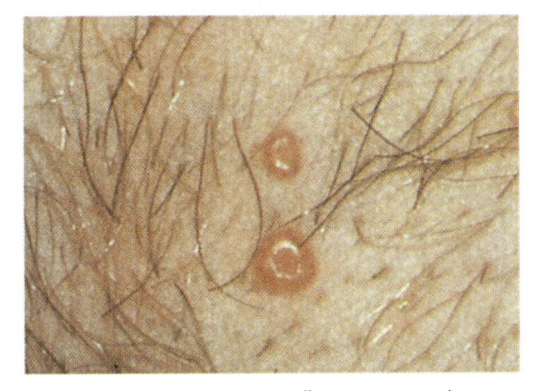

FIGURA 10.4 Paciente com *molluscum contagiosum* depois que o tratamento local removeu o cerne branco central.

ará os ectoparasitas visíveis, móveis. Sob aumento, estes são feias criaturas; sua aparência e movimento fazem encolher a pele de muitos examinadores (Figura 10.5).

Pacientes com escabiose procuram atenção médica por causa de prurido vulvar insuportável. Outra vez, observação com um colposcópio ou lente de aumento frequentemente revela a presença do *Sarcoptes scabiei* (Figura 10.6). Estas mulheres muitas vezes terão uma erupção vulvar, refletindo sua dermatite de contato.

Pacientes com doença ulcerativa da vulva têm uma variedade de manifestações clínicas que exigem testes laboratoriais apropriados para determinar o patógeno envolvido. Úlceras vulvares persistentes ou recorrentes podem não ter uma etiologia infecciosa. O médico deve biopsiar para checar quanto a câncer de pele, doença de Behçet, úlceras aftosas, doença de Crohn, ou penfigoide vulvar. Este é um contexto clínico em que uma revisão da biópsia por um dermatopatologista é frequentemente necessária para confirmar o diagnóstico exato. Os requisitos para imunocoloração precisa devem ser conhecidos antes que o espécime de biópsia seja obtido.

Vírus serão a causa da maioria das ulcerações vulvares vistas pelos médicos na clínica. Para o médico em um consultório particular, os patógenos mais comumente encontrados em pacientes com pequenas ulcerações vulvares serão HSV-1 e HSV-2. As variedades de apresentação clínica e a testagem laboratorial necessária para confirmar o diagnóstico foram apresentadas no Capítulo 8. Em mulheres imunossuprimidas, patógenos virais não previstos podem ser confirmados por cultura. Em uma dessas paciente, a cultura viral da lesão revelou, inesperadamente, CMV (Figura 10.1).

As restantes doenças ulcerosas genitais (cancro mole, *granuloma inguinale*, *lymphogranuloma* e sífilis) são causadas por bactérias. Obter um diagnóstico preciso exige associar os achados clínicos a testes laboratorias apropriados.

Deste grupo de doenças ulcerativas da vulva causadas por bactérias, cancro mole é, provavelmente, a mais comum nos Estados Unidos. Apesar disto, ainda é rara, e há evidência recente de que sua prevalência declinou nos Estados Unidos.[5] Estas mulheres usualmente se apresentam com úlceras vulvares dolorosas que não são endurecidas e, frequentemente, têm linfadenopatia inguinal unilateral (Figura 10.7). Deve haver cautela ao fazer o diagnóstico de outras infecções vulvares que têm uma apresentação semelhante. Cada teste confirmatório possível deve ser pedido. Confirmar o diagnóstico de cancro mole microbiologicamente exige semear exsudatos de lesão em meios de ágar especiais dentro de uma hora do exame da paciente. Se isto puder ser feito, há o potencial de isolar o organismo ofensor, *H. ducreyi*. A sensibilidade desse teste, feito corretamente, é de 80%. Para os clínicos, há duplo problema nesta abordagem. Eles não são capazes de chegar com o espécime no laboratório dentro deste tempo, e muitos laboratórios comerciais podem não ter disponível estes meios de cultura. Alguns laboratórios possuem teste PCR disponível para *H. ducreyi* que não é aprovado pela FDA. Se houver um hospital urbano próximo, o encaminhamento para a sala de emergência pode ser a melhor opção para obter estes estudos diagnósticos. Outras infec-

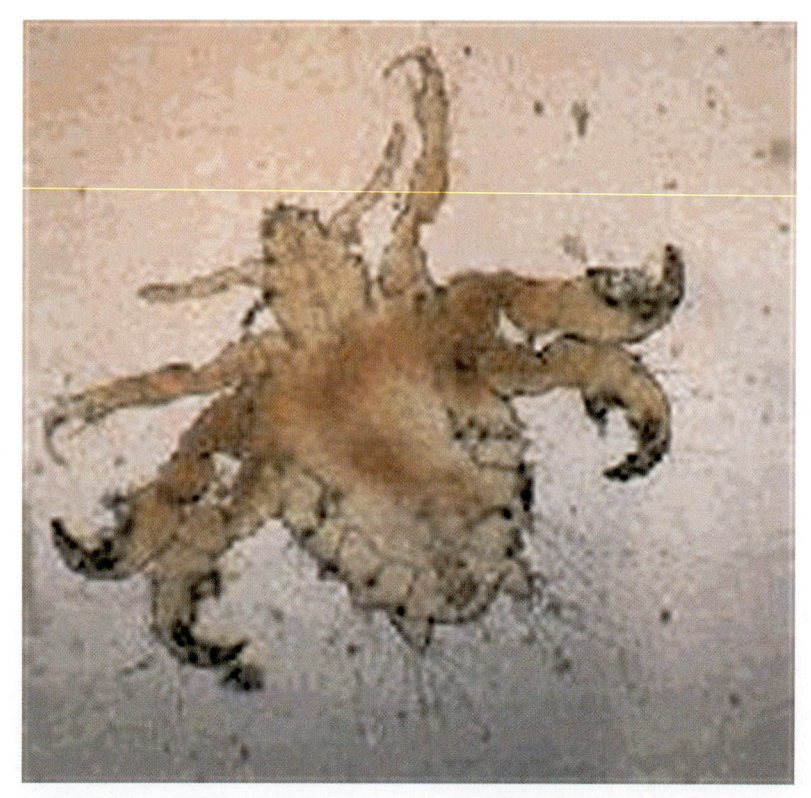

FIGURA 10.5 Imagem ampliada de um piolho do corpo.

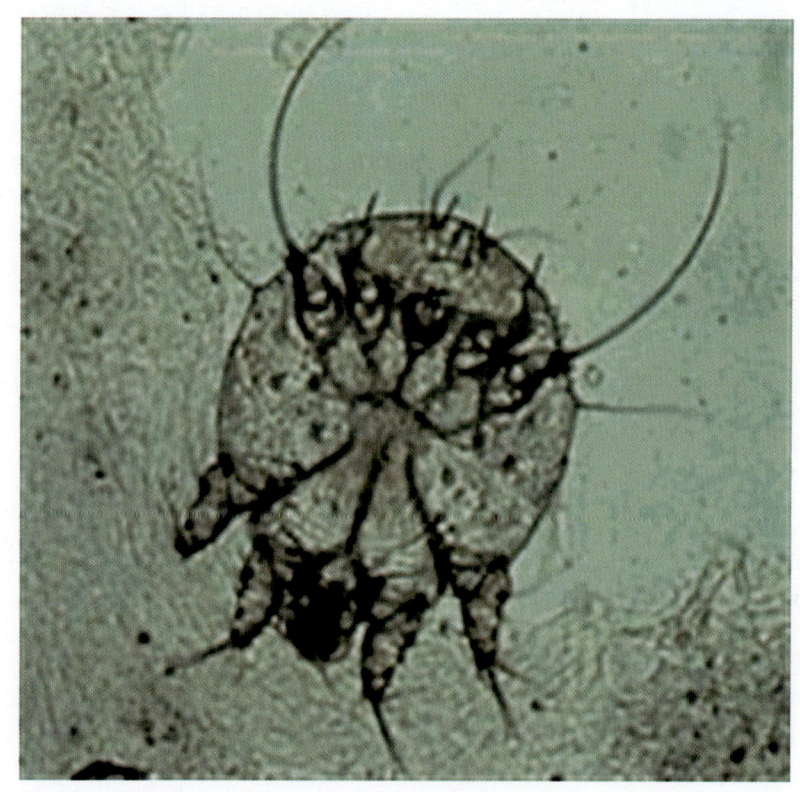

FIGURA 10.6 Imagem ampliada de um *Sarcoptes scabiei*.

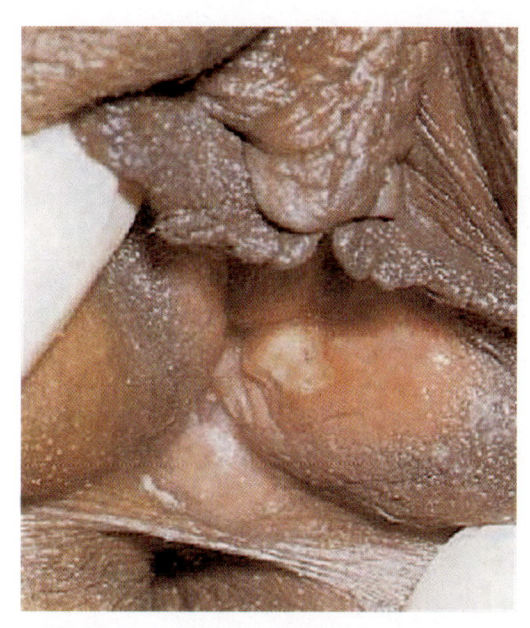

FIGURA 10.7 Lesão vulvar ulcerativa de paciente com cancro mole.

ções podem-se mascarar como cancro mole. Em um estudo em Atlanta, 80% das pacientes diagnosticadas como lesões de cancro mole comprovaram ter cultura positiva para HSV-1 e HSV-2. Com isto em mente, uma outra parte do exsudato deve ser enviada para cultura de HSV-1 e HSV-2 e um espécime de sangue testado para anticorpos a HSV-1 e HSV-2. Nem todo cancro é indolor. Se possível, um exame de campo escuro do exsudato da úlcera deve ser feito; é importante realizar* a testagem de reagina sanguínea, 7 dias ou mais depois do primeiro aparecimento de úlcera. Se ambos estes testes alternativos forem negativos, o diagnóstico de cancro mole é provável, mesmo se *H. ducreyi* não for isolado em tentativas de cultura. Uma vez que úlceras de cancro mole facilitem a disseminação de infecções pelo HIV, a testagem sorológica para HIV deve ser feita nestas pacientes.

Granuloma inguinale (donovanose) é uma doença muito incomum nos Estados Unidos. Como ela é endêmica em algumas áreas tropicais e em desenvolvimento, por exemplo, Índia, Papua Nova Guiné, Austrália Central e África do Sul, uma história de viagem ou contato íntimo com alguém dessa área deve ser obtida. A lesão primária é uma pápula endurada, mas estas mulheres frequentemente se apresentam ao médico quando ela ulcera. Estas lesões visualmente mostram infecção macroscópica com necrose e purulência. Surpreendentemente, elas não são dolorosas e, com frequência, não há adenopatia inguinal. As lesões ulcerativas são altamente vasculares e sangram com facilidade. O organismo causador, *K. granulomatis*, é um bastão bastonete Gram-negativo que é difícil de cultivar. Um teste PCR foi desenvolvido e está clinicamente disponível em alguns laboratórios, embora não seja aprovado pela FDA. Não há teste sorológico para esta infecção. O diagnóstico pode ser feito definitivamente por um raspado da lesão ou um corte de fragmento de tecido de biópsia corado com uma coloração de Wright ou Giemsa em que corpúsculos de Donovan podem ser vistos (Figura 10.8). A Figura 10.9 mostra o local da lesão biopsiada no dia anterior em uma mulher que visitava frequentemente a África do Sul. Usando coloração seletiva, foi determinado que ela tinha *mycosis fungoides*. Em pacientes com *granuloma inguinale*, há aglomerações pretas bipolares de bactérias no citoplasma de grandes histiócitos. Outra vez, ao lidar com pacientes com esta ulceração vulvar, testes de triagem devem ser feitos para herpes-vírus e *T. pallidum*. Frequentemente, estas lesões são extensas, e uma biópsia do tecido também está indicada para excluir a presença de câncer. Uma vez que uma infecção concomitante pelo HIV possa retardar a cura, testagem para o vírus deve ser feita nestas mulheres.

LGV em mulheres é uma doença tão rara nos Estados Unidos que a maioria dos médicos particulares provavelmente nunca a verá. Há menos de 600 casos notificados anualmente, e infecção diagnosticada é 10 vezes mais comum em homens que em mulheres. A doença tem uma variedade de apresentações clínicas. A lesão primária é uma úlcera genital autolimitada no local de inoculação, que muitas vezes não faz as pacientes procurarem atenção médica.[5] Se isto não for tratado, as pacientes frequentemente desenvolverão adenopatia inguinal com pele vulvar carnuda sobrejacente (Figura 10.10), e os abscessos dentro dos linfonodos coalescerão e drenarão por um ou mais tratos fistulosos (Figura 10.11). Este último estádio da doença é a época em que a maioria das pacientes se apresentam ao médico para tratamento. Os patógenos microbiológicos do LGV são *C. trachomatis serovars* L1, L2 e L3. Estas *serovars* podem ser cultivadas em cultura de tecido, mas esta frequentemente não está disponível em laboratórios clínicos. A confirmação do diagnóstico exige conhecimento médico das capacidades laboratoriais. Alternativamente, sonda de DNA ou teste PCR para confirmar o diagnóstico, embora não aprovada pela FDA, está disponível em muitos laboratórios. Isto ainda deixa a única alternativa disponível para confirmar o diagnóstico: um exame de sangue sorológico para títulos de fixação de complemento é 1:64 ou mais. Em comum com outras doenças ulcerosas genitais sexualmente transmitidas, infecções com herpes-vírus e *T. pallidum* devem ser excluídas por testagem concomitante.

A lesão primária de uma infecção decorrente de *T. pallidum* é um cancro. Esta lesão começa como uma pe-

---

*N. da RT.: Diferente dos Estados Unidos, no Brasil, a incidência de sífilis está aumentando, por isso todo paciente com úlcera deve ser testado.

Capítulo 10 ◆ Outras Doenças Sexualmente Transmitidas da Vulva e Vagina

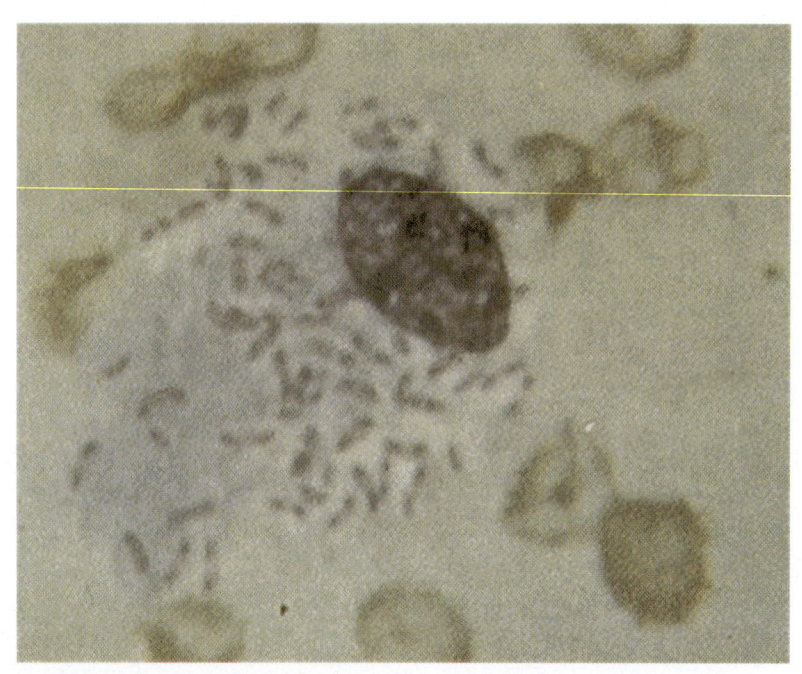

FIGURA 10.8 Corpos de Donovan. Bactérias encontradas no citoplasma de macrófagos que assumem a forma de um alfinete de segurança.

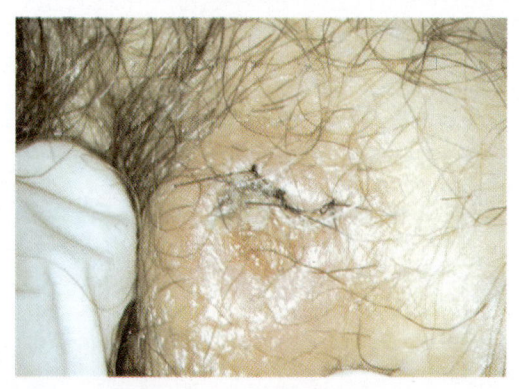

FIGURA 10.9 Lesão vulvar solitária de uma paciente suspeita de ter *granuloma inguinale*. Coloração especial confirmou o diagnóstico de *mycosis* fungoides.

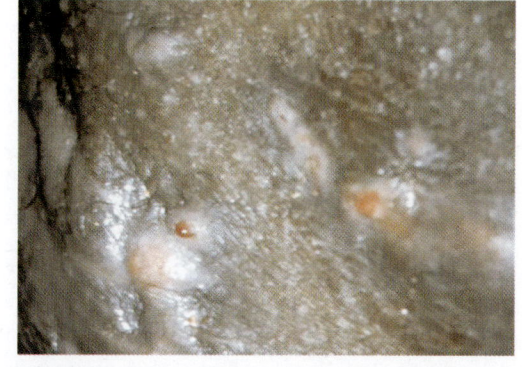

FIGURA 10.11 Tratos fistulosos com drenagem em uma paciente com *lymphogranuloma venereum*.

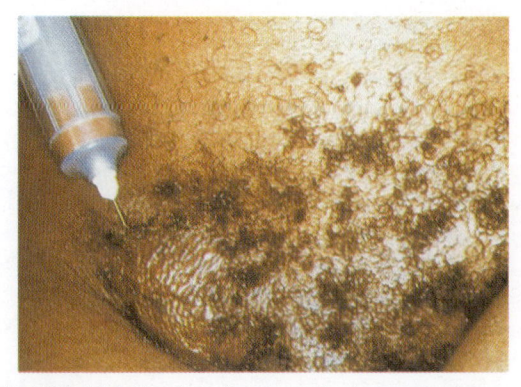

FIGURA 10.10 Lesão vulvar carnuda de uma paciente com *lymphogranuloma venereum*.

quena pápula que se rompe, formando uma úlcera superficial indolor. Mais de uma lesão pode ser vista. Estas lesões são indolores e desaparecem sem tratamento antibiótico sistêmico, sugerindo ao paciente que o que tenha causado a infecção foi eliminado pelo mecanismo de defesa do seu corpo. Se o médico encontrar uma úlcera indolor endurecida, sífilis deve estar no topo da lista de diagnósticos diferenciais. O diagnóstico pode ser confirmado pela presença do patógeno em forma de saca-rolha, *T. pallidum*, em um exame microscópico em campo escuro de material obtido por raspagem da superfície da lesão. A dificuldade será encontrar o equipamento e o pessoal médico treinado para fazer o estudo de campo escuro. Como alternativa, alguns laboratórios têm disponíveis testes de

PCR não aprovados pela FDA para espiroquetas. Se um exame preciso de campo escuro não puder ser obtido, o diagnóstico pode ser estabelecido, obtendo-se um teste de reagina positivo de sangue colhido 7 dias ou mais depois que a lesão foi notada pela primeira vez pela paciente. Este teste de reagina positivo não é específico. O diagnóstico de uma etiologia de *T. pallidum* pode ser confirmado por um teste treponêmico específico positivo, teste de absorção de anticorpo treponêmico fluorescente ou teste de aglutinação de partículas de *T. pallidum*.[5] Estas pacientes com uma úlcera genital indolor devem também ser testadas quanto a *granuloma inguinale* e herpes-vírus.

Uma causa muito mais comum de desconforto vulvar causado por infecção é o abscesso de Bartholin. Apresenta-se como um edema unilateral doloroso (Figura 10.12). A drenagem após ruptura resulta em um livre fluxo de material purulento. A Figura 10.13 mostra um dreno no lugar após incisão e drenagem de um abscesso de Bartholin intacto.

O primeiro indício para o médico de que uma paciente poderia estar em risco de uma DST da vagina ou trato genital inferior será obtido da história. Quando estas mulheres jovens, que são sexualmente ativas sem usar qualquer proteção de barreira, respondem a uma pergunta de que têm um novo parceiro sexual, o nível de preocupação do médico deve aumentar. O nível é ainda mais elevado, quando as pacientes relatam o início recente de sintomas perturbadores que incluem urgência e frequência de micção, ou manchas vaginais, ou um corrimento vaginal aumentado. Estes sintomas são muitas vezes tão brandos que não serão relatados até que o médico faça perguntas específicas. No exame vaginal, secreções vaginais são obtidas para estudo microscópico com uma preparação de soro fisiológico e hidróxido de potássio, o pH vaginal é medido na parede lateral da vagina, e um teste de PCR é obtido para *N. gonorrhoeae* e *C. trachomatis*. Suspeitas de uma infecção bacteriana sexualmente transmitida devem ser aumentadas ainda mais por um pH vaginal elevado e a presença de grande número de leucócitos no exame microscópico da preparação salina. Esta presença de leucócitos no esfregaço vaginal é o teste clínico mais sensível para determinar, se a paciente tiver infecção do trato genital superior.[34] Há outros pontos importantes a observar durante o exame pélvico. É difícil fazer um diagnóstico de cervicite, com base no aspecto macroscópico do colo, seja com visão a olho nu ou a ampliação adicionada de um cosposcópio. Um grande campo de epitélio colunar no colo é comum nestas mulheres jovens sexualmente ativas, que se apresenta com uma aparência vermelho-vivo (Figura 10.14). Se houver suspeita de cervicite, um aplicador de algodão é colocado no canal endocervical, deixado aí por alguns segundos; quando retirado e mantido contra um fundo branco, mucopus amarelo pode ser visto nos casos positivos. O diagnóstico é mais seguro quando uma gota do mucopus é adicionada a soro fisiológico sobre uma lâmina, e ao exame microscópico, são vistas miríades de leucócitos. Este é o melhor teste de consultório que temos para confirmar o diagnóstico de cervicite[35] (Figura 10.15). No exame bimanual da paciente com esta história e achados laboratoriais de consultório, a presença de desconforto à mobilização cervical

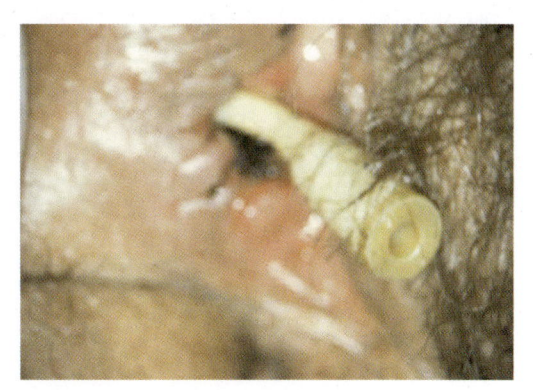

FIGURA 10.13 Abscesso de Bartholin após incisão e drenagem com dreno no local.

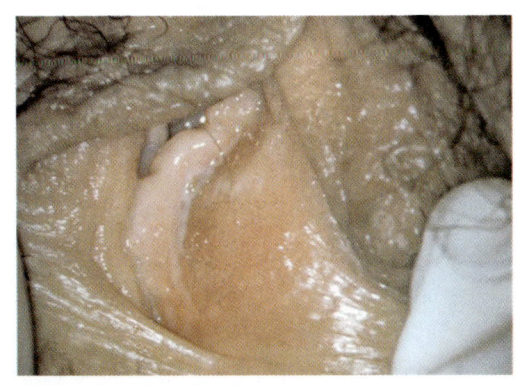

FIGURA 10.12 Edema vulvar unilateral associado a abscesso de Bartholin.

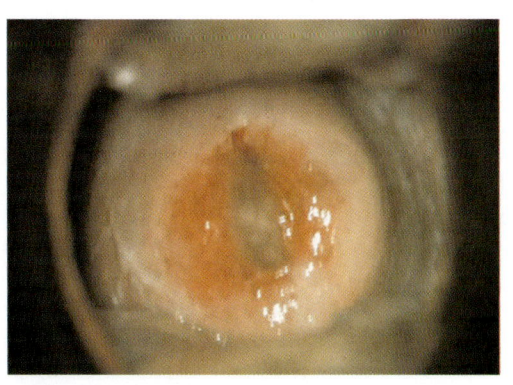

FIGURA 10.14 Aspecto do colo. O epitélio colunar tem aparência vermelho-vivo.

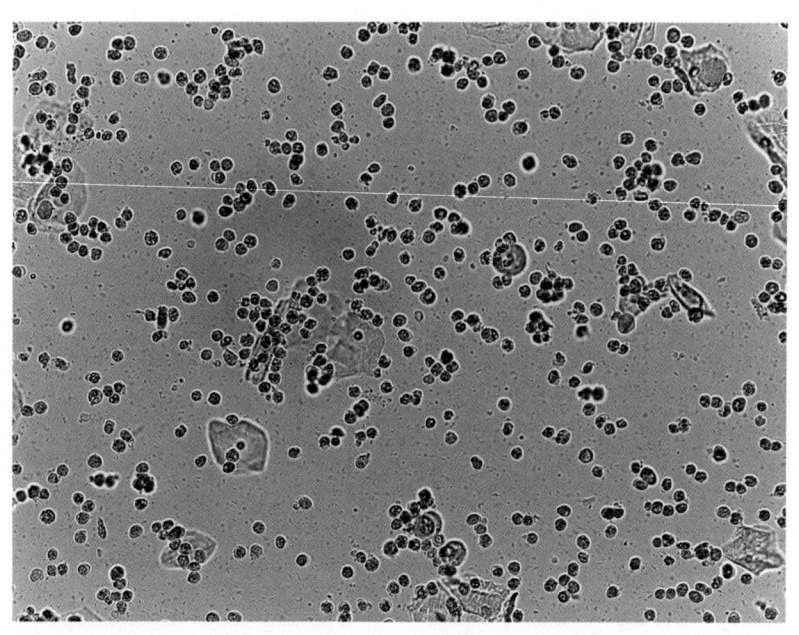

FIGURA 10.15 Exame microscópico de preparação com soro fisiológico de líquido de secreção vaginal. O campo está coberto de leucócitos.

e dor à palpação anexial devem confirmar o diagnóstico de uma infecção genital superior.

Preocupações com quatro outras doenças sexualmente transmitidas devem levar à testagem diagnóstica na mulher jovem sexualmente ativa, que não esteja em uma relação monógama e que também não esteja usando quaisquer métodos de barreira de proteção. O vírus sexualmente transmitido com mais frequência é HPV (Capítulo 9). Na paciente não previamente imunizada, podem ser feitos exames de sangue para anticorpos da hepatite B, e se ela estiver grávida, também o antígeno de superfície de hepatite B. Na mulher que planeja uma gravidez, ou quando vista no começo da gravidez, deve ser colhido sangue para testar quanto a anticorpos CMV.

TRATAMENTO

Há uma variedade de tratamentos efetivos para *molluscum contagiosum*. Um método rápido é tirar o teto do centro de cada lesão com uma agulha ou um bisturi e em seguida aplicar um bastão de nitrato de prata na base. Uma alternativa, se o equipamento for disponível, é congelar a lesão com *spray* de óxido nitroso. Isto é bem tolerado, mas resulta em uma pequena cicatriz. Creme de imiquimod pode ser aplicado pela paciente diretamente em cada lesão três vezes por semana. Há inconveniente nesta conduta autoadministrada. Imiquimod pode irritar o tecido normal em torno do *molluscum*; o tratamento pode levar semanas; e há uma taxa de falha. Tudo isto deve ser revelado à paciente antes de ela adotar esta opção.

P. pubis (chatos púbicos) é outra infecção facilmente tratada, porque há uma variedade de agentes efetivos usados a curto prazo. Infelizmente, resistência de pediculose aos esquemas atuais de tratamento é muito disseminada e está aumentando.[5] A Tabela 10.2 ilustra opções atuais de tratamento. As pacientes fazem objeção ao odor e a longa duração de aplicação do *malathion*, e a experiência clínica com ivermectina é limitada.

Escabiose também tem uma variedade de opções de tratamento. O esquema recomendado é aplicação corporal total de creme de permetrina 5% do pescoço para baixo e lavar para remover depois de 8-14 horas, ou ivermectina 200 μg/kg via oral, repetida em 2 semanas. Alternativamente, 30 g de loção de lindano 1% ou 30 g de creme 1% aplicado no corpo inteiro e lavado e removido após 8 horas. Se demasiado for absorvido quando utilizado após

Tabela 10.2 Esquemas de tratamento para *Pediculosis pubis*

Permetrina creme rinse 1% aplicada nas áreas afetadas e lavada depois de 10 minutos
ou
Lindano xampu 1% aplicado por 4 minutos na área e, a seguir, lavado e removido por completo. Não recomendado para mulheres grávidas ou amamentando ou para crianças com 2 anos ou menos
ou
Piretrina com butóxido de piperonil aplicada na área afetada e lavada e removida por completo após 10 minutos

um banho quente ou a paciente tiver uma dermatite extensa,[5] a paciente pode ter convulsões ou anemia aplásica. Esta última eliminou o uso desta droga por muitos médicos. Após tratamento, roupa de cama e de corpo deve ser lavada e secada à máquina ou, se lavagem à máquina não for recomendada para as roupas, lavada a seco.

Há uma larga variedade de esquemas antibióticos recomendados para o tratamento de paciente com cancro mole.[5] Opções de única dose incluem azitromicina 1 g via oral ou ceftriaxona 250 mg por via intramuscular. Estes têm apelo pela facilidade de administração e aderência. Alternativamente, as pacientes podem receber ciprofloxacina 500 mg via oral duas vezes ao dia por 3 dias ou eritromicina 500 mg via oral três vezes ao dia durante 7 dias. Estes esquemas prolongados podem causar problemas. Ciprofloxacina aumenta a meia-vida da cafeína. Pacientes devem ser aconselhadas a diminuir a ingestão de cafeína durante os 3 dias de terapia para evitar noites insones. Administração oral de eritromicina pode causar dor abdominal e gases, a ponto de a série de 7 dias de tratamento não ser completada. Nas pacientes com cancro mole, quanto mais cedo o diagnóstico for feito e iniciado tratamento, melhores os resultados. Em casos muito avançados, apesar de tratamento antibiótico bem-sucedido, pode resultar cicatriz permanente. Quaisquer bubões com flutuação devem ser aspirados, drenados ou removidos. A presença destas úlceras facilita a aquisição e disseminação de infecção por HIV.

Pacientes com *granuloma inguinale* têm planos mais complicados de tratamento terapêutico. Todos os esquemas de tratamento necessitam ser empregados durante cerca de 3 semanas ou mais, se não tiver havido re-epitelilzação das úlceras. A opção de tratamento recomendada que dura 3 semanas é doxiciclina 100 mg via oral duas vezes ao dia. Outras terapias de 3 semanas são efetivas e incluem azitromicina 1 g via oral uma vez por semana, ciprofloxacina 750 mg via oral duas vezes ao dia, ou trimetoprim/sulfametoxazol 160/800 mg via oral duas vezes ao dia.[5] Recidivas podem ocorrer 6-18 meses após tratamento aparentemente efetivo. A adição de gentamicina 1 µg/kg IV cada 8 horas deve ser considerada se melhora não for notada após alguns dias de tratamento. Usuárias de doxiciclina necessitam evitar exposição ao sol.

Quando o diagnóstico de LGV foi feito, há dois esquemas de tratamento oral recomendados pelos CDC.[5] Um é doxiciclina 100 mg 2 vezes ao dia durante 21 dias. Se as pacientes forem alérgicas à doxiciclina ou grávidas, um esquema alternativo é eritromicina base 500 mg quatro vezes ao dia por 21 dias. Pacientes recebendo doxiciclina devem limitar sua exposição ao sol, e aquelas recebendo eritromicina devem ser avisadas sobre possível desconforto gastrointestinal. Se ocorrer formação de bubão, deve ser empregada aspiração por pele intacta. Quanto mais cedo for iniciado tratamento, menos provável é que a paciente venha a ter cicatriz permanente. Novamente, a sorologia para o HIV destas pacientes deve ser determinada.

Na paciente com um abscesso de Bartholin, a chave do tratamento é adequada incisão e drenagem, com técnicas operatórias apropriadas para manter uma abertura para a glândula. Isto pode ser realizado suturando-se as margens da glândula ao epitélio da incisão cruciforme e o uso de um cateter de drenagem (Figura 10.13). Terapia antibiótica por 3-5 dias está indicada, com o uso de antibióticos efetivos contra *N. gonorrhoeae* e bactérias anaeróbicas.[36]

Há muitas opções de tratamento para a paciente com um cancro, a lesão da sífilis primária. O antibiótico de escolha é penicilina, mas a estratégia de administração é diferente. *T. pallidum* se replica lentamente, a cada 24-26 horas, de modo que antibióticos, como penicilina, que atuam sobre a parede celular das bactérias em replicação no caso da sífilis, necessitam estar no tecido durante dias para assegurar uma cura. Penicilina é a melhor opção, porque ela se comprovou efetiva e foi o mais estudado de todos os esquemas de tratamento. Uma penicilina de longa ação, penicilina G benzatina (Bicillin L-A) 2.400.000 unidades dada intramuscularmente como uma única dose, é a droga de escolha para as pacientes que adquiriram a infecção dentro do ano passado. Se a infecção foi adquirida mais de um ano ou se a cronologia da infecção não for conhecida, a paciente deve receber três injeções de 2.400.000 unidades de Bicillin L-A a intervalos semanais.[5]

Na paciente não grávida alérgica à penicilina, uma boa escolha é 14 dias de doxiciclina 100 mg via oral 2 vezes ao dia ou tetraciclina 500 mg via oral 4 vezes ao dia. O problema com este esquema de tratamento oral de 14 dias é a adesão, porque estes antibióticos podem ter efeitos colaterais gastrointestinais. Uma alternativa é ceftriaxona 1 g ao dia IM ou IV durante 10-14 dias, mas a dose e duração ideais não foram definidas por estudo prospectivo.

Há dois grupos de pacientes que propõem problemas terapêuticos adicionais. Mulheres grávidas alérgicas à penicilina devem ser dessensibilizadas e tratadas com penicilina. Tal como é verdadeiro com todas as pacientes com uma úlcera genital, estas pacientes também devem ser testadas quanto a HIV.

O tratamento de mulheres com suspeita de infecção genital inferior por *N. gonorrhoeae* ou *C. trachomatis* exige alguma avaliação da extensão potencial da infecção. A paciente com suposta doença do trato genital inferior pode ser tratada como paciente externa. As várias opções para estes dois patógenos estão anotadas nas Tabelas 10.3 e 10.4.[5] Os esquemas orais de dose única e IM têm grande apelo. Se houver dor à mobilização cervical e dor à palpação uterina presentes ao exame, a preocupação do médico deve ser que tenha havido extensão da doença ao trato genital superior, particularmente se o esfregaço em preparação com soro fisiológico mostrar muitos leucócitos. Neste caso, não deve fazer diferença para o médico que a paciente esteja afebril. Estas pacientes podem receber antibióticos parenterais (Tabela 10.5).

Vinte e quatro horas depois que a paciente melhorar, ela pode passar a receber doxiciclina 100 mg via oral, 2 vezes ao dia, e clindamicina via oral 450 mg 4 vezes ao dia por 14 dias. A realidade nos Estados Unidos é que a maioria das companhias de seguros não aprovará admissão hospitalar para essas pacientes. Elas baseiam isto no grande estudo comparando admissão e antibióticos intravenosos à terapia antibiótica ambulatorial oral, que mostrou ausência de diferença nos resultados.[37] Este estudo foi tendencioso porque mais de 70% das pacientes já tinham infecções bem estabelecidas com sintomas durante mais de 3 dias, quando elas foram arroladas. Pacientes com infecções bem estabelecidas tendem a não responder tão bem ao tratamento antibiótico.[38] A maioria destas pacientes com sintomas relativamente brandos prefere tratamento como pacientes externas. Esquemas alternativos ambulatoriais estão demonstrados na Tabela 10.6. Quando estes antibióticos são dados, fornecem cobertura efetiva para *N. gonorrhoeae*, *C. trachomatis* e anaeróbicos Gram-negativos. Estas mulheres necessitam ser vistas em acompanhamento para ter certeza de que responderam a este tratamento.

Tabela 10.3 Tratamento para *Chlamydia trachomatis*

Esquemas recomendados
Azitromicina 1 g via oral em dose única
ou
Doxiciclina 100 mg 2 vezes ao dia durante 7 dias
Esquemas alternativos
Eritromicina base 500 mg 4 vezes ao dia durante 7 dias
ou
Eritromicina etil succinato 800 mg 4 vezes ao dia durante 7 dias
ou
Levofloxacina 500 mg via oral 1 vez ao dia durante 7 dias
ou
Ofloxacina 300 mg via oral 2 vezes ao dia durante 7 dias

Tabela 10.4 Tratamento de *Neisseria gonorrhoeae*

Esquemas recomendados
Ceftriaxona 250 mg IM em dose única
mais
Azitromicina 1 g via oral em dose única
Esquemas alternativos se ceftriaxona não estiver disponível
Cefixima 400 mg em dose oral única
mais
Azitromicina 1 g via oral em dose única

Tabela 10.5 Terapia parenteral de doença inflamatória pélvica

Esquema parenteral recomendado A
Cefotetan 2 g IV a cada 12 horas
ou
Cefoxitina 2 g IV a cada 6 horas
mais
Doxiciclina 100 mg via oral ou IV a cada 12 horas
Esquema parenteral recomendado B
Clindamicina 900 mg IV a cada 8 horas
mais
Gentamicina dose de carga IM ou IV 2 µg Seguida por uma dose de manutenção de 1,5 a cada hora
Dose diária única de 3,5 mg pode substituir
Esquemas parenterais alternativos
Ampicilina/sulbactam 3 g IV a cada 6 horas
mais
Doxiciclina via oral ou IV a cada 12 horas

Tabela 10.6 Esquemas para pacientes externos

Esquemas recomendados
Ceftriaxona 250 mg IM em dose única
mais
Doxiciclina 100 mg via oral 2 vezes ao dia durante 14 dias com ou sem metronidazol 500 mg via oral duas vezes ao dia durante 14 dias
ou
Cefoxitina 2 g IM em uma dose única
mais
Probenecide 1 g via oral dado concomitantemente
mais
Doxiciclina 100 mg via oral 2 vezes ao dia durante 14 dias
ou
Outras cefalosporinas parenterais de terceira geração (ceftizoxima ou cefotaxima)
mais
Doxiciclina 100 mg via oral 2 vezes ao dia durante 14 dias com ou sem metronidazol 500 mg via oral 2 vezes ao dia durante 14 dias

As condutas terapêuticas para infecções virais sexualmente transmitidas envolvem prevenção e tratamento. Estratégias para tratamento e prevenção de HPV foram apresentadas no Capítulo 9. Para a paciente que não é imune à hepatite B, há uma vacina disponível. Para a mulher grávida suscetível a CMV, algumas precauções de saúde pessoais podem reduzir o risco de infecção. Na mulher sexualmente ativa não em uma relação monógama, uso de camisinha deve ser incentivado. Na mulher em contato com crianças pequenas, deve haver orientação para evitar saliva ou urina. Na mulher descoberta HIV-positiva, deve ser prescrita terapia antirretroviral com múltiplas drogas por um médico infectologista familiarizado com os esquemas de combinação mais efetivos bem como com as toxicidades de cada medicamento.

REFERÊNCIAS

1. La Guardia KD, White MH, Saigo PE et al. Genital ulcer disease in women infected with human immunodeficiency virus. *Am J Obstet Gynecol* 1995;172:553-562.
2. Curran JW, Rendtorff RC, Chandler RW et al. Female gonorrhea. Its relation to abnormal uterine bleeding, urinary tract symptoms, and cervicilis. *Obstet Gynecol* 1975;45:195-198.
3. Cates W Jr, Joesoef MB, Goldman MR et al. Atypical pelvic inflammatory disease: Can we identify clinical predictors? *Am J Obstet Gynecol* 1993;169:341-346.
4. Wolner-Hanssen P. Silent pelvic inflammatory disease: Is it overstated? *Obstet Gynecol* 1995;86:321-325.
5. CDC. Sexually transmitted diseases treatment guidelines, 2015. *Morb Mortal Wkly Rep* 2015;64:1-137.
6. Katz AR, Effler PV, Ohye RG et al. False positive gonorrhea test results with a nucleic acid amplification test: The impact of low prevalence on positive predictive value. *Clin Infect Dis* 2004;38:814-819.
7. Shissler JL. Immune evasion strategies of molluscum contagiosum virus. *Adv Virus Res* 2015;92:201-252.
8. Postlethwaite R, Lee YS. Sedimentable and non-sedimentable interfering compounds in mouse embryo cultures treated with molluscum contagiosum virus. *J Gen Virol* 1970;6:117-125.
9. Meyer-Hoffert U, Schwarz T, Schroder JM et al. Increased expression of human betadefensin 3 in mollusca contagiosum. *Clin Exp Dermatol* 2010;35:190-192.
10. Ku JK, Kwon HJ, Kim MY et al. Expression of toll-like receptors in verruca and molluscum contagiosum. *J Korean Med Sci* 2008;23:307-314.
11. Moss B, Shisler JL, Xiang Y et al. Immune-defense molecules of molluscum contagiosum virus, a human poxvirus. *Trends Microbiol* 2000;8:473-477.
12. Randall CMH, Biswas S, Selen CV et al. Inhibition of interferon gene activation by death-effector domain-containing proteins from the molluscum contagiosum virus. *Proc Natl Acad Sci USA* 2014;111:E265-E272.
13. Lewis DA. Epidemiology, clinical features, diagnosis and treatment of Haemophilus ducreyi—A disappearing pathogen? *Expert Rev Anti Infect Ther* 2014;12:687-696.
14. Janowicz DM, Li W, Bauer ME. Host-pathogen interplay of *Haemophilus ducreyi*. *Curr Opin Infect Dis* 2010;23:64-69.
15. Vakevainen M, Greeenberg S, Hansen EJ. Inhibition of phagocytosis by *Haemophilus ducreyi* requires expression of the LspA1 and LspA2 proteins. *Infect Immun* 2003;71:5994-6003.
16. Elkins C, Morrow KJ, Olsen B. Serum resistance in *Haemophilus ducreyi* requires outer membrane protein DsrA. *Infect Immun* 2000;68:1608-1619.
17. Mount KLB, Townsend CA, Bauer ME. *Haemophilus ducreyi* is resistant to human antimicrobial peptides. *Antimicrob Agents Chemother* 2007;51:3391-3393.
18. O'Farrell N. Donovanosis. *Sex Transm Infect* 2002;78:452-457.
19. Govender D, Naidoo K, Chetty R. *Granuloma inguinole* (donovanosis). An unusual course of otitis media and mastoiditis in children. *Am J Clin Pathol* 1997;1087:510-514.
20. O'Farrell N, Hammond M. HLA antigens in donovanosis (*Granuloma inguinale*). *Genitourin Med* 1991;67:400-402.
21. Perine PL, Stamm WE. Lymphogranuloma venereum. In: Holmes KK, Mardh PA, Sparling PF et al., editors, *Sexually Transmitted Diseases*. New York: McGraw-Hill, 1999, p. 423-432.
22. White JA. Manifestations and management of lymphogranuloma venereum. *Curr Opin Infect Dis* 2009;22:57-66.
23. Salazar JC, Hazlett KRO, Radolf JD. The immune response to infection with *Treponema pallidum*, the stealth pathogen. *Microbes Infect* 2002;4:1133-1140.
24. Kelesidis T. The cross-talk between spirochetal lipoproteins and immunity. *Front Immunol* 2014;5:310.
25. Brightbill HD, Libraty DH, Krutzik SR et al. Host defense mechanisms triggered by microbial lipoproteins through toll-like receptors. *Science* 1999;285:732-736.

26. Edwards JL, Apicella MA. The molecular mechanisms used by *Neisseria gonorrhoeae* to initiate infection differ between men and women. *Clin Microbiol Rev* 2004;17:965-981.
27. Bazan JA, Carr Reese P, Esber A *et al.* High prevalence of rectal gonorrhea and *Chlamydia* infection in women attending a sexually transmitted disease clinic. *J Womens Health (Larchmt)* 2015;24:182-189.
28. Trebach JD, Chaulk CP, Page KR *et al. Neisseria gonorrhoeae* and *Chlamydia trachomatis* among women reporting extragenital exposures. *Sex Transm Dis* 2015;42:233-239.
29. Barbee LA. Preparing for an era of untreatable gonorrhea. *Curr Opin Infect Dis* 2014;27:282-287.
30. Gunderson CW, Selfert HS. *Neisseria gonorrhoeae* elicits extracellular traps in primary neutrophil culture while suppressing the oxidative burst. *mBio* 2015;6:pii:e02452-14.
31. Follows SA, Murlidharan J, Massari P *et al. Neisseria gonorrhoeae* infection protects human endocervical epithelial cells from apoptosis via expression of host antiapoptotic proteins. *Infect Immun* 2009;77:3602-3610.
32. Pierzchalski JL, Bretl DA, Matson SC. Phthirus pubis as a predictor for *Chlamydia* infections in adolescents. *Sex Transm Dis* 2002;29:331-334.
33. Salzman RS, Kraus SJ, Miller RG *et al.* Chancroidal ulcers that are not chancroid. Cause and epidemiology. *Arch Dermatol* 1984;120:636.
34. Peipert JF, Boardman L, Hogan JW *et al.* Laboratory evaluation of acute upper genital tract disease. *Obstet Gynecol* 1996;87:730-736.
35. Brunham RC, Paavonen JA, Stevens CE *et al.* Mucupurulent cervicitis: The ignored counterpart in women of urethritis in men. *N Engl J Med* 1984;311:1-6.
36. Brook I. Aerobic and anaerobic microbiology of Bartholin's Abscess. *Surg Gynecol Obstet* 1989;169:32-33.
37. Ness RB, Soper DE, Holley RL *et al.* Effectiveness of inpatient and outpatient treatment strategies for women with pelvic inflammatory disease: Results from the pelvic inflammatory disease evaluation and clinical health (PEACH) randomized trial. *Am J Obstet Gynecol* 2002;186:929-937.
38. Ledger WJ. Selection of antimicrobial agents for treatment of infections of the female genital tract. *Rev Infect Dis* 1983;5:S98-S104.

Capítulo 11

Vulvovaginite Alérgica

INTRODUÇÃO

O termo "vulvovaginite alérgica" é tido por alguns como definidor de uma dermatite de contato que não pode ser confirmada por testes de sensibilidade na pele. Apesar dos testes de sensibilidade negativos, a imunoglobulina E (IgE) tem sido detectada no fluido vaginal de pacientes com queimação vaginal ou vulvar presistente.[1] Além disso, em um subgrupo de pacientes com vulvovestibulite, 43 de 161 (26,7%) das que foram testadas para IgE vaginal foram positivas[2] e, em outro estudo, 25% tiveram IgE no fluido vaginal.[1] A discrepância entre o teste cutâneo de sensibilidade negativa a presença de IgE no fluido vaginal, uma resposta local a alérgenos, sugere que o IgE presente na vagina não está presente no sangue ou está tão diluído que pode não ser detectado. Qualquer que seja a explicação, pacientes com vulvovaginite alérgica são uma realidade semanal na prática da Clínica de Vulvovaginites da *Weill Cornell*, que provê cuidados para pacientes com uma variedade de problemas crônicos. Contrariamente, a maioria dos clínicos desconhecem essa entidade. Infelizmente, médicos permanecem com a ideia de que os problemas vulvovaginais são causados por uma das três entidades infecciosas: vaginose bacteriana, vaginite por *Candida* e vaginite por *Trichomonas*.

Esta visão estreita torna-se aparente quando a paciente com um problema vulvovaginal crônico é avaliada. Um cenário comum aparece, quando a história é obtida. O primeiro médico consultado por esse problema prescreveu à paciente um creme vaginal antifúngico para presumida infecção por *Candida*. Não foram obtidas culturas. Quando os sintomas persistiram ou se tornaram piores à paciente foi prescrito um medicamento com antibiótico por via vaginal para uma presumida vaginose bacteriana. Ainda sem obter alívio, ela agora recebeu um antifúngico por via oral, para uma presumida infecção fúngica que se seguiu ao tratamento com antibiótico vaginal. Quando isto também falha, a paciente recebe metronidazol oral, porque, em razão do processo de eliminação do médico, tal persistência deve ser decorrente da vaginite por *Trichomonas vaginalis*, já que essa foi a única das três entidades esperadas que ainda não havia sido tratada. Quando todos esses tratamentos falharam o médico diz que a causa é desconhecida e que não existe nada mais que ele possa fazer para aquela mulher. Para agravar ainda mais a frustração dessa paciente, alguns médicos, como último recurso, sugerem para aquela mulher tão ferida que seu problema é mental, uma síndrome imaginária. Sentindo-se rejeitada, ela procura outro médico e frequentemente repete esse ciclo de tentativas terapêuticas de forma aleatória, algumas vezes com regimes mais prolongados e com dosagens mais altas. Além desses tratamentos ineficientes, em outro cenário, os médicos têm erroneamente aconselhado as mulheres nos Estados Unidos a acreditarem que aquele problema vulvovaginal constante ou recorrente é decorrente de uma infecção fúngica. Eles fazem isso mesmo que o diagnóstico não tenha sido confirmado por cultura do material vaginal. Esses mesmos médicos mantêm sua crença de que o fungo é a causa do problema e alegam deficiências do laboratório para falhas na cultura. Não há alívio para essas pacientes em casa, quando são bombardeadas pelos anúncios na televisão que asseguram que a mulher moderna pode ser autossuficiente, reconhecendo uma infecção vaginal fúngica, e tendo alívio imediato usando o produto que foi anunciado. Esse mito da candidíase recorrente está firmemente arraigado na mente da consumidora americana do sexo feminino, sendo difícil refutar. Isto pode tornar a anamnese uma tarefa difícil e frustrante. Quando se pergunta a uma nova paciente "Qual é o seu problema?", a reposta frequentemente é: "Eu tenho uma infecção por fungos". Uma falta de conexão entre o profissional e a paciente normalmente é superada quando o médico procura por mais detalhes, "Quanto isso a incomoda?" E ela repete: "Eu tenho uma infecção por fungos". A paciente repete o diagnóstico como se fosse um mantra, porque acredita que se ela pode reconhecer os sintomas da infecção vaginal fúngica, então o médico deve estar ciente de tal fato. Infelizmente, a realidade prática do médico é que a maioria dessas mulheres com uma assumida infecção fúngica, quando submetidas à cultura, não tem a infecção confirmada. E é muito difícil eliminar esse mito da candidíase vulvovaginal crônica ou recorrente. Após a realização da cultura ou reação em cadeia da polimerase onde *Candida* não foi detectada, a paciente entra novamente em contato com o médico dizendo sem hesitação: "Eu tenho outra infecção por fungos. O senhor pode deixar outra prescrição para mim?" Tal segurança da paciente sobre seu próprio (e errôneo) diagnóstico tem por base a primeira falso-positiva infecção fúngica diagnosticada por algum profissional no passado. A reeducação de pacientes e profissionais irá requerer um longo tempo.

O objetivo deste capítulo é expor aos médicos a existência de uma entidade denominada vulvovaginite alérgica. As maneiras para reconhecer e tratar também serão abordadas. Com o tempo, espera-se que essas informações estarão difundidas dos médicos, agora cientes, para suas pacientes.

MICROBIOLOGIA

O conceito de uma reação alérgica na vagina como causa de sintomas vaginais é totalmente estranha para a maioria dos ginecologistas. De qualquer maneira, a publicação de dados detalhando a existência dessa entidade tem-se acumulado lentamente, e a sua existência não é mais motivo de debate. Um importante conceito emergente é que infecções vulvovaginais microbianas podem surgir como consequência secundária da resposta alérgica da mucosa vaginal. Nesses acasos, o tratamento com antibióticos pode temporariamente eliminar os microrganismos, resultando em alívio dos sintomas. Entretanto, se o componente alérgico subjacente não for abordado, a paciente permanecerá altamente suscetível às recorrências da infecção. Isto parece ser especialmente verdadeiro para mulheres com candidíase vulvovaginal recorrente (CVVR).[1,3] Algumas mulheres com CVVR têm elevadas concentrações locais de IgE,[1,3] e a dessensibilização aos antígenos da *Candida* leva algumas pacientes à melhora clínica.[4] A presença de condiloma acuminado decorrente da infecção pelo papilomavírus humano também tem sido associada à reação vaginal alérgica.[5] Foi demonstrado que uma paciente que preenchia os critérios para diagnóstico de vaginose bacteriana – pH vaginal elevado, teste de *whiff* positivo, corrimento vaginal homogêneo e com odor fétido – não tinha essa afecção, mas sim sofria de uma reação alérgica localizada na vagina à contracepção com espermicidas,[6] Isto demonstra que a vaginite alérgica pode evocar sintomas que são clinicamente indistinguíveis dos daquelas infecções vaginais.

Um estudo demonstrou, de maneira interessante, que mulheres com rinite alérgica têm uma microbiota fúngica mais diversa na vagina do que mulheres não alérgicas.[7] Adicionalmente, tem sido relatado que alguns indivíduos com tendência à alergia têm um microbioma intestinal com baixa concentração de *Lactobacilli*.[8] Ainda permanece para ser determinado se uma microbiota bacteriana vaginal alterada, especialmente aquela deficiente em *Lactobacilli*, predisporia mulheres suscetíveis ao desenvolvimento de vulvovaginite alérgica. O uso de probióticos contendo *Lactobacillus gasseri*, um componente da microbiota vaginal normal em algumas mulheres, tem sido relatado.[9]

IMUNOLOGIA

Uma reação alérgica é caracterizada por resposta de hipersensibilidade imediata a antígenos (alérgenos) que são tipicamente benignos para a maioria dos indivíduos. Os fatores envolvidos em respostas alérgicas têm sido amplamente revistos recentemente.[10] Sumariamente, a população local de linfócitos auxiliares Th2 prolifera e induz os linfócitos B a produzirem altos níveis de anticorpos IgE específicos para o alérgeno. Os basófilos e mastócitos contêm receptores de superfície que se ligam aos anticorpos IgE. Cada molecula de IgE é específica para um único alérgeno. Quando o correspondente alérgeno se encontra presente no lúmen vaginal, ocorre a ligação do mesmo à superfície do anticorpo IgE e é iniciada a sequência de eventos intracelulares que culminam com a liberação de histamina e outros mediadores proteicos. A Figura 11.1 ilustra um diagrama simplificado de uma resposta alérgica. Isto resulta em uma reação inflamatória localizada. Adicionalmente, a histamina extracelular lida-se a receptores específicos nos linfócitos T, então iniciando a liberação de um fator que estimula a liberação de prostaglandina E_2 (PGE_2) dos macrófagos. Isto promove inflamação e também inibe acentuadamente a imunidade celular. A PE_2 inibe a liberação de interleucina-2(IL-2), a citocina que é essencial à replicação dos linfócitos.[11] Na ausência de IL-2, a proliferação de células T que reconhece os componentes microbianos não pode ocorrer, e os mecanismos de defesa antimicrobianos são gravemente limitados. Caso a *Candida albicans*, um patógeno bacteriano ou um patógeno viral estejam presentes em baixos níveis na vagina ao mesmo tempo da indução de uma reação alérgica, o bloqueio na imunidade celular permitirá a proliferação do microrganismo em níveis capazes de induzir sintomas clínicos. A PGE_2 também estimula os linfócitos B a produzirem mais IgE,[12] dessa forma ampliando ainda mais a resposta alérgica. Já foi demonstrado que a *Candida albicans* atua sinergicamente com a histamina para aumentar de maneira importante a quantidade de PGE_2 liberada dos macrófagos.[13] Isto sugere que a resposta vaginal alérgica possa ser mais severa em mulheres que abrigam a *Candida albicans* na vagina como microrganismo comensal.

Já foi também demonstrada a indução de resposta alérgica em uma mulher não alérgica.[13] Se o parceiro sexual masculino tiver alguma alergia e tanto o IgE como o alérgeno correspondente estiverem presentes no ejaculado, o IgE pode-se ligar aos receptores do IgE nos mastócitos que normalmente estão presentes no trato genital fe-

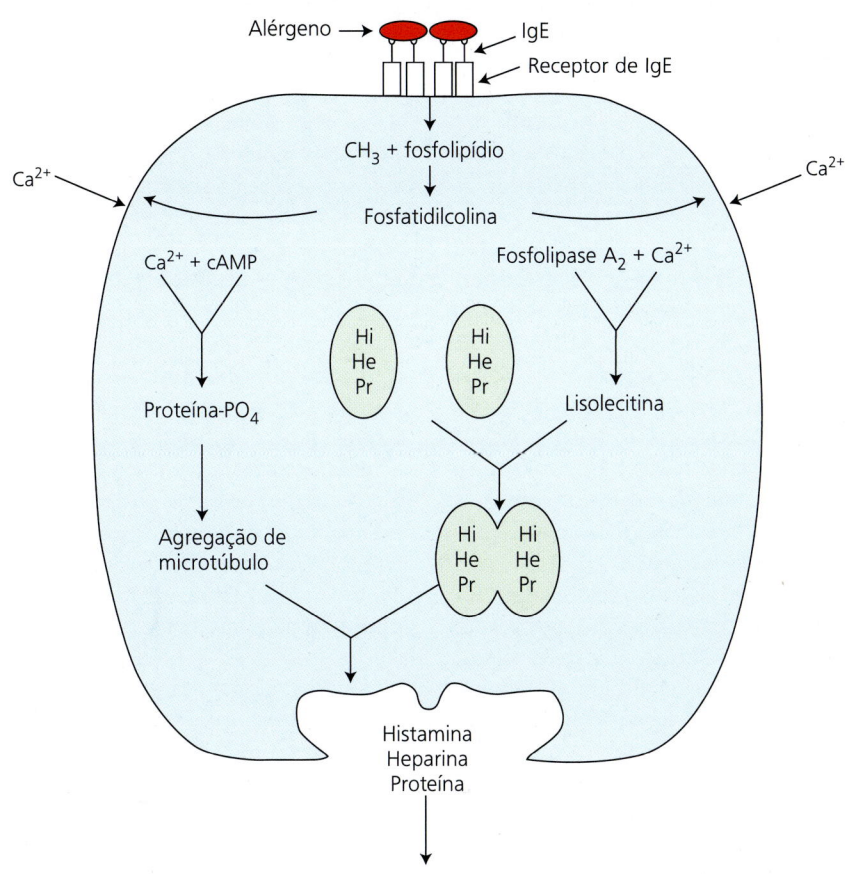

FIGURA 11.1 Mecanismo de liberação da histamina de basófilos e mastócitos. Anticorpos IgE específicos para um particular alérgeno são ligados ao receptor de IgE na superfície dos basófilos e mastócitos. Quando o alérgeno correspondente está presente, o mesmo se liga ao IgE e desencadeia uma sequência de eventos que levam à junção de vacúolos contendo histamina (H1), heparina (He) e outras proteínas (Pr). Os vacúolos são transportados para a superfície da célula, e seu conteúdo é liberado no lúmen.

minino. Após o ato sexual, o alérgeno derivado do sêmen pode então se associar ao IgE, iniciando uma resposta de hipersensibilidade imediata.

Uma ampla série de substâncias pode ser capaz de agir como alérgenos no trato genital feminino. Isto inclui componentes ou produtos da *Candida albicans* ou outros microrganimos, componentes intrínsecos do sêmen presentes em todos os ejaculados, componentes como medicamentos ou alimentos ingeridos por um determinado parceiro e presente em seu ejaculado, componentes de preparados espermicidas ou medicamentos aplicados localmente, químicos presentes nas roupas, dedos, ou produtos de toalete, assim como alérgenos do ambiente ou sazonais que são transferidos dos dedos ou roupas para a vagina. O clínico precisa estar atento a todas essas possibilidades e ser um bom detetive na tentativa de descobrir qual é o componente responsável pelo processo agressivo. Apenas para dar alguns exemplos interessantes, diagnosticamos vulvovaginite alérgica em uma mulher com alergia a fungos da cerveja consumida pelo marido antes do intercurso sexual, alergia a sulfa em uma mulher cujo parceiro estava utilizando a droga para tratamento de infecção do trato urinário, e alergia a um antibiótico em uma mulher após a ingestão de frango tratado com antibiótico.

DIAGNÓSTICO

Fazer o diagnóstico de uma vulvovaginite alérgica é tarefa difícil. Na maioria dos casos, é produto de exclusão, já que o diagnóstico raramente é confirmado no primeiro contato com a paciente. Podem existir indícios que alergia é parte do problema quando se obtém a história dessas mulheres com o problema de vulvovaginite crônica. Sua resposta à pergunta "Qual é seu problema?" é uma constante ou recorrente lista de sintomas, tanto uma descarga vaginal excessiva como prurido e queimação vulvares que não responderam às intervenções de tratamentos já realizados com uma variedade de medicamentos sistêmicos ou locais. Na tentativa de descobrir a fonte desses sintomas o próximo passo é focalizar qualquer possível causa precipitante do evento. Os sintomas foram iniciados ou pioraram após alguma medicação local, um novo parceiro sexual, ou associados a um novo método contraceptivo? O questionamento deve também abordar a história geral da paciente no que se refere a alergias, se a intensidade dos sintomas varia com a estação ou com a ingestão de um alimento específico ou uma classe de alimentos que desencadeie o problema.

O exame físico deve ser realizado conforme exposto na Capítulo 3, com um pequeno *swab* de algodão aplicado à parede lateral da vagina para determinar o pH. Com uma espátula de plástico deve-se obter uma amostra de secreção vaginal, colocando-a sobre uma gota de solução salina em uma lâmina; em outra amostra deve-se colocar em gota de hidróxido de potássio para o teste de *whiff*. Ao mesmo tempo, devem-se obter culturas para bactérias e fungos. Não há achados iniciais de exame físico que confirmem o diagnóstico de vulvovaginite alérgica. Essas mulheres podem ter alguma inflamação vulvar, ausência de sensibilidade ao toque das glândulas vestibulares e ausência de características no conteúdo vaginal que permitam alguma distinção. Na realidade, a secreção vaginal pode ser em quantidade mínima, moderada ou excessiva. O pH vaginal normalmente encontra-se dentro da faixa normal de acidez, o teste de *whiff* é negativo, e o exame ao microscópio frequentemente mostra número moderado a aumentado de leucócitos, ausência de fungos e presença de *Lactobacilli*. O achado relevante ao exame microscópico que sugere fortemente o diagnóstico é a presença de grupamentos de células epiteliais escamosas. Frequentemente, células escamosas individuais podem ser vistas ao microscópio na preparação em salina (Figuras 11.2 e 11.3). Contrariamente, grandes grupamentos de células epiteliais são vistas na preparação salina de mulheres com vulvovaginite alérgica (Figuras 11.4 e 11.5). Na avaliação inicial dessas pacientes é importante obter-se uma cultura para descartar infecção por *Candida*, pois a cultura pode ser positiva apesar de o exame microscópico ter sido negativo. Se essas pacientes foram recentemente testadas para *Neisseria gonoorrhoeae* e *Chlamuydia trachomatis*, não há necessidade de pesquisar esses microrganimos. O teste mais sensível para a alergia vaginal é a presença de IgE no fluido vaginal.[1] Infelizmente, esse teste raramente está disponível nos laboratórios dos Estados Unidos ou da Europa. Alguns testes alternativos têm sido utilizados. Existem relatos de diagnóstico de vulvovaginite alérgica quando há a presença ou número excessivo de eosinófilos, detectados no esfregaço de conteúdo vaginal corado pela eosina.[14] Esse teste deveria estar rapidamente disponível nos laboratórios, quando solicitado pelo médico. Em aproximadamente todos esses casos, as culturas microbiológicas iniciais não mostram um patógeno específico.

Existem alguns testes específicos que podem ser feitos se a história revelar que os sintomas vaginais da paciente são exacerbados pelo intercurso e exposição ao fluido seminal do ejaculado. Devem ser iniciados estudos para verificar se essa mulher é alérgica ao fluido seminal do parceiro. Os médicos que solicitarem esses testes devem estar cientes que os mesmos são diferentes da maioria dos estudos imunológicos comuns realizados em casais inférteis, em que o foco são os anticorpos IgG, IgA e IgM contra os espermatozoides. Os testes para

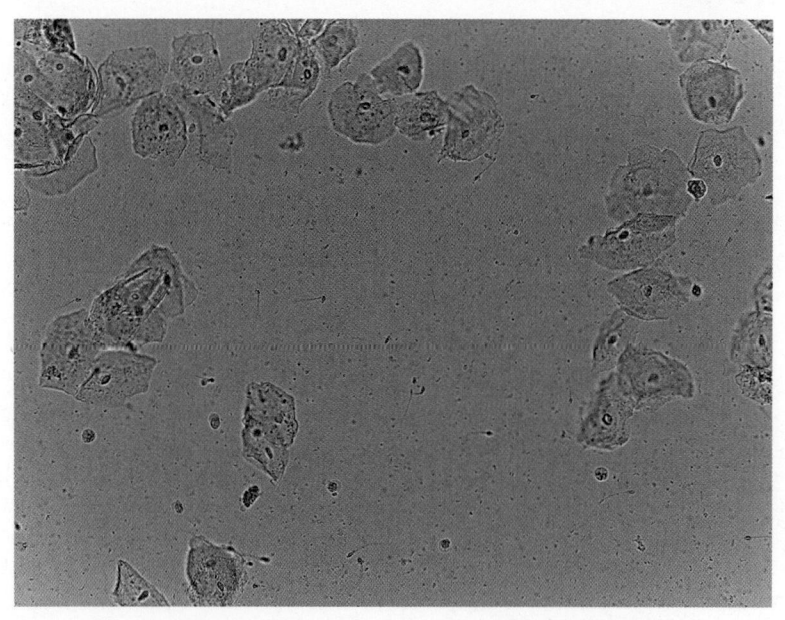

FIGURA 11.2 Exame microscópico da preparação salina mostrando células escamosas esfoliadas individuais em uma mulher saudável. A presença de espermatozoides é evidência de atividade sexual recente.

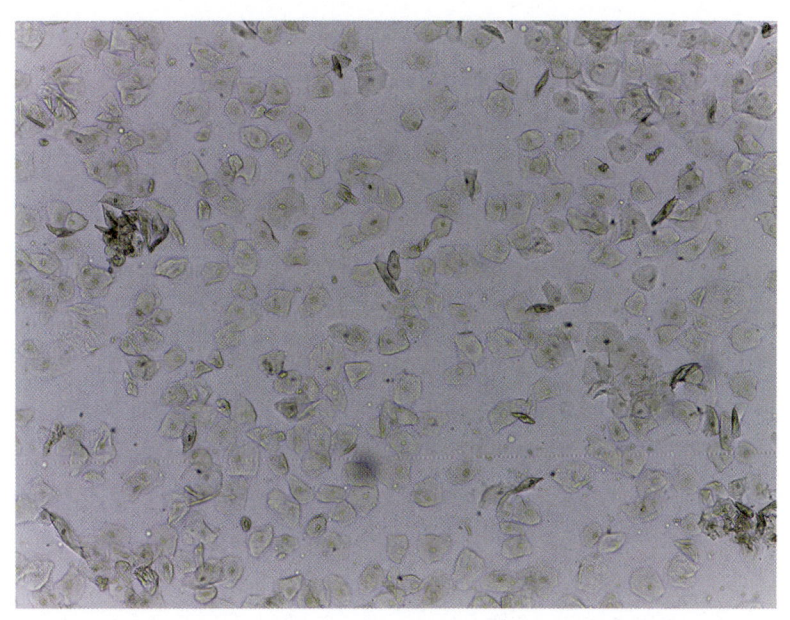

FIGURA 11.3 Células escamosas individuais no exame microscópico de preparação salina.

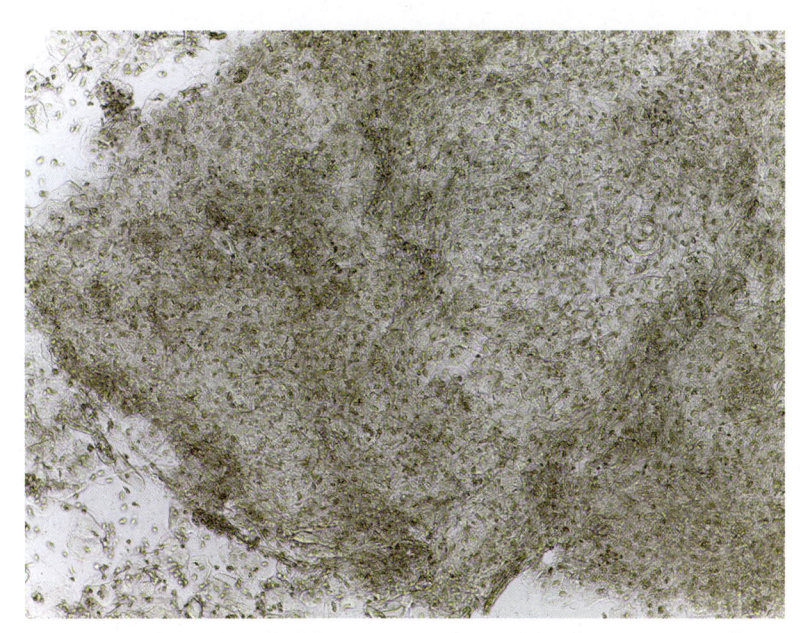

FIGURA 11.4 Um grande grupo de células epiteliais no exame microscópico de preparação salina.

alergia serão documentados pela presença de IgE no fluido vaginal e/ou no soro do paciente que reage com um componente do fluido seminal. Há outro grupo único de pacientes em que as reações das mulheres ao ejaculado não está associadas a IgE no fluido vaginal. Em vez disso, existem altos níveis de IgE presente no ejaculado.[18] Isto, combinado com alérgenos também presentes no ejaculado, causa uma reação imediata de sensibilidade, quando esses componentes se ligam aos mastócitos e/ou basófilos na mucosa vaginal.

TRATAMENTO

As intervenções terapêuticas para este complexo problema clínico são diversas. Um ponto inicial é redirecionar os hábitos de higiene pessoal de tais pacientes. Ideias mal orientadas sobre cuidados adicionam-se à persistência e gravidade dos sintomas. Muitas destas mulheres têm em mente que estes sintomas locais crônicos são equiparados à falta de higiene genital, e que serão aliviados por frequentes e abundantes lavagens do trato genital inferior. Isto se acompanha de aplicações repetitivas de sabonetes, que são

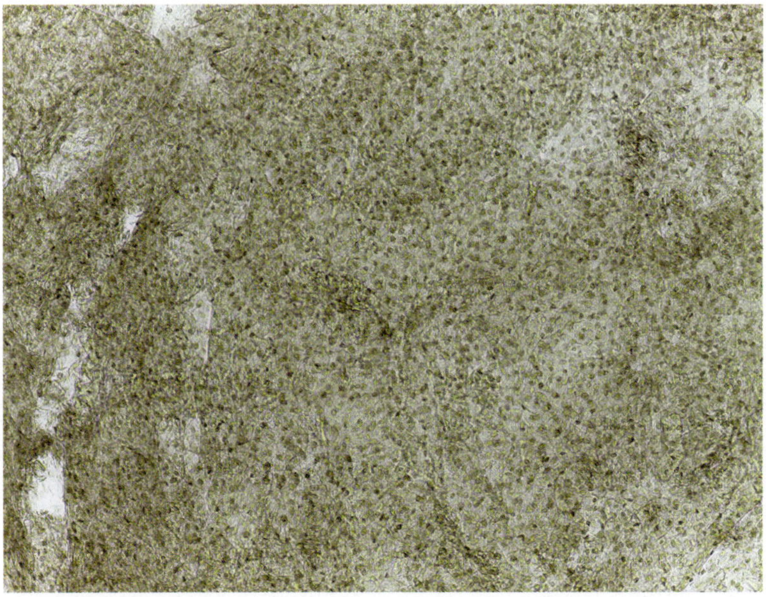

FIGURA 11.5 Outro grande grupo de células epiteliais visto no exame microscópico de preparação salina.

irritantes da pele e das mucosas. Não importa quão abundantemente a paciente enxágua os genitais, fica um resíduo na pele e nas membranas mucosas que continua a agir como irritante. Frequentemente as pacientes resistem às sugestões de evitar o uso de sabonetes durante o banho, até que a inflamação esteja sob controle. Tal sugestão é contra um hábito adquirido durante toda a vida.

Existem novas intervenções terapêuticas que podem ser úteis para algumas mulheres. Para o alívio imediato da inflamação vulvar, a aplicação local de gordura sólida utilizada na cozinha – Crisco nos Estados Unidos – pode ser útil. E óleo de coco também pode ser utilizado. Ambas as substâncias são calmantes e protegem a mucosa da irritação provocada pela urina. Não são tão oclusivas como a vaselina e têm menor probabilidade de macerarem a mucosa ou a pele.

O principal ponto do tratamento destas mulheres é eliminar qualquer exposição futura ao alérgeno ou irritante que esteja causando sintomas. É importante que não haja pressa para tratar com uma variedade de cremes locais. Para a maioria das mulheres com vulvovaginite alérgica, menos medicamentos é frequentemente melhor do que mais medicamentos. A exposição repetida a tratamentos locais contendo substâncias que exacerbem a sintomatologia da paciente retarda a eliminação dos sintomas.

Obtendo a história, o foco inicial do médico é determinar se a paciente teve alguma reação desagradável a medicamentos anteriormente utilizados. Isto é fácil de documentar. Essa não é uma possibilidade remota. Ao contrário, trata-se de uma resposta inflamatória instantânea, manifestada por intensa sensação de ardor ou queimação vaginais, que se seguem à inserção vaginal de um antifúngico ou antibiótico sob a forma de creme, gel ou supositório. É importante estar ciente deste fenômeno. Na Clínica da *Weill Cornell*, em Nova York, algumas pacientes relatam uma experiência prévia que foi a resposta ao seu telefonema ao consultório médico pedindo ajuda. Um profissional de saúde erroneamente orientou-as que essa resposta significa que o medicamento está atuando e que elas devem continuar. Quando essa orientação foi seguida, ocorreu aumento acentuado na inflamação vaginal e prolongamento do tempo dos sintomas. Uma história similar de resposta deletéria imediata pode ser obtida de mulheres reagindo a creme, gel ou preparação aplicada localmente na mucosa do introito vaginal. Quando o médico prescrever qualquer medicação, vaginal ou vulvar, a paciente deve ser avisada que uma sensação intensa e instantânea de ardor ou queimação que persiste é anormal e, se ocorrer, a medicação dever ser retirada, preferencialmente lavada da área, e não ser reaplicada novamente.

O passo seguinte na anamnese é tentar apontar a medicação utilizada. Os antifúngicos azólicos podem por si só ser irritantes e causar reações locais. Isto é particularmente verdadeiro para os azólicos mais concentrados em supositórios para uso em apenas um dia. Entretanto, sem dúvida a fonte mais comum de reação inflamatória é o preservante químico propilenoglicol. Está presente em quase todos os cremes vaginais antifúngicos. Está também presente nas medicações vaginais antibacterianas, metronidazol gel e clindamicina creme vaginal. A maioria dos cremes glicocorticoides e algumas emulsões também contêm propilenoglicol. Está presente ainda em alguns produtos contendo lidocaína para aplicação local. Isto resulta em um paradoxo terapêutico. Os corticosteroides aplicados localmente para reduzir a inflamação, em vez disso produzem acentuada reação inflamatória, em razão da reação tecidual ao propilenoglicol. Cremes contendo estrogênios, prescritos para diminuir a inflamação tecidual local e melhorar as condições de integridade da mucosa da vagina e da vulva, também podem causar inflamação decorrente da presença do preservativo. Algumas preparações de lidocaína aplicadas no vestíbulo vulvar para diminuir a dor infelizmente a aumentam, em razão dessa reação ao propilenoglicol.

As pacientes descrevem um ardor ou queimação locais intensos com a aplicação do medicamento, que persiste e com frequência se intensifica. Se a reação ocorrer com propilenoglicol, o médico deve documentar em seu registro clínico, de maneira que a paciente não receba outra prescrição de produto para uso vulvar ou vaginal contendo propilenoglicol. Se essa paciente futuramente necessitar de um antifúngico local, as alternativas são nistatina creme ou cápsulas de ácido bórico para uso vaginal. Se houver necessidade da prescrição de corticosteroides tópicos, deve-se buscar no Index Médico um produto que não contenha propilenoglicol. Se o tratamento local com estrogênios for apropriado, tabletes ou anel vaginal contendo estriol podem ser utilizados, já que não contêm propilenoglicol.

Além de evitar a futura exposição a alérgenos, o uso de anti-histamínicos frequentemente tem um impacto imediato na sintomatologia. O uso por via oral de antagonistas do receptor H1 da histamina bloqueia com vários graus de efetividade os efeitos deletérios de histamina liberada pelas membranas vaginal ou vulvar em resposta a alérgenos ou irritantes. Hidroxizina 10 mg ou fexofenadrina 60 mg ao deitar podem ser prescritos e frequentemente ajudam a reduzir o edema dos tecidos em razão da inflamação e diminuem os sintomas de prurido e queimação com essas alterações teciduais e a formação de novo tecido. Se esta conduta não for efetiva, preparações de cromoglicato têm sido empregadas em algumas pacientes. Isto estabiliza os mastócitos no tecido vaginal e reduz a liberação de histamina. Um problema é a falta de preparações comerciais já disponíveis. Assim, deve ser preparado por farmácias de manipulação. Estes mesmos compostos foram avaliados em ensaio clínico liderado por Nyirjesy e Sobel em pacientes com vulvovestibulite.[16] Não foi encontrada vantagem terapêutica com o uso nestas mulheres.

Existem numerosas possibilidades se a sintomatologia da paciente for desencadeada pelo intercurso. Se a resposta for afirmativa e o parceiro for masculino, o médico deve perguntar se a paciente foi exposta ao ejaculado masculino. Se a reação vaginal começa após o ejaculado masculino, existem duas condutas que se têm mostrado úteis. O casal deve usar *condom* para verificar se a falta de exposição elimina os sintomas, e a paciente deve prover informações detalhadas sobre sua história de alergias, sobre os medicamentos que o parceiro esteja tomando e a história da dieta. As mesmas questões devem ser dirigidas à mulher em um relacionamento com parceira do sexo feminino. Ocasionalmente isto expõe a uma direta causa e efeito. Dois exemplos incomuns da Clínica de Vulvovaginites da Weill Cornell demonstram isso. Uma paciente, alérgica à tetraciclina, foi sexualmente envolvida com um homem tomando uma baixa dose diária de tetraciclina por via oral para tratamento de acne. Quando o antibiótico foi descontinuado, os sintomas diminuíram e, com o tempo, desapareceram completamente. Outro casal cuja atividade sexual incluía a ingestão de altas quantidades de cerveja antes do início do intercurso. Quando a ingestão de cerveja cessou, o mesmo ocorreu com os sintomas. Estes dois casos são as exceções, não a regra. Muitas mulheres precisam continuar usando *condoms* para evitar a recorrência dos sintomas. Este é um ensaio diagnóstico e pode ser uma solução a curto prazo para o casal. Quando os testes revelam incompatibilidade com o fluido seminal, entretanto, a imunoterapia com frações proteicas purificadas do plasma seminal do parceiro, embora ainda experimental e não padronizada, tem sido referida como útil em algumas pacientes.[17]

Existem outras potenciais fontes de dificuldades para a vaginite relacionada com o coito. Algumas mulheres com suspeita de terem infecção são orientadas a que o parceiro utilize condons. Uma alergia ao látex, não reconhecida, causa sintomas relacionados com o uso de *condoms* de látex. Após eliminar a exposição da paciente ao látex e observar a diminuição dos sintomas, o médico pode referir a paciente a um alergista para testes cutâneos e sorológicos. Este é um importante exercício diagnóstico e provém a base para o planejamento de evitar produtos de látex. Até o momento, não existem protocolos de dessensibilização ao látex para esse grupo de pacientes. Alergia ao contato com o nonoxinol-9 é outra possibilidade. Esse detergente é utilizado para recobrir a maioria dos *condoms* de látex e é o principal ingrediente da maioria dos gels utilizados com diafragma. Novamente, eliminar a exposição a esse preparado tem sido altamente efetivo.

Um pequeno número de homens tem grandes quantidades de IgE presentes no ejaculado, e é teorizado que a presença de IgE e um alérgeno no ejaculado desencadeia uma reação inflamatória aguda, quando o fluido seminal entra em contato com a mucosa vaginal.[15] Interessante, a maioria desses homens submeteu-se previamente à vasectomia. Esta é uma situação em que esta informação clínica não elicia uma resposta agradável do paciente. O monólogo do médico frequentemente segue este padrão: "Nós descobrimos a causa de seu problema. Você tem um elemento alérgico no ejaculado. A solução é simples: use *condoms*" A resposta do homem é instantânea e um pouco hostil: "esse é o motivo pelo qual eu fiz a vasectomia depois de anos evitando essa operação. O que me fez decidir foi nunca mais ter de usar um *condom* outra vez".

A rápida recorrência de sintomas em mulheres cujo tratamento da candidiase vulvovaginal resultou em cura microbiológica tem sido alvo do interesse de investigadores. Muitas dessas mulheres têm uma resposta alérgica a *Candida albicans*. Em um estudo, 34% das mulheres com história de vulvovaginite recorrente por *Candida* têm IgE anti-*Candida* presente na secreção vaginal.[13] Uma resposta de hipersensibilidade imediata mediada pelo IgE vaginal em resposta à *Candida* resulta em liberação de histamina e PGE_2.[13] Isto produz inflamação local e uma imunossupressão vaginal localizada, o que provê um ambiente ideal para o posterior crescimento de *Candida albicans* e outros microrganismos oportunistas. Em algumas dessas pacientes os anti-histamínicos têm sido utilizados com sucesso. O uso oral de inibidores da síntese de prostaglandina não é efetivo. Alguns médicos têm tentado imunoterapia com extratos de *Candida albicans*.[17] Dr. Paul Summers encontrou uma relação entre vulvovaginite alérgica e asma, febre do feno e eczema.[18] Ele postulou que a resposta mediada por citocinas Th2 da mucosa vulvovaginal compromete as barreiras epiteliais normais e facilita a aderência dos fungos. Dr Paul Summers sugere ainda que o uso tópico de esteroides suprime essa resposta, o que resulta na cura clínica. Não se deve relutar em usar preparações esteroides na vulva quando necessário. O uso a longo prazo de esteroide na vulva pode causar atrofia subdérmica e neovascularização, mas esses efeitos cosméticos têm menos consequências na vulva do que em áreas expostas do corpo, especialmente a face. O uso concomitante de estrogênio vaginal tem sido útil para as mulheres que aplicam estrogênio na vulva.

Algumas mulheres desenvolvem sintomas após a exposição a certos alimentos. Os testes cutâneos para pesquisa de alergias alimentares frequentemente são inconclusivos. O manejo de tais situações envolve reduzir a ingestão de um tipo de alimento por vez, observando-se a resposta da paciente. Este processo pode ser extensivo.

REFERÊNCIAS

1. Witkin SS, Jeremias J, Ledger WJ. A localized vaginal allergic response in women with recurrent vaginitis. *J Allergy Clin Immunol* 1988;81:412-416.
2. Ledger WJ, Kessler A, Leonard GH et al. Vulvar vestibulitis: A complex clinical entity. *Infect Dis Obstet Gynecol* 1996;4:269-275.
3. Witkin SS. Immunology of recurrent vaginitis. *Am J Reprod Immunol Microbiol* 1987;15:34-37.
4. Bernstein JA, Herd ZA, Bernstein DI et al. Evaluation and treatment of localized vaginal immunoglobulin E mediated hypersensitivity to human seminal plasma. *Obstet Gynecol* 1993;82:667-673.
5. Witkin SS, Roth DM, Ledger WJ. Papillomavirus infection and an allergic response to *Candida* in women with recurrent vaginitis. *J Am Med Assoc* 1989;261:1584.
6. Haye KR, Mandal D. Allergic vaginitis mimicking bacterial vaginosis. *Int J STD AIDS* 1990;1:440-442.
7. Guo R, Zheng N, Lu H et al. Increased diversity of fungal flora in the vagina of patients with recurrent vaginal candidiasis and allergic rhinitis. *Microb Ecol* 2012;64:918-927.
8. Johansson MA, Sjögren YM, Persson JO et al. Early colonization with a group of Lactobacilli decreases the risk for allergy at five years of age despite allergic heredity. *PLOS ONE* 2011;6:e23031.
9. Selle K, Klaenhammer TR. Genomic and phenotypic evidence for probiotic influences of *Lactobacillus gasseri* on human health. *FEMS Microbiol Rev* 2013;37:915-935.
10. Galli SJ, Tsai M, Piliponsky AM. The development of allergic inflammation. *Nature* 2008;454:445-454.
11. Snijdewint FGM, Kalinski P, Wierenga EA et al. Prostaglandin E2 differentially modulates cytokine secretion profiles of human T helper lymphocytes. *J Immunol* 1993;150:5321-5329.
12. Roper RL, Brown DM, Phipps RP. Prostaglandin E2 promotes B lymphocyte Ig isotype switching to IgE. *J Immunol* 1995;154:162-170.
13. Witkin SS, Kalo-Klein A, Galland L et al. Effect of *Candida albicans* plus histamine on prostaglandin E2 production by peripheral blood mononuclear cells from healthy women and women with recurrent candidal vaginitis. *J Infect Dis* 1991;164:396-399.
14. Witkin SS, Jeremias J, Ledger WJ. Vaginal eosinophiles and IgE antibodies to *Candida albicans* in women with recurrent vaginitis. *J Med Vet Mycol* 1989;27:57-58.
15. Witkin SS, Jeremias J, Ledger WJ. Recurrent vaginitis as a result of sexual transmission of IgE antibodies. *Am J Obstet Gynecol* 1988;159:32-36.
16. Nyirjesy P, Sobel J, Weitz M et al. Cromolyn cream for recalcitrant idiopathic vulvar vestibulitis: Results of a placebo controlled study. *Sex Transm Infect* 2001;77:53-57.
17. Moraes PS, de Lima Goiaba S, Taketomi EA. *Candida albicans* allergen immunotherapy in recurrent vaginal candidiasis. *J Investig Allergol Clin Immunol* 2000;10:305-309.
18. Summers P. Allergic yeast vulvovaginitis is the most prevalent genital *Candida* syndrome. Abstract, *International Infectious Disease Society Obstetrics-Gynecology Meeting*, April 30, 2004 to May 2, 2004, Philadelphia, PA.

Capítulo 12

VULVOVAGINITE MENOPÁUSICA

INTRODUÇÃO

À medida que a nossa população envelhece, os médicos estão vendo números cada vez maiores de mulheres mais velhas com modificações nas funções do corpo relacionadas com uma queda na produção de estrogênio endógeno. Os sintomas mais óbvios são os de instabilidade vasomotora, "fogachos", um sinal de aviso para as mulheres de que elas perderam algum controle do seu corpo. As preocupações médicas mais publicadas para mulheres menopáusicas são aquelas associadas ao adelgaçamento dos ossos, diminuição da densidade óssea e osteoporose, além de doenças cardiovascular e cerebrovascular. As preocupações com a falta de proteção contra doenças cardiovascular e cerebrovascular, pelo estudo *Women's Health Initiative*,[1] e o desenvolvimento de drogas não hormonais, como alendronato de sódio, para a prevenção de osteoporose, e estatinas para diminuir o colesterol e proteger contra ataque cardíaco, têm dado aos médicos e pacientes medicações preventivas para diminuir o risco destes problemas potencialmente sérios. Infelizmente, nenhuma destas medicações interfere com as questões de qualidade de vida que resultam das alterações teciduais no trato genital inferior consequentes à falta de estrogênio.

Há modificações demonstráveis no trato genital inferior das mulheres menopáusicas. Existe uma perda de elasticidade e turgor teciduais. Isto pode ser manifestado em algumas mulheres por adelgaçamento da vulva, retração dos lábios maiores e diminuição no tamanho e capacidade da vagina. Uma queixa comum das mulheres menopáusicas é a secura vaginal quando tentam o intercurso. A razão para isto é evidente para o médico ao fazer um exame especular, quando há limitadas secreções vaginais para facilitar a entrada do espéculo, e a capacidade vaginal diminuída pode tornar difícil visualizar o colo com o espéculo, que está, por sua vez, mais retraído e rente à parede vaginal. Obter uma amostra endocervical adequada ao esfregaço Pap pode ser uma experiência dolorosa para a paciente e um exercício de frustração para o médico. O exame das secreções vaginais de uma mulher assintomática neste estado de falta de estrogênio revela um pH alcalino, um teste do cheiro negativo quando o conteúdo vaginal é adicionado a uma gota de hidróxido de potássio (KOH) 10%, e o exame microscópico com soro fisiológico mostra células escamosas imaturas, número moderado de leucócitos e ausência ou números acentuadamente diminuídos de *Lactobacilli*.

Muitas mulheres têm sintomas decorrentes desta privação de estrogênio. O adelgaçamento do tecido vulvar o torna menos resiliente aos estresses diários desta pele. Isto é particularmente verdadeiro na estação do inverno nos países distantes do Equador. O ar frio, seco, do ambiente externo, e o ar morno, seco com aquecimento central em casa ou no escritório secam a pele e a tornam mais propensa a lacerações da superfície. O tecido com adelgaçamento pode-se dividir e separar, com resultante ruptura tecidual, uma fonte de ardência e dor. O tecido afinando pode adquirir uma cobertura espessa de células escamosas (distrofia vulvar), e o tecido esbranquiçado pode ser fonte constante de ardência e prurido. Este epitélio alterado é um local fértil para o excessivo crescimento de *Candida*, que aumenta a inflamação vulvar local. O adelgaçamento e retração do tecido em torno do orifício uretral pode contribuir para a frequência aumentada de sintomas do trato urinário em mulheres menopáusicas.

Estas alterações hormonais também podem contribuir para sintomas vaginais. O pH alterado e os números diminuídos de *Lactobacilli* podem inclinar a balança microbiológica da vagina, permitindo um crescimento excessivo de bacilos Gram-negativos. Estas mulheres muitas vezes são sintomáticas, com corrimento vaginal aumentado, ardência e irritação. A colonização vaginal com números aumentados de aeróbios Gram-negativos constitui o fator mais importante no aumento do risco de infecções do trato urinário em mulheres pós-menopáusicas.[2]

Alterações no estilo de vida para muitas destas mulheres menopáusicas podem resultar em um novo grupo de distúrbios vulvovaginais. Mulheres casadas com maridos atravessando a chamada crise da meia-idade enfrentam a possibilidade de adquirir uma doença sexualmente transmitida (DST), a partir das aventuras sexuais extraconjugais do seu marido. Isto se torna visualmente óbvio quando a mulher, subitamente, desenvolve condilomas acuminados. Alternativamente, estes homens podem ficar encantados com drogas, como citrato de sildenafil, que aumentam a possibilidade de manter uma ereção, e aumentar a frequência e duração do intercurso sexual. Isto é bom para o ego masculino e satisfação de prazer, mas a vagina privada de estrogênio da mulher pode estar mal preparada para este aumento na atividade sexual. O resultado pode ser dor vaginal, edema vaginal e corrimento aumentado, ou lacerações dos tecidos vulvar e vaginal com sintomas de ardência e desconforto.

Existe um outro novo fator de risco para este grupo etário de mulheres. Divórcio, que é o ponto final de aproximadamente 50% dos casamentos nos Estados Unidos, é frequentemente seguido por um período de atividade sexual aumentada com novos parceiros, para homens e mulheres. A morte de um cônjuge também é uma ocorrência frequente, porque as mulheres em geral têm duração de vida mais longa. Estas viúvas muitas vezes se tornam outra vez sexualmente ativas.

Como um fator adicional de risco para mulheres menopáusicas, a gravidez não é mais uma preocupação, o que significa intercurso sem métodos de barreira para proteção. Isto pode ter um efeito deletério para muitas mulheres, porque é um cenário perfeito para a transmissão de uma infecção. Estas infecções podem ser reconhecidas imediatamente. Frequentemente, estas mulheres menopáusicas não estiveram sexualmente ativas durante meses ou anos antes desta nova exposição e admitem que a irritação, ardência e dor são o resultado de irritação vaginal ou lacerações mucosas vulvares. Estas pacientes frequentemente não têm a percepção acurada de que podem adquirir uma DST. Isto pode ser um problema imediato e evidente, com o aparecimento de lesões dolorosas de *herpes simplex virus* HSV-1 e HSV-2, as lesões óbvias de condilomas acuminados, ou um corrimento vaginal aumentado imediato como resultado de vaginite por *Trichomonas vaginalis*, ou infecções cervicais por *Neisseria gonorrhoeae*, ou por *Chlamydia trachomatis*. As infecções podem ser mais sutis, levando algum tempo para aparecer, como anormalidades no Papanicolaou decorrentes da infecção por papilomavírus humano (HPV) de alto risco. Outras exposições virais podem resultar em anormalidades laboratoriais subsequentes, que podem ter implicações importantes para assistência à saúde, como testes de anticorpos sanguíneos que indiquem uma infecção recente pelo vírus da hepatite B ou HIV.

As mulheres menopáusicas também têm um risco aumentado da presença de lesões pré-cancerosas ou cancerosas da vulva ou vagina. Embora suas queixas possam ser de ardência ou prurido vulvar constantes, atribuídos à infecção por *Candida*, as alterações teciduais não devem ser ignoradas, devendo-se obter biópsias de quaisquer anormalidades vulvares ou vaginais, não importando quão mínimas as mesmas pareçam. Aquilo que macroscopicamente parece benigno, demasiado frequentemente é uma área de crescimento celular alterado, um pré-câncer que pode conduzir ao câncer invasivo da vulva e vagina.

MICROBIOLOGIA

A diminuição nas concentrações de estrogênio vaginais após a menopausa leva a alterações dramáticas na composição da microbiota vaginal. Conforme mencionado no Capítulo 1, o estrogênio estimula a deposição de glicogênio em células epiteliais vaginais. A liberação do glicogênio dentro da luz vaginal promove o crescimento preferencial de *Lactobacilli*. A produção de ácido láctico por estas bactérias resulta em acidificação vaginal e inibição de outras bactérias que colonizam a vagina. A presença de ácido láctico mantém o número deste patógenos potenciais em um baixo nível. Os níveis de glicogênio vaginais tornam-se grandemente reduzidos após a menopausa, resultando em concentrações reduzidas de *Lactobacilli*, elevação no pH vaginal e capacidade aumentada de outras bactérias proliferarem.[3] Um estudo mais antigo, usando técnicas de cultura quantitativa, demonstrou que, embora *Lactobacilli* ainda pudessem ser identificados na vagina em cerca da metade das mulheres pós-menopáusicas investigadas, sua concentração foi 10 a 100 vezes mais baixa do que aquela presente em mulheres em idade reprodutiva. As espécies bacterianas predominantes isoladas foram bacilos Gram-negativos anaeróbios e *Peptostreptococcus* Gram-positivos. A frequência de colonização vaginal por *Gardnerella vaginalis*, micoplasmas e espécies de leveduras foi também muito reduzida após a menopausa.[4] Investigações mais recentes utilizaram técnicas de amplificação genética independentes de cultura para caracterizar a microbiota vaginal em mulheres após a menopausa. Em um estudo de mulheres pós-menopáusicas, *Streptococcus* e *Prevotella* foram mais prevalentes, em oposição à dominância de *Lactobacillus crispatus* e *Lactobacillus iners* em mulheres pré-menopáusicas. Em mulheres perimenopáusicas, tanto *Streptococcus–Prevotella* quanto o *Lactobacillus gasseri* foram os mais prevalente. Mulheres com atrofia vaginal branda ou moderada tiveram a mais alta prevalência de uma microbiota vaginal com dominância de *Streptococcus–Prevotella*.[5] Um segundo estudo observou uma correlação negativa entre secura vaginal e a presença de *Lactobacillus* e uma associação positiva a *Prevotella, Porphyromonas, Peptoniphilus* e *Bacillus* spp.[6]

Comparações entre mulheres pós-menopáusicas que estavam e que não estavam utilizando terapia de reposição hormonal (TRH) sistêmica ou tópica demonstraram grandes aumentos na colonização vaginal por *Lactobacilli* em mulheres usando TRH.[7,8] Ocorreu também aumento na incidência de colonização vaginal por *Escherichia coli* nas mulheres pós-menopáusicas em relação àquelas em idade reprodutiva, e a taxa de colonização foi inversamente associada à presença de *Lactobacilli*.[7] Isto sugere que a ausência relativa de *Lactobacilli* em mulheres pós-menopáusicas pode explicar a taxa aumentada de colonização vaginal por *E. coli* e a elevada incidência de infecções do trato urinário nesta população.

Seria esperado que o adelgaçamento das camadas epiteliais vaginais em mulheres pós-menopáusicas[9] aumentasse a suscetibilidade à infecção. Em um estudo, a frequência de vaginose bacteriana, avaliada pelo escore de Nugent com coloração de Gram, aumentou mais de 10 vezes do que os níveis basais observados em mulheres pós-menopáusicas e quando elas estavam 5 anos mais velhas. Em contraposição, a detecção de *Candida* vaginal diminuiu durante este intervalo de tempo.[10] Curiosamente, a prevalência de candidíase vulvovaginal confirmada por cultura aumentou de maneira importante em mulheres pós-menopáusicas após iniciação de TRH.[11] Um estudo mais antigo também observou um declínio em *Candida albicans* em mulheres pós-menopáusicas, em oposição a pré-menopáusicas, mas houve um aumento em *T. vaginalis*. Não foi detectada diferença na ocorrência de vaginose bacteriana entre os dois grupos.[12] Outro estudo relatou que vaginite inflamatória descamativa foi também mais comum em mulheres com mais de 50 anos.[13] Deve-se notar que a diminuição nos *Lactobacilli* em mulheres pós-menopáusicas causa problemas na precisão do diagnóstico de vaginose bacteriana. O sistema de escore de Nugent para determinação da presença de vaginose bacteriana é baseado em uma análise de *Lactobacilli* vaginais. Por essa razão, aplicação deste sistema a mulheres pós-menopáusicas pode levar a um diagnóstico falso-positivo de vaginose bacteriana. Em mulheres pós-menopáusicas, é também importante diferenciar entre uma infecção vulvovaginal e condições dermatológicas não infecciosas, como *lichen planus* e *lichen sclerosus*.[13]

É importante ressaltar que um pico na prevalência de tipos de HPV de alto risco é observado em mulheres acima de 55 anos de idade.[14] Isto, mais provavelmente, representa a população de mulheres que não eliminaram espontaneamente o vírus antes da menopausa e em que o HPV se tornou integrado ao genoma da hospedeira. Alternativamente, a aquisição de HPV por homens permanece constante à medida que eles envelhecem, provavelmente indicando atividade sexual fora de uma relação supostamente monogâmica, e estas novas infecções podem ser transmitidas à parceira feminina, sem o conhecimento da mesma.[15]

IMUNOLOGIA

O declínio na produção de estrogênio na menopausa resulta em numerosas alterações imunes. Foi demonstrado que a produção de anticorpos específicos contra a gripe após vacinação diminui até 75% em indivíduos de 65 anos de idade ou mais.[16] Compostos estrogênicos modulam a produção de citocinas. Os níveis basais, assim como os níveis induzidos das citocinas pró-inflamatórias interleucina (IL)-1, IL-6 e fator de necrose tumoral-α, estão elevados em soros de mulheres pós-menopáusicas, em comparação a mulheres de idade reprodutiva.[17] Investigações subsequentes confirmaram o aumento nos níveis circulantes destas citocinas com o aumento na idade em mulheres,[18,19] bem como produção diminuída de interferon gama, antioxidantes, óxido nítrico e catalase.[20] Recentemente também foi demonstrado que a concentração de IL-I7A encontra-se bastante aumentada em soros de mulheres pós-menopáusicas.[21] Esta citocina amplifica a resposta imune induzindo a produção local de quimiocinas e citocinas, recrutando neutrófilos e monócitos, aumentando a produção de autoanticorpos e intensificando inflamação. Assim, há um aumento na inflamação crônica de baixo grau nas mulheres pós-menopáusicas e um risco elevado subsequente de desenvolvimento de doenças relacionadas com a inflamação, como diabete tipo 2 e aterosclerose.

Um estudo recente analisou o RNA mensageiro isolado de células epiteliais vaginais de mulheres pós-menopáusicas, com ou sem atrofia vaginal.[6] Atrofia foi associada à ativação de genes codificadores de proteínas envolvidas em inflamação, enquanto genes que codificavam proteínas que mantinham as funções das células epiteliais estavam inibidos. Estas observações imuno e bioquímicas relacionadas fornecem um mecanismo para explicar as queixas frequentes de secura vaginal, prurido e irritação apresentadas pelas mulheres pós-menopáusicas

A produção aumentada de citocinas que induzem inflamação é indubitavelmente um componente dos mecanismos patogênicos responsáveis por doenças associadas ao envelhecimento. A perda óssea pós-menopáusica também foi relacionada com uma liberação elevada destas citocinas. A TRH impede este aumento seletivo nas citocinas pró-inflamatórias e ajuda a restaurar o equilíbrio fisiológico entre imunidade pró-inflamatória e anti-inflamatória.[22]

DIAGNÓSTICO

Obter uma história precisa em mulheres menopáusicas exige paciência e ouvido atento para as preocupações frequentemente não expressas destas pacientes. Muitas são reticentes para externar quaisquer dos seus temores profundamente arraigados, e a elucidação de qualquer nova sintomatologia frequentemente não é imediatamente alcançada. Após fazer perguntas sobre problemas de saúde e uma revisão de sintomas que não revelaram problemas, algumas mulheres poderão perguntar imediatamente antes ou durante o exame pélvico, "Por favor, poderia examinar mais embaixo? Tem um caroço novo que eu gostaria que fosse verificado". A hesitação não é surpreendente. Mulheres neste grupo etário têm percepção aumentada porque amigas recentemente descobriram que tinham câncer de mama, pele ou ovário, e elas acham difícil lidar com esta questão como uma possibilidade para si mesmas. Se uma lesão tiver sido identificada, devem ser obtidos detalhes sobre há quanto tempo a paciente a notou. Outra área de informação tardia é o sintoma de secura vaginal ou desconforto com intercurso, que frequentemente é externado pela primeira vez após o término do exame. Para lidar com esta questão, eventualmente pode ser feito um novo exame.

Muitas mulheres menopáusicas nestes primeiros anos do século XXI não estão confortáveis sobre questões privadas, particularmente sua história sexual recente. Em algum ponto durante a entrevista, o assunto pode ser revelado indiretamente. A maneira de fazer a pergunta pode ser modificada, para ajudar a evocar a informação necessária. Para a paciente recém-viúva ou divorciada, pode-se referir à sua vida pessoal dizendo: "como vai passando?" seguida por uma pausa durante a qual ela poderá partilhar uma informação importante com seu médico. Muitas destas mulheres têm que lidar com a desaprovação expressa dos seus filhos para quaisquer atividades sociais com alguém do sexo oposto. Alternativamente, uma pergunta aparentemente imprevista, "como é a sua vida social?", pode obter uma resposta relevante. Isto pode possibilitar uma discussão mais aberta. Em cada caso, a disposição do médico para escutar é mais importante do que qualquer ritual de anamnese. Qualquer informação obtida certamente auxiliará o foco no exame físico e orientará o médico para obter estudos laboratoriais apropriados.

Nesta avaliação diagnóstica, também é importante obter uma história clínica detalhada e uso atual de drogas por estas pacientes. Mulheres com uma história de câncer de mama ou endometrial não serão ordinariamente candidatas a estrogênios sistêmicos ou locais. Algumas doenças do fígado, como cirrose consequente à hepatite B ou C crônicas, podem impedir o uso de estrogênios orais como opção de tratamento. Citrato de tamoxifeno pode causar sintomatologia vaginal em pacientes em tratamento de câncer de mama. Qualquer história de alergia é importante. Se estrogênios locais forem usados, é necessário perguntar se a paciente teve alguma reação adversa aos mesmos. Pode ocorrer forte ardência vaginal ou vulvar após a aplicação de um creme de estrogênio que contenha propilenoglicol como preservativo. Nestas situações, o óvulo vaginal de estrogênio que não contém propilenoglicol parece uma escolha ideal, mas mulheres menopáusicas com secreções vaginais reduzidas podem desenvolver irritação vaginal ou vulvar um ou dois dias após a inserção do mesmo por causa do corrimento "arenoso" proveniente do óvulo incompletamente dissolvido.

O exame físico da mulher menopáusica deve ser um esforço de cooperação entre o médico e a paciente. Os médicos querem que as pacientes apontem qualquer caroço, saliência ou irritação que tenham percebido, e as pacientes querem que os médicos realizem um exame sem pressa, delicado, que não cause dor.

O colposcópio pode ser usado para obter uma vista ampliada de quaisquer anormalidades percebidas da vulva e vagina. O uso de uma câmera fornece imagens básicas para comparação quando a paciente retornar para acompanhamento após tratamento. Certas alterações anatômicas do trato genital inferior, como uma carúncula uretral, causam alarme em algumas pacientes que a visualizaram com a ajuda de um espelho manual. Estas carúnculas podem variar em tamanho, e o grau de inflamação varia desde leve a extremo (Figuras 12.1 a 12.3). A paciente na Figura 12.3 tinha ardência após micção. Estas mulheres devem ser imediatamente tranquilizadas de que o novo crescimento é resultado de falta de estrogênio e não um crescimento tecidual novo. A entrada da vagina, o vestíbulo, pode também se tornar muito inflamado (Figura 12.4). Muitas destas mulheres se queixam de dor e ardência após micção.

O tecido vulvar na maioria das mulheres menopáusicas sem TRH é adelgaçado e torna-se de coloração mais pálida com a retração dos lábios maiores (Figura 12.5). A retração pode ser acompanhado por uma laceração no epitélio superficial, que pode ser dolorosa para a paciente. Estes problemas ocorrem mais frequentemente nos meses do inverno, com ar frio no ambiente externo e ar seco do aquecimento central dentro de casa. Tais alterações assumem muitas formas (Figuras 12.6 a 12.8). Algumas mulheres que se queixam de intercurso doloroso descrevem uma dor dilacerante durante a intimidade e desconforto

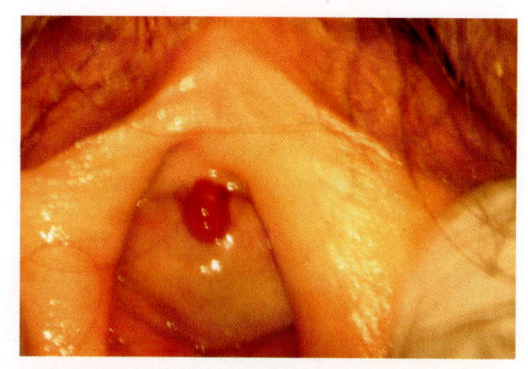

FIGURA 12.1 Uma pequena carúncula uretral em paciente menopáusica.

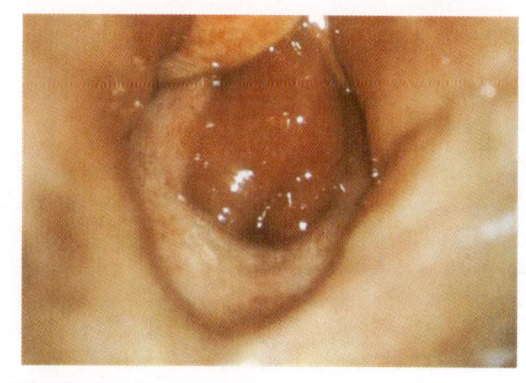

FIGURA 12.2 Uma grande carúncula uretral.

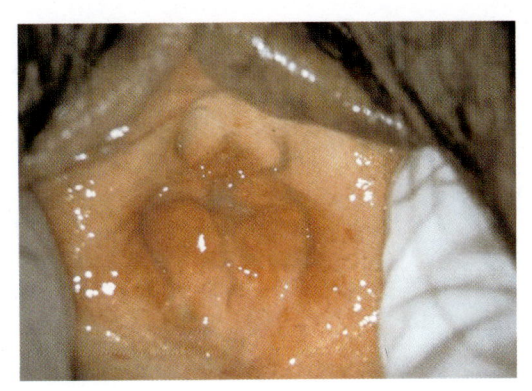

FIGURA 12.3 Grande carúncula uretral. Esta paciente tinha ardência à micção.

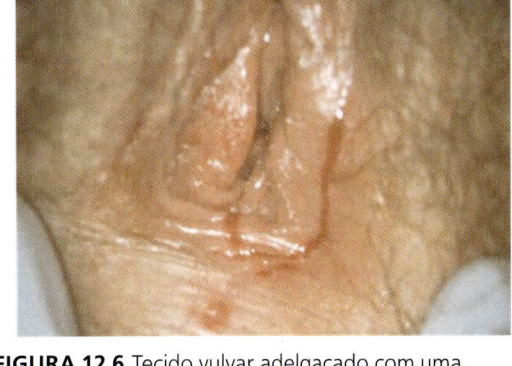

FIGURA 12.6 Tecido vulvar adelgaçado com uma laceração do epitélio de superfície próximo ao clitóris.

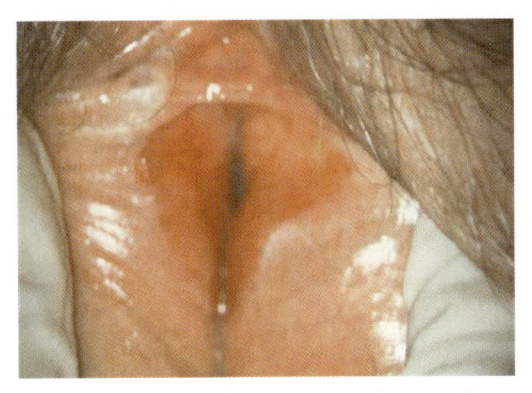

FIGURA 12.4 Inflamação do introito em uma mulher pós-menopáusica não utilizando terapia de reposição hormonal.

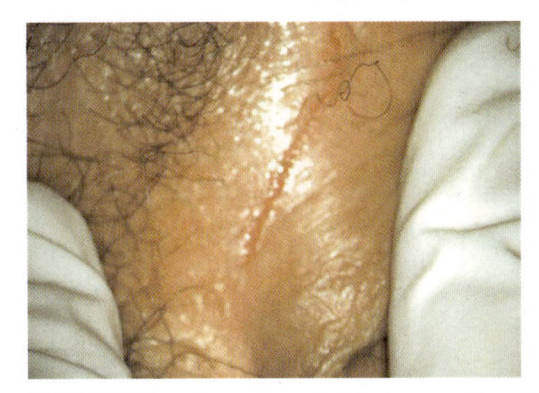

FIGURA 12.7 Uma laceração epitelial vulvar na dobra de pele vulvar retraída próxima ao clitóris.

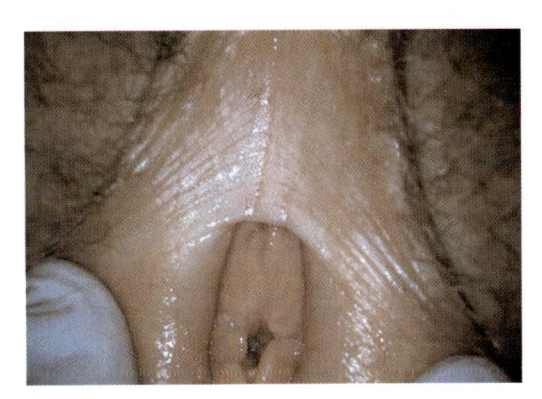

FIGURA 12.5 Tecido vulvar adelgaçado tendendo a lacerações da superfície epitelial.

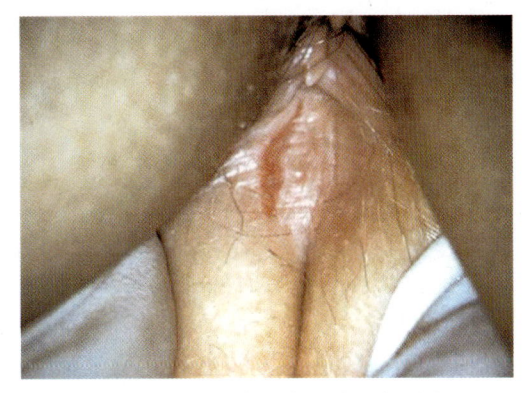

FIGURA 12.8 Laceração da pele perineal próxima ao reto.

do trato genital inferior que persiste subsequentemente. À inspeção, uma laceração introital mediana é aparente (Figura 12.9), e o toque delicado com um cotonete de algodão provoca uma resposta de dor. Se não tratada, esta área é propensa a lacerar-se novamente a cada tentativa de intercurso (Figura 12.10).

A inspeção visual pode revelar outras alterações vulvares. Vestibulodinia é uma causa infrequente de dor vulvar em mulheres pós-menopáusicas, mas é uma possibilidade se a paciente se queixar de dor à penetração. O diagnóstico pode ser feito por um exame cuidadoso da vulva com aplicadores de ponta de algodão tocando nas glândulas vestibulares (Figura 12.11). Em outras pacientes, *lichen sclerosus* é manifestado por epitélio branco espessado. O diagnóstico deve ser confirmado por biópsia (Figura 12.12). O tecido com crostas também pode ficar muito inflamado em

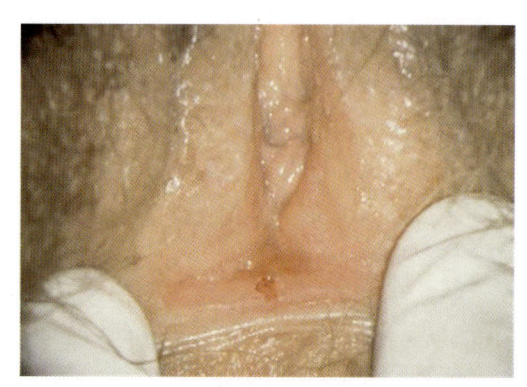

FIGURA 12.9 Laceração epitelial mediana no introito descoberta após intercurso doloroso.

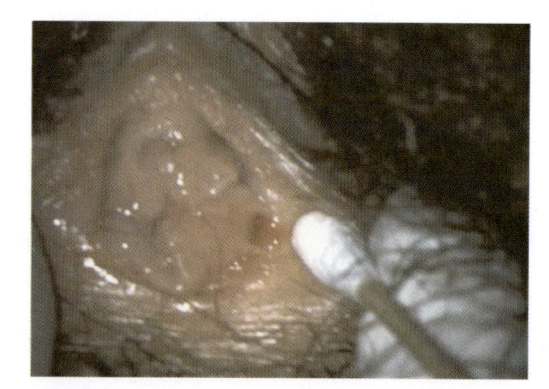

FIGURA 12.11 Mulher pós-menopáusica com vestibulodinia.

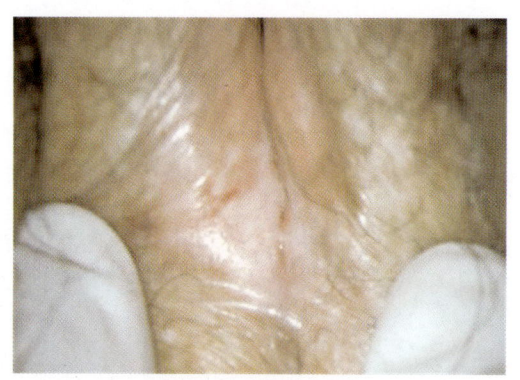

FIGURA 12.10 Laceração mediana no introito cicatrizada, propensa a lacerar novamente com tentativas de intercurso.

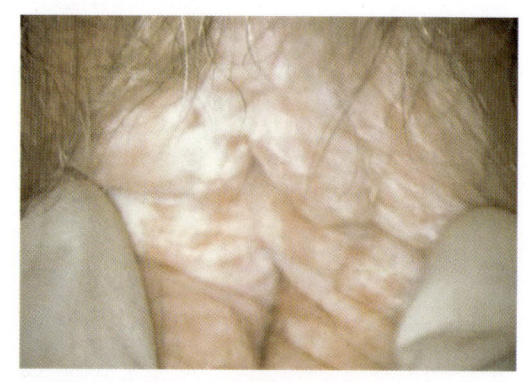

FIGURA 12.12 Tecido vulvar branco espessado. Biópsia realizada previamente confirmou distrofia vulvar. Um raspado colocado em KOH 10% revelou hifas.

razão de uma infecção por *C. albicans*, microrganismo que encontra neste epitélio de superfície alterado um local favorável para colonização e multiplicação, com resultante inflamação tecidual e aparecimento de sintomatologia para a paciente. Uma preparação com KOH de raspado da superfície revelou as *pseudo-hifas*, e a cultura mostrou crescimento de *C. albicans* (Figura 12.13). Paciente queixando-se de dor perineal 1-3 dias após intercurso teve uma coleção de lesões dolorosas, que em cultura revelaram presença de HSV-1 (Figura 12.14). Em outra mulher pós-menopáusica com início súbito de irritação vulvar, foi observada uma úlcera em cicatrização (Figura 12.15). A cultura foi positiva para HSV-2 e no soro da paciente havia a presença apenas de anticorpos IgG contra HSV-2, não havendo anticorpos IgM. Este foi seu primeiro surto clínico reconhecido, que havia sido precedido por uma infecção primária assintomática. Outra paciente queixando-se de novos crescimentos em sua região genital mostrou ter um surto de condilomas acuminados (Figura 12.16). Novas úlceras vulvares infecciosas também podem ser encontradas, e estas são discutidas no Capítulo 10.

Alternativamente, há proliferação tecidual anormal, neoplasia intraepitelial vulvar 3 pré-cancerosa (VIN 3), e câncer vulvar invasivo. Estas pacientes frequentemente ignoraram novos crescimentos durante meses ou mesmo anos antes de procurarem o ginecologista (Figuras 12.17 e 12.18). Os diagnósticos clínicos de distrofia vulvar, condiloma acuminado e alterações pré-cancerosas e cancerosas na vulva devem ser confirmados por biópsia. Esta intervenção diagnóstica deve ser feita em mulheres com alterações vulvares crônicas, antes que qualquer terapia de longa duração seja contemplada. Esteroides ou estrogênio locais não ajudarão a paciente menopáusica com uma lesão pré-cancerosa ou câncer invasivo da vulva.

O exame vaginal seguinte à inspeção da vulva deve ser completo, com a introdução cuidadosa, lenta, de um espéculo pequeno lubrificado, seguida pela completa inspeção visual e por estudos microscópicos das secreções vaginais e culturas. Ocasionalmente, em mulheres menopáusicas queixando-se de corrimento vaginal aumentado, um pólipo endometrial pode ser visto, projetando-se pelo orifício cervical (Figura 12.19). Estas estruturas vasculares frágeis são às vezes fonte de um corrimento vaginal aumentado. Em outras pacientes, o padrão de exame envolve o uso de uma espátula plástica para obter secreções vaginais para exame microscópico, que são adicionadas a uma gota de

FIGURA 12.13 Exame microscópico de preparação em KOH de raspado vulvar. Pseudo-hifas estão presentes.

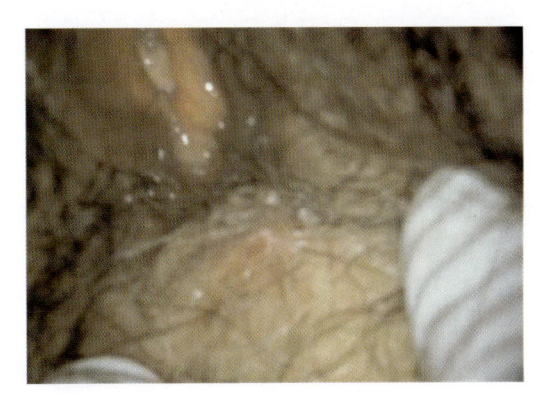

FIGURA 12.14 Coleção dolorosa de lesões, cuja cultura foi positiva para *herpes simplex* vírus-1.

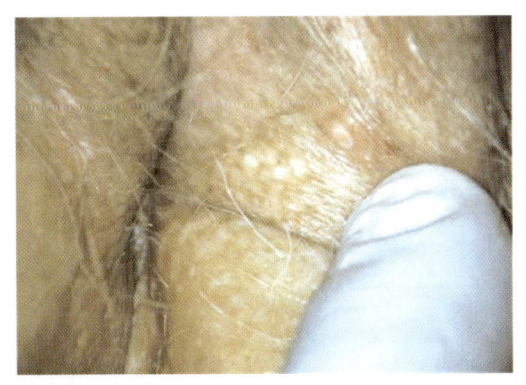

FIGURA 12.15 Inflamação vulvar, um "corte" recorrente. De fato, uma úlcera em cicatrização. A cultura foi positiva para HSV-2.

FIGURA 12.16 Novos crescimentos encontrados na vulva. Diagnóstico da biópsia foi condilomas acuminados.

soro fisiológico e uma gota de KOH 10%, quando então o teste do cheiro é efetuado; determina-se o pH vaginal usando um aplicador que tenha sido aplicado à parede vaginal lateral. Em mulheres que não estejam em uso de estrogênio sistêmica ou localmente, o pH é frequentemente alcalino. Então, o exame microscópico é realizado. A preparação em soro fisiológico, com frequência, mostra célu-

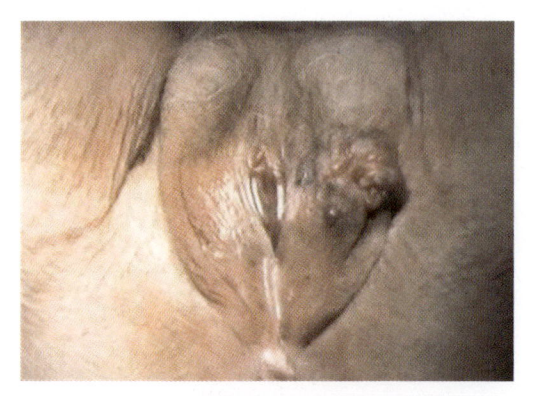

FIGURA 12.17 Lesão vulvar ignorada pela paciente. Em biópsia, câncer de células escamosas invasivo da vulva.

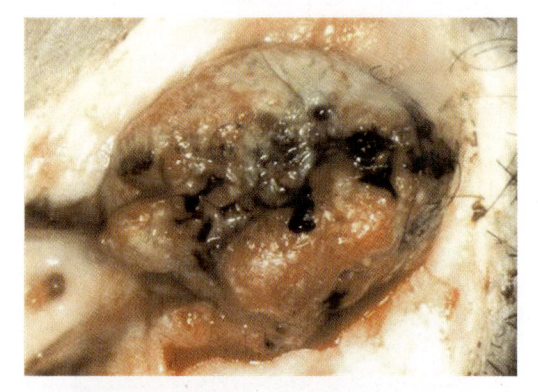

FIGURA 12.18 Lesão vulvar: diagnóstico da biópsia vulvar, câncer epitelial escamoso invasivo da vulva.

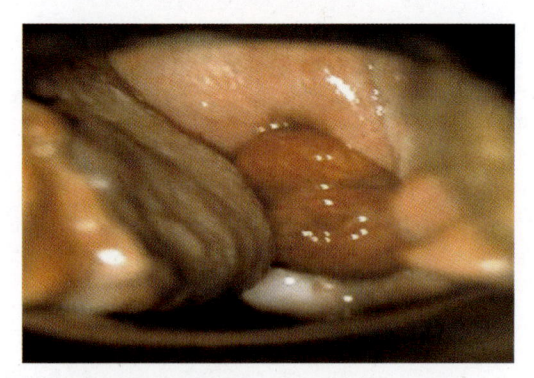

FIGURA 12.19 Um pólipo endometrial encontrado exteriorizando-se pelo orifício cervical.

las escamosas imaturas e muitos leucócitos (Figura 12.20). Estes leucócitos são eliminados quando a suspensão em KOH é examinada, e não são vistos *Lactobacilli* (Figura 12.11). Mulheres com uma história de câncer de mama que estão tomando citrato de tamoxifeno têm células escamosas imaturas presentes, com um número aumentado de leucócitos (Figura 12.12).

Os testes laboratoriais devem ser individualizados para as necessidades diagnósticas de cada paciente. Na mulher com vulva inflamada, irritada (Figura 12.8), deve-se obter um raspado da superfície com uma espátula plástica, colocar em uma gota de KOH 10%, e examinar ao microscópio e também solicitar a cultura. A presença de hifas confirma a suspeita clínica de que o *lichen sclerosus* foi infectado secundariamente por *Candida* (Figura 12.13). Mulheres com lesões do introito que parecem ser herpéticas (Figura 12.14) devem ter solicitada uma cultura viral para determinar o tipo de herpes presente. A maior sensibilidade da reação em cadeia de polimerase (PCR) a torna uma escolha melhor em mulheres vistas alguns dias após o início de novas lesões vulvares.[13] Deve ser colhido sangue para testes de anticorpos HSV-1 e HSV-2, para determinar se este é um surto primário. A paciente não sexualmente ativa com corrimento vaginal deve ter ambos, a preparação em soro fisiológico e a preparação de KOH examinadas quanto à presença de pseudo-hifas e/ou cultura fúngica e uma cultura aeróbica para ter certeza de que não estão presentes outros patógenos bacterianos. As diretrizes de conduta atuais aumentaram os intervalos entre coletas de esfregaços de Papanicolaou. Exceções podem ser consideradas. O término de uma relação monogâmica por qualquer dos parceiros pode expor a paciente sem nenhuma história prévia de um esfregaço Pap anormal à aquisição de uma infecção por HPV de alto risco. Durante os intervalos sugeridos de 3 anos entre estudos citológicos podem ocorrer alterações cervicais pré-cancerosas, que exigirão colposcopia, biópsia e, eventualmente, procedimentos de conização para estas pacientes.

TRATAMENTO

A primeira área anatômica de interesse terapêutico é a vulva e a entrada para a vagina, a região vestibular vulvar. Pacientes se apresentam com ardência e prurido vulvares persistentes, com um aumento na sua sintomatologia a cada vez que urinam. Ao exame, observa-se que elas têm a vulva inflamada (Figura 12.4). Suas preocupações com uma DST podem ser avaliadas por testes microbiológicos. As pacientes muitas vezes são vistas queixando-se de desconforto vulvar por causa de uma fissura no epitélio vulvar (Figura 12.6) ou uma laceração introital mediana, que se torna óbvia após intercurso (Figura 12.9). Estas mulheres são excelentes candidatas à terapia estrogênica local após excluir-se, por meio de microscopia e cultura, uma infecção por *Candida*. Um creme de estradiol pode ser prescrito para as pacientes aplicarem na área vulvar inflamada uma ou duas vezes ao dia. Se ocorrer uma reação inflamatória imediata à aplicação do creme ou não houver melhora após 2 ou mais semanas de tratamento, um óvulo vaginal de estradiol inserido duas vezes por semana é uma alternativa. As pacientes frequentemente têm os sintomas resolvidos após 1 ou 2 meses de tratamento. Cremes ou pomadas adrenocorticoides locais são indicados, se houver inflamação disseminada ou se *lichen*

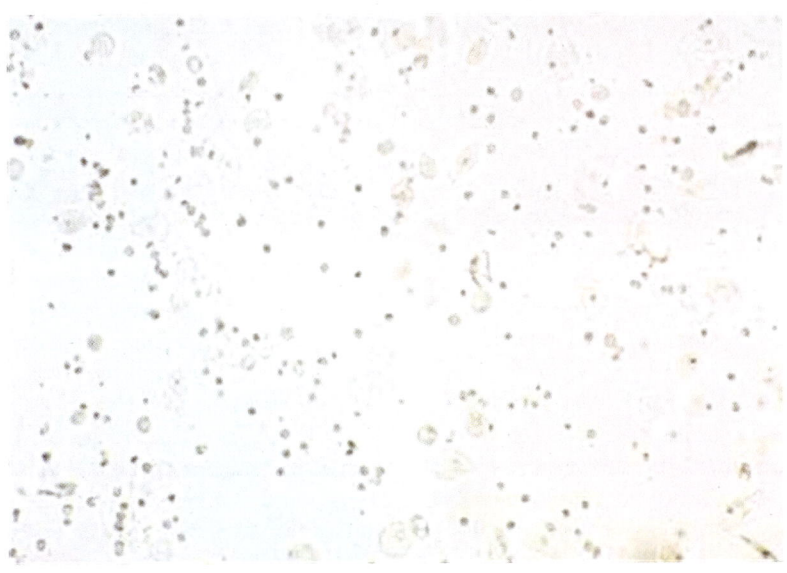

FIGURA 12.20 Exame microscópico de uma preparação de soro fisiológico de mulher pós-menopáusica com história de câncer de mama tomando tamoxifeno. Células escamosas imaturas e número aumentado de leucócitos estão presentes.

sclerosus estiver presente. O sistema de imagem V-600 que capacita o observador a ver o tecido duas camada de células abaixo da superfície constitui um grande auxílio na determinação da extensão da inflamação vulvar antes e durante terapia com esteroide.[23]

Outros problemas vulvares são vistos, em que uma conduta terapêutica diferente é mais apropriada. *Lichen sclerosus* confirmado por biópsia pode ser tratado com pomada esteroide adrenocorticoide potente, aplicada localmente ao longo do tempo. Se uma infecção local por fungos for confirmada, pode ser prescrito um creme de nistatina. Se este causar uma dermatite de contato local, a terapia com fluconazol oral é uma alternativa, com comprimidos de 150 mg tomados a cada 4 dias. Depois deste tratamento, podem ser prescritos esteroides locais.

Mulheres pós-menopáusicas com infecções da vulva devem ser tratadas com terapia específica dirigida para o patógeno identificado pelos estudos laboratoriais. Se quaisquer destas mulheres se queixarem de dor vulvar de início súbito, devem ser vistas tão logo seja possível, porque elas podem ter herpes genital. As lesões podem ser clinicamente óbvias (Figura 12.14) ou, simplesmente, uma nova instalação de inflamação vulvar sem a presença de vesículas, que é um sinal clínico reconhecível inicial de herpes (Figura 12.15). Estes casos demonstram a importância de se obter cultura de herpes em quaisquer novas lesões da vulva, não importando a idade da paciente. As culturas para HSV-1 e HSV-2 devem ser obtidas juntamente com estudos de anticorpos sanguíneos, para determinar se esta é uma infecção primária. Se houver suspeita de herpes no exame clínico, uma variedade de agentes antivirais pode ser prescrita imediatamente, enquanto se aguarda o resultado do laboratório. Algumas mulheres se queixarão de novos crescimentos na área perineal, que a biópsia demonstrará serem condilomas acuminados (Figura 12.16). Uma variedade de técnicas ablativas ou o uso de imunoestimuladores aplicados localmente podem ser utilizados para eliminar estas lesões em epitélio escamoso cornificado. Úlceras vulvares devem ter material colhido para culturas apropriadas, biópsia e exames sanguíneos para determinar o diagnóstico (ver Capítulo 10).

Em adição à rapidez para cultivar quaisquer lesões inflamatórias, os médicos devem estar preparados para biopsiar quaisquer novos crescimentos suspeitos na vulva. Se uma lesão intraepitelial vulvar for encontrada, VIN 2 e 3, uma variedade de opções de tratamento está disponível. O curso usual é observação cuidadosa ao longo do tempo, com biópsias repetidas, para ter certeza de que não houve progressão das lesões nesta área. Se carcinoma de células escamosas invasivo da vulva for confirmado por biópsia (Figuras 12.17 e 12.18), a paciente deve ser encaminhada a um oncologista ginecológico, de modo que uma decisão apropriada possa ser tomada sobre a necessidade de ressecção vulvar e, eventualmente, de dissecção linfonodal.

O tratamento de uma mulher pós-menopáusica queixando-se de um corrimento vaginal ou ardência vaginal exige um diagnóstico preciso porque pode haver uma variedade de etiologias para estes sintomas. Sintomas decorrentes da presença de um pólipo endometrial (Figura 12.19) frequentemente cessarão quando o pólipo for removido. Há outras causas incomuns, benignas, de aumento nos sintomas vaginais nestas mulheres. Raramente, um corpo estranho é encontrado, e quando o mesmo é removido, a paciente se torna assintomática. Além disso, qualquer crescimento novo deve ser biopsiado para excluir a possibilidade de pré-câncer ou câncer vaginal.

O diagnóstico de infecções vaginais nestas mulheres menopáusicas deve ser baseado em achados laboratoriais. Infecções por *Candida* raramente ocorrem nestas pacientes, exceto aquelas sob TRH. Devem ser obtidas culturas. Se *C. albicans* estiver presente, o tratamento com uma dose única de fluconazol é efetivo. Se o isolado for *Candida krusei* ou *Candida glabrata,* não estão indicados azóis locais ou orais, devendo-se iniciar um esquema com ácido bórico local para um período de duas semanas de tratamento (Capítulo 4).

Mulheres com história de câncer de mama tomando citrato de tamoxifeno frequentemente se queixam de um corrimento vaginal irritativo. O exame microscópico da preparação em soro fisiológico mostra células escamosas imaturas e uma resposta inflamatória com um número aumentado de leucócitos (Figura 12.20). Culturas mostram ausência de levedura e de bactérias anormais. Estrogênio local, que deve reverter este processo, frequentemente não é indicado. O uso periódico de um gel vaginal ácido ajuda em algumas pacientes, mas o alívio sempre acontece quando terapia com citrato de tamoxifeno é concluída. A introdução de agentes novos mais efetivos, como exemestano, deve reduzir o uso global de tamoxifeno.[24]

Um grande grupo de pacientes pós-menopáusicas queixam-se de corrimento vaginal irritativo ou secura e ardência vaginais. No exame, elas têm pH vaginal alcalino, teste do cheiro negativo, e, ao exame microscópico, células escamosas imaturas, número aumentado de leucócitos e diminuição no número de *Lactobacilli* (Figura 12.21). Preparação de KOH mostra uma ausência de *Lactobacilli* (Figura 12.22). Se nas culturas não crescerem *Candida* nem patógenos bacterianos, o uso local de estrogênio será útil. Um estudo observou que estrogênio local ministrado a mulheres pós-menopáusicas aumentou o número de *Lactobacilli,* reduziu o pH vaginal e reduziu a colonização vaginal por *Enterobacteriaceae*.[2] Embora esta terapia estrogênica melhorasse a flora bacteriana destas mulheres, não foi tão efetiva quanto uma dose diária de nitrofurantoína oral para prevenção de infecções do trato urinário nesta população.[25] Contudo, o pessário de estrogênio vaginal[25] não normalizou o pH vaginal como o creme de estrogênio previamente havia normalizado.[2]

Em mulheres com estes sintomas vaginais, a utilização de 2 g de creme de estradiol intravaginal diariamente por 2 semanas com frequência é eficaz. Se a paciente teve uma reação ao creme no passado ou tiver uma reação com terapia atual, um óvulo de estradiol vaginal uma ou duas vezes por semana constitui uma alternativa aceitável. Na mulher que não pode ou não quer utilizar estrogênio, podem ser empregados géis ácidos vaginais, suplementados com o uso de ácido bórico vaginal uma ou duas vezes por semana. Isto mantém o estado ácido normal da vagina por certo tempo e resulta em uma diminuição dos sintomas vaginais em muitas destas mulheres. Poucas destas mulheres têm vaginose bacteriana ou vaginite por *T. vaginalis,* mas se presentes, devem ser tratadas apropriadamente (Capítulos 5 e 6). Se a paciente tiver sexo desprotegido com um novo parceiro sexual, devem ser obtidas culturas ou PCR para *N. gonorrhoeae* e PCR para *C. trachomatis*. Se qualquer uma for positiva, deve ser prescrita

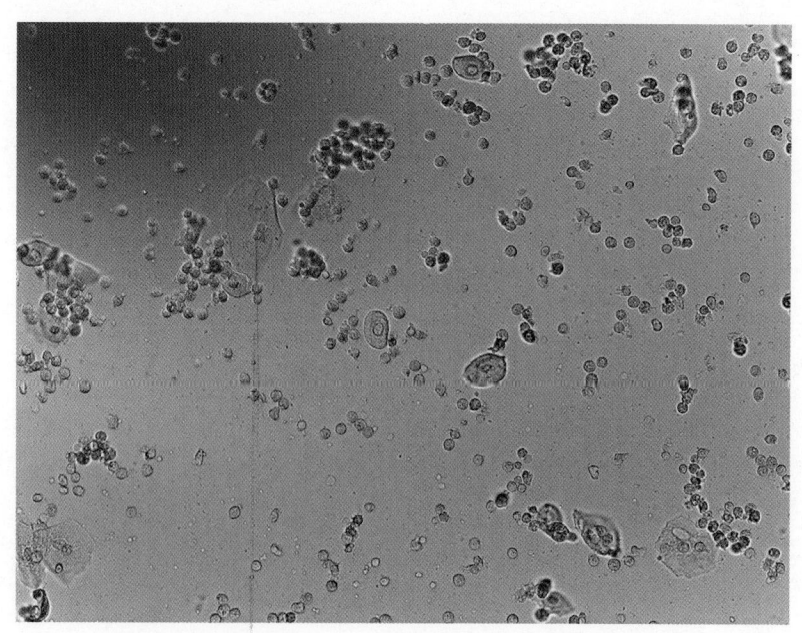

FIGURA 12.21 Exame microscópico da preparação em soro fisiológico mostra células escamosas imaturas e muitos leucócitos. Não estão presentes *Lactobacilli*.

Capítulo 12 ♦ Vulvovaginite Menopáusica   135

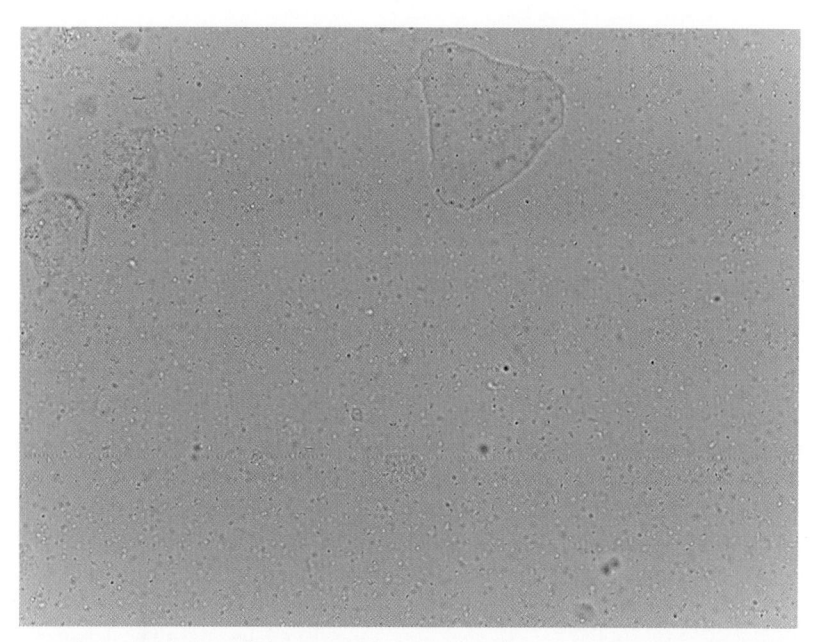

FIGURA 12.22 Exame microscópico de uma preparação de KOH mostra um número diminuído de *Lactobacilli*.

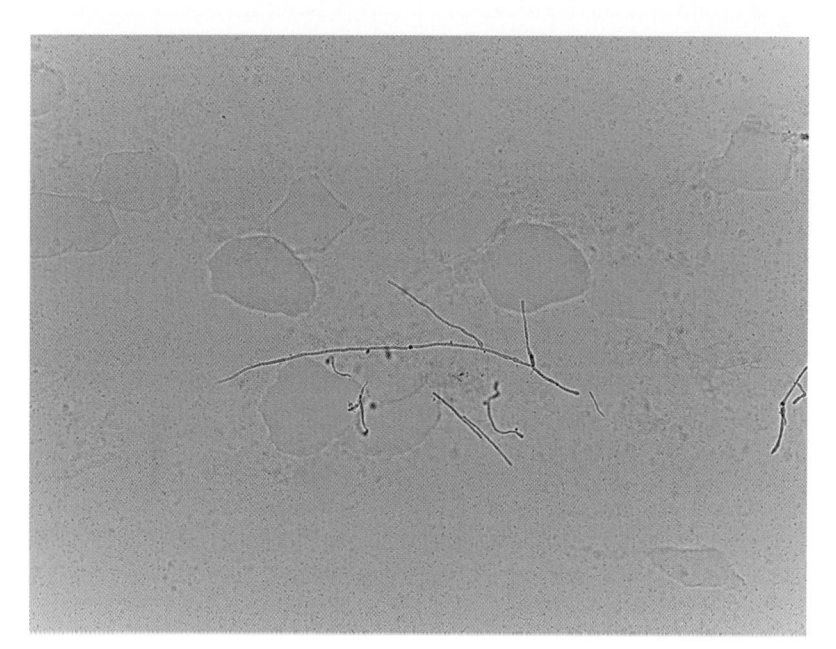

FIGURA 12.23 Exame microscópico de uma preparação em KOH mostrando a presença de pseudo-hifas.

antibioticoterapia apropriada. Mulheres pós-menopáusicas sob TRH estão sob maior risco de uma vaginite por *Candida*. Se houver suspeita pelo exame microscópico de uma preparação de KOH (Figura 12.23), deve-se confirmar por cultura.

Algumas mulheres pós-menopáusicas assintomáticas se apresentam com um esfregaço Pap anormal e mostram serem positivas no teste para HPV de alto risco. A conduta atual preconiza exame por colposcopia e biópsia para determinar se há alterações teciduais mais graves do que o observado no laudo de citologia. Uma vez que a junção escamo colunar em muitas destas mulheres retrocedeu para dentro do canal endocervical, é importante obter amostra de tecido endocervical destas pacientes.

REFERÊNCIAS

1. Writing Group for the Women's Health Initiative Investigators. Risks and benefits of estrogen plus progestin in healthy postmenopausal women. *J Am Med Assoc* 2002;288:321-333.

2. Raz R, Stamm WE. A controlled trial of intravaginal estriol in postmenopausal women with recurrent urinary tract infection. *N Engl J Med* 1993;329:753-756.
3. Mirmonsef P, Modur S, Burgad D et al. Exploratory comparison on vaginal glycogen and lactobacillus levels in premenopausal and postmenopausal women. *Menopause* 2105;22:702-709.
4. Hillier SL, Lau RJ. Vaginal microflora in postmenopausal women who have not received estrogen replacement therapy. *Clin Infect Dis* 1997;25(Suppl 2):S123-S126.
5. Brotman RM, Shardell MD, Gajer P et al. Association between the vaginal microbiota, menopause status, and signs of vulvovaginal atrophy. *Menopause* 2014;21:450-458.
6. Hummelen R, Macklaim JM, Bisanz JE et al. Vaginal microbiome and epithelial gene array in post-menopausal women with moderate to severe dryness. *PLOS ONE* 2011;6:e26602.
7. Pabich WL, Fihn SD, Stamm WE et al. Prevalence and determinants of vaginal flora alterations in postmenopausal women. *J Infect Dis* 2003;188:1054-1058.
8. Cauci S, Driussi S, De Santo D et al. Prevalence of bacterial vaginosis and vaginal flora changes in peri- and postmenopausal women. *J Clin Microbiol* 2002;40:2147-2152.
9. da Silva LA, da Silva AR, Rosa-E-Silva JC et al. Menopause leading to increased vaginal wall thickness in women with genital prolapse: Impact on sexual response. *J Sex Med* 2009;6:3097-3110.
10. Hoffmann JN, You HM, Hedberg EC et al. Prevalence of bacterial vaginosis and *Candida* among postmenopausal women in the United States. *J Gerontol B Psychol Sci Soc Sci* 2014;69(Suppl 2):S205-S214.
11. Fischer G, Bradford J. Vulvovaginal candidiasis in postmenopausal women: The role of hormone replacement therapy. *J Low Genit Tract Dis* 2011;15:263-267.
12. Spinillo A, Bernuzzi AM, Cevini C et al. The relationship of bacterial vaginosis, *Candida* and *Trichomonas* infection to symptomatic vaginitis in postmenopausal women attending a vaginitis clinic. *Maturitas* 1997;27:253-260.
13. Nyirjesy P, Leigh RD, Mathew L et al. Chronic vulvovaginitis in women older than 50 years: Analysis of a prospective database. *J Low Genit Tract Dis* 2012;16:24-29.
14. Syrjanen K, Kulmala SM, Shabalova I et al. Epidemiological, clinical and viral determinants of the increased prevalence of high-risk human papillomavirus (HPV) infections in elderly women. *Eur J Gynaecol Oncol* 2008;29:114-122.
15. Giuliano AR, Lee JH, Fulp W et al. Incidence and clearance of genital human papillomavirus infection in men (HIM): A cohort study. *Lancet* 2011;377:932-940.
16. Goodwin K, Viboud C, Simonsen L. Antibody response to influenza vaccination in the elderly: A quantitative review. *Vaccine* 2006;24:1159-1169.
17. Pfeilschifter J, Koditz R, Pfohl M et al. Changes in proinflammatory cytokine activity after menopause. *Endocr Rev* 2002;23:90-119.
18. Yasui T, Maegawa M, Tomita J et al. Changes in serum cytokine concentrations during the menopausal transition. *Maturitas* 2007;56:396-403.
19. Gameiro CM, Romao F. Castelo-Branco C. Menopause and aging: Changes in the immune system—A review. *Maturitas* 2010;67:316-320.
20. Priyanka HP, Sharma U, Gopinath S et al. Menstrual cycle and reproductive aging alters immune reactivity, NGF expression, antioxidant enzyme activities, and intracellular signaling pathways in the peripheral blood mononuclear cells of healthy women. *Brain Behav Immun* 2013;32:131-143.
21. Molnar I, Bohaty I, Somogyine-Vari E. High prevalence of increased interleukin-17A serum levels in postmenopausal estrogen deficiency. *Menopause* 2014;21:749-752.
22. Kamada M, Irahara M, Maegawa M et al. Transient increase in the levels of T-helper 1 cytokines in postmenopausal women and the effects of hormone replacement therapy. *Gynecol Obstet Invest* 2001;52:82-88.
23. Farage M, Singh M, Ledger WJ. Investigation of the sensitivity of a cross-polarized light visualization system to detect subclinical erythema and dryness in women with vulvovaginitis. *Am J Obstet Gynecol* 2009;201:20.e1-20.e6.
24. Loombes RC, Hall E, Gibson LJ et al. A randomized trial of exemestane after two to three years of tamoxifen therapy in postmenopausal women with primary breast cancer. *N Engl J Med* 2004;350:1081-1092.
25. Raz R, Cologner R, Rohanna Y et al. Effectiveness of estriol containing vaginal pessaries and nitrofurantoin microcrystal therapy in the prevention of recurrent urinary tract infection in postmenopausal women. *Clin Infect Dis* 2003;36:1362-1368.

Capítulo 13

VESTIBULODINIA

INTRODUÇÃO

Muitas mulheres com a pouco compreendida, multifacetada síndrome de vulvodinia (VD) (dor vulvar de localização específica), sentem-se ignoradas quando procuram pela primeira vez atenção médica para este problema pessoal que lhes traz confusão. Sua percepção minuto a minuto é que a sua dor vulvar, quer constante ou apenas com contato, é tão grave que o intercurso se torna uma prova de dor; mesmo a inserção de um tampão é evitada porque dói. Ser incapaz de desfrutar da intimidade constitui um reforço sempre presente do seu próprio sentimento de inadequação pessoal; ela se sente uma mulher incompleta. Em contraste, seus médicos, sentando-se no outro lado da mesa de consulta, parecem não simpáticos, porque temem o aparecimento de alguma mulher que se apresente com estes sintomas. Nas mentes da maioria dos clínicos atarefados, estas mulheres constituem uma intrusão indesejada, exatamente no meio de uma agenda de consultório superatarefada. Estas sofredoras não se encaixam com perfeição em qualquer uma das categorias identificáveis de patologia para as quais os doutores têm um plano simples de tratamento. Estas mulheres permanecem uma incógnita para o médico atarefado e são dispensadas de qualquer consideração futura com dolorosos comentários pós-exame, como "Eu não vejo qualquer patologia" ou "Simplesmente beba um copo de vinho e relaxe". A frustração da paciente depois destas recusas conduz, frequentemente, a um carrossel de visitas a novos médicos, quando estas mulheres esperam sem esperança por um diagnóstico de uma anormalidade física do trato genital que possa ser tratada. Raramente aparece alguma ajuda, e, ocasionalmente, seu problema é agravado por mal indicada cirurgia vulvar ou ablação de tecido local oferecida à paciente como uma cura instantânea.

Apesar deste quadro sombrio, no entanto, alguma esperança está emergindo para estas mulheres. Ao longo dos anos, a percepção da VD por todas as equipes de assistência tem aumentado. Friedrich proferiu a primeira definição clínica desta síndrome, em 1987,[1] chamando-a "vulvovestibulite". Os critérios diagnósticos específicos incluíram eritema vulvar de grau variável, dor ao contato das glândulas vestibulares e dor com qualquer pressão sobre as glândulas vestibulares na entrada vaginal. Isto poderia ser causado por tentativas de intercurso; a introdução de um espéculo na vagina por um médico ou por atividades da paciente, como a inserção de um tampão; ou uso de calças ou roupas íntimas apertadas.

Este aumento de percepção pelos médicos foi seguido por tentativas de investigadores clínicos para dividir e classificar as diferentes apresentações clínicas desta síndrome, isto é, síndrome de vulvovestibulite (VVS), ou a terminologia atualmente sugerida, vestibulodinia. VD foi então dividida em VD primária ou secundária (PVD ou SVD). PVD incluiu mulheres que experimentaram dor nas suas primeiras tentativas de intercurso; SVD incluiu mulheres com uma história de intercurso sem dor que subsequentemente desenvolveram dor vulvar com o intercurso. A dor foi descrita como vulvodinia provocada, em que a paciente permanece livre de dor até que entrada vaginal seja tocada, e vulvodinia não provocada, em que dor vulvar é constante. A dor foi adicionalmente subdividida como localizada, limitada a uma parte individualizada da vulva, as glândulas vestibulares, ou o clitóris, ou generalizada, afetando toda a vulva. Usando o sistema de aquisição de imagem Syris V-600, que permite avaliação a uma profundidade de duas células abaixo da superfície, estas duas apresentações separadas são facilmente discernidas.[2] Todas estas subdivisões clínicas foram propostas para melhorar estudos clínicos prospectivos avaliando cada uma delas e cada fração da população de pacientes com este problema, para determinar se existe uma melhor maneira de abordar cada uma destas divisões clínicas de VD. Foi uma verdadeira ode à ideia de medicina com base em evidência, preparando o cenário para experiências clínicas prospectivas.

Há preocupação, no entanto, de que com a variável constituição clínica das mulheres acometidas de VD, estas subdivisões clínicas possam simplesmente refletir a resposta de dor da paciente a um estímulo específico, uma reação de ponto final que não melhorará nossa compreensão dos mecanismos patológicos subjacentes. Por exemplo, se o fator desencadeante para esta síndrome de dor for uma dermatite de contato da mucosa ao nonoxinol-9 presente nos condons disponíveis no mercado, o intercurso prévio sem uma camisinha seria sem complicação, enquanto tentativas sexuais subsequentes com uma camisinha provocariam dor, SVD. Se uma camisinha fosse usada no primeiro encontro sexual, ele seria PVD.

Em lugar desta obsessão com variações clínicas, o foco deve ser em variações genéticas e imunes subjacentes associadas à VD. Diversos estudos científicos demonstraram uma ampla variedade de deficiências de mecanismos do hospedeiro prejudicados associados a esta síndrome. Um subgrupo de pacientes com VD tinha uma regulação defeituosa da resposta imune pró-inflamatória.[3] Comparando 62 mulheres com VD com 48 mulheres adultas assintomáticas controles, os níveis do bloqueador inflamatório antagonista do receptor da interleucina-I (IL-Ira) foram mais baixos nas pacientes com VD, e os níveis da citocina pró-inflamatória interleucina-I (IL-I) foram mais altos em mulheres com VD em resposta à exposição à proteína de choque térmico em culturas. Estes resultados estão de acordo com achados precedentes de incidência aumentada de um polimorfismo genético associado a uma baixa produção de IL-1ra em mulheres com VD.[4] Esta incapacidade relativa de reduzir inflamação é uma das dificuldades que podem desencadear VD em um subconjunto de mulheres. Elas são propensas à inflamação vulvar e têm dificuldade para eliminá-la. Apenas 52,9% das mulheres com VD tinham esta constituição genética, enfatizando que muito provavelmente existem vários caminhos distintos ou superpostos que podem levar ao diagnóstico clínico de VD.

Existe confirmação laboratorial de um fator desencadeador específico em um outro subconjunto de mulheres com VD. Algumas destas mulheres tinham anticorpos imunoglobulina E ao líquido seminal elevados.[5] Este achado foi notado em 30,8% de 52 mulheres com VD, em comparação a 4,2% entre as 48 controles.

Além da incapacidade de reduzir a inflamação em algumas mulheres com VD, há evidência de aumento de proliferação de nervos periféricos em sítios vulvares de pacientes com VD. A densidade e os números de fibras nervosas por unidade quadrada de tecido foi maior em 43 de 47 pacientes com VD em comparação aos mesmos parâmetros de seis controles.[6] Isto se torna uma rede nervosa periférica ativa, preparada para enviar centralmente para centros de dor no cérebro números sempre crescentes de impulsos nervosos, registrando dor nos sítios vulvares. É um fator anatômico contribuindo para a cronicidade desta síndrome.

Há evidência crescente de que uma anormalidade importante em algumas mulheres com VD é uma hipersensibilidade a estímulos táteis e dolorosos. As taxas de desconforto doloroso foram mais altas em pacientes com VD do que nas controles.[7] Como de maneira semelhante a todos os fatores previamente identificados como contribuindo para início e/ou persistência de VD, esta observação não foi um achado universal em todas as mulheres com VD. Outro estudo realizado no Canadá, empregando MRI cerebral, encontrou níveis mais altos de ativação cerebral em mulheres com VD.[8] Estas mulheres tinham uma percepção exaltada ao contato genital e dor, resultantes de processamento cerebral aumentado da estimulação genital. Ambos estes estudos reforçam o conceito da VD como uma síndrome de dor em vez de um distúrbio sexual. Fibromialgia é uma doença caracterizada por processamento anormal de dor em vários locais do corpo. Em algumas sofredoras, VD pode ser a expressão de fibromialgia na vulva e trato genital inferior.

Todos estes estudos documentam uma larga variedade de fatores que são associados ao ponto terminal clínico da VD. Eles devem estimular ceticismo com a esperança de que estudos prospectivos que se encaixam sob o rótulo de "medicina com base em evidência" produzam um avanço na terapêutica. Essas experiências, que agregam grandes números de mulheres com VD para tentar determinar o melhor esquema de tratamento para estas mulheres desafortunadas, não têm probabilidade de ter sucesso em razão, em nossa opinião, das diferentes causas subjacentes desta síndrome clinicamente definida. Esforços futuros para subdividir as mulheres com VD em grupos distintos baseando-se em etiologia fornecerão protocolos individualizados mais efetivos que poderão variar de paciente para paciente. É apropriado assinalar que este foco nas diferenças individuais das pacientes tem sido a filosofia direcionadora do tratamento atual de pacientes com câncer de mama.

MICROBIOLOGIA

Ainda não foi completamente esclarecido se a microbiota da vagina e/ou do vestíbulo contribui ou não para a iniciação e/ou perpetuação de dor localizada em mulheres com VD. Vários estudos iniciais relataram dados conflitantes sobre as populações microbianas referidas como sendo associadas à VD. Um estudo de caso-controle observou que o diagnóstico feito pelo médico de leveduras vaginais ou infecção por papilomavírus humano (HPV), bem como vaginose bacteriana, foi mais prevalente em mulheres com VD que em controles.[9] Um segundo estudo de caso-controle relatou taxa aumentada de infecções por *Candida albicans* e *Trichomonas vaginalis* e vaginose bacteriana, mas não infecção por HPV, herpes genital ou *Chlamydia trachomatis,* em mulheres com VD.[10] Um terceiro estudo determinou que 24,1% das pacientes com VD tinham uma infecção por HPV genital e 11,4% tinham cultura positiva para *C. albicans.*[11] Um quarto estudo detectou prevalência semelhante de HPV genital, em mulheres com VD (29,6%) e controles (23,9%).[12] Uma investigação recente examinou por tecnologia de amplificação genética as populações bacterianas presentes em amostras vaginais e vestibulares pareadas de mulheres com VD e controles.[13] Foi demonstrado em ambas as populações que as bactérias presentes na vagina e no vestíbulo eram muito semelhantes em identidade e abundância relativa. Isto sugeriu fortemente que as bactérias encontradas em secreções vaginais são contribuintes importantes para a microbiota do vestíbulo. Proporções mais altas de *Streptotococcus* foram observadas em pacientes com VD do que em controles. Entre os *Lactobacilli*, *L. iners* foi mais prevalente em mulheres com VD, enquanto *L. crispatus* foi mais prevalente nos controles. Entretanto, na maioria das mulheres, as populações bacterianas, e especialmente os gêneros mais dominantes e espécies *Lactobacillus* foram notavelmente semelhantes em ambos os grupos. Assim, parece improvável que populações bacterianas vaginais ou vestibulares alteradas persistam e contribuam para sintomatologia na maioria das mulheres com VD.

Em geral, as mulheres com VD tipicamente relatam aos seus médicos uma história mais frequente de várias infecções vulvovaginais do que as outras mulheres. Contudo, é impossível excluir bias nestes relatos. Mulheres procurando atenção médica para sintomas associados à VD podem ter maior tendência a receber um diagnóstico errôneo de uma infecção vaginal, isto é, não confirmado por cultura, e também ter maior tendência a lembrar o diagnóstico de uma infecção do que teriam as mulheres sem sintomas de dor. Além disso, mulheres sintomáticas são testadas quanto a infecções ou vaginose bacteriana mais frequentemente do que mulheres assintomáticas. Por essas razões, a frequência destas perturbações vaginais tende mais a ser subestimada nos grupos-controle.

Não se pode excluir que a infecção esteja associada ao gatilho inicial que leva à formação dos sintomas na VD, mas a mesma pode não desempenhar um papel na persistência dos sintomas. Por exemplo, um microrganismo ou produto microbiano pode ativar uma cascata de eventos, levando ao aumento da estimulação nervosa localizada ou sensibilidade. As alterações resultantes podem-se tornar permanentes ou mais facilmente induzidas por uma variedade de gatilhos subsequentes. Foi sugerido que a sensibilização a antígenos de *Candida* pode resultar no desenvolvimento de respostas autoimunes cruzadas a autoantígenos.[14] Por essa razão, resultados negativos em análises microbianas de mulheres com esta síndrome podem, erroneamente, negar a relação de microrganismos específicos a esta síndrome. Duas investigações recentes forneceram evidência *in vitro* de que fibroblastos isolados do vestíbulo de mulheres com VD mostraram uma resposta imune pró-inflamatória exaltada a antígenos de *C. albicans* e leveduras, em comparação a fibroblastos de mulheres-controle.[15,16] Em contraste, fibroblastos isolados dos lábios de mulheres em ambos os grupos tiveram respostas semelhantes. Foi concluído que fibroblastos no vestíbulo de mulheres com VD são únicos na sua sensibilidade aumentada a antígenos da *Candida*, e isto contribui para o desenvolvimento e perpetuação da sua dor localizada. Estudos adicionais serão necessários para confirmar estas observações iniciais e para explorar os possíveis mecanismos envolvidos. Diferenças na constituição genética, reações de hipersensibilidade, a possível presença de uma infecção viral concomitante ou outros fatores contributivos necessitam ser avaliados. Foi relatado que mulheres com VD que autorrelataram uma história de candidíase vulvovaginal têm uma frequência mais alta de polimorfismo em um gene, CIAS1, responsável por produzir uma citocina pró-inflamatória necessária para eliminar uma infecção por *Candida*.[17] Uma investigação anterior identificou, em mulheres com VD, frequência aumentada de um polimorfismo no gene (mb12) que codifica para um componente do sistema imune inato, lectina ligadora de manose (MBL), ativo na defesa contra *Candida*.[18] Este polimorfismo foi especialmente pronunciado em mulheres com PVD, *i. e.*, seus sintomas começaram com a sua primeira tentativa de penetração vaginal.[19]

Muitas pacientes com um diagnóstico de VD submeteram-se a vários tratamentos de infecções, independentemente da utilidade dessa abordagem. Em alguns casos, os sintomas podem ser exacerbados por componentes de agentes antimicrobianos que foram aplicados na vulva ou vagina. Os clínicos que encontrarem mulheres com VD, portanto, não devem confiar em critérios clínicos para diagnosticar uma possível infecção vulvovaginal. Em lugar disso, a confiança em resultados laboratoriais é essencial para assegurar critérios diagnósticos corretos e modalidades de tratamento apropriadas e efetivas.

IMUNOLOGIA

Há um consenso geral entre os investigadores sobre a ativação aumentada das fibras nervosas no vestíbulo em mulheres com VD. Isto resulta em sensibilidade aumentada da região afetada e desenvolvimento e persistência de sintomas clínicos relacionados com dor. Uma elevação pronunciada na indução de imunidade pró-inflamatória no vestíbulo vaginal decorrente de uma infecção transitória ou persistente em uma mulher que é geneticamente predisposta a produzir altos níveis de citocinas pró-inflamatória e/ou baixos níveis de mediadores anti-inflamatórios, é um mecanismo provável para esta ocorrência. Há um grande volume de evidências que suportam um componente imunológico desta síndrome. Foram demonstradas concentrações elevadas das duas citocinas pró-inflamatórias principais, IL-1β e fator de necrose tumoral-α, no vestíbulo de mulheres com VD, em comparação a controles.[20] Uma frequência elevada de alelos variantes associados à atividade imune pró-inflamatória aumentada nos genes que codificam para IL-1ra[4] e IL-Iβ[21] foi demonstrada no DNA de pacientes com VD. Sangue total de mulheres com VD produziu níveis mais altos de citocinas pró-inflamatórias, e níveis mais baixos de citocinas anti-inflamatórias, do que sangue de mulheres controles, sugerindo uma incapacidade relativa de regular inflamação para baixo.[3] Em mulheres que desenvolveram VD após trauma físico como parto, foi identificado um polimorfismo em um gene que reduziu a capacidade de evitar dano nervoso consequente à indução não contraposta de espécies de oxigênio reativo.[22] Uma análise de tecido mucoso vestibular forneceu evidências preliminares quanto à presença de células linfoides ativadas em mulheres com VD; tais células não foram encontradas em tecidos-controles análogos.[23]

Também foi proposto que a sensibilidade aumentada a estímulos inócuos (alodínea) bem como uma resposta exagerada à dor branda (hiperalgesia) em mulheres com VD pode ser decorrente, pelo menos em parte, de uma diminuição na concentração de inibidores de protease.[24] A atividade de protease não contraposta resulta na ativação de um receptor na superfície de células neuronais que promove alodínea e hiperalgesia.[25] Estudos adicionais são necessários para substanciar o papel de variações genéticas bem como epigenéticas em componentes relacionados com o sistema imune na indução e persistência de VD. Compatível com uma variação imune generalizada, foi mostrado que um subconjunto de mulheres com VD também tem uma incidência aumentada de outras condições relacionadas com dor crônica, como fibromialgia, cistite intersticial e síndrome de intestino irritável.[26]

Uma história de alergias foi associada a VVS em algumas mulheres.[11,27,28] Reações de hipersensibilidade imediata levam a aumentos na prostaglandina E$_2$ que também estimula a atividade de fibras nervosas. Algumas pacientes com VD mostraram ter anticorpos IgE ao fluido seminal[5] e a *C. albicans*.[29] Nos casos de sensibilidade a líquido seminal, a detecção destes anticorpos foi mais comum no subconjunto de mulheres que relataram início dos sintomas iniciais após intercurso sexual com um parceiro masculino específico.

Está se tornando cada vez mais claro que mulheres com VD são heterogêneas em termos do gatilho inicial dos seus sintomas de dor e dos mecanismos de persistência. Ademais, um estudo recente notou que em algumas mulheres os sintomas de VD podem-se resolver espontaneamente sem qualquer intervenção.[30] Claramente, mais de uma via imunológica pode predispor mulheres a desenvolver VD. O desafio para o futuro é desenvolver meios precisos e sensíveis para determinar o problema subjacente em mulheres individualmente e para identificar métodos efetivos de prevenção, bem como tratamentos únicos para cada mecanismo específico.

DIAGNÓSTICO

A anamnese é um primeiro passo importante para fazer o diagnóstico de VD. Exige paciência e tempo para possibilitar que estas mulheres descrevam livremente e sem interrupção todos os seus sintomas. Perguntas dirigidas devem facilitar a aquisição de informações. A primeira pergunta deve ser a seguinte: qual é o seu problema? A resposta usual das pacientes é que têm dor vulvar, e embora a maioria tente ter intercurso, é tão doloroso que a frequência de qualquer tipo de intimidade sexual é marcadamente diminuída. Estas mulheres muitas vezes detalharão outros sintomas, frequência ou ardência urinária, ou corrimento vaginal excessivo. Estes sintomas não devem desviar a atenção do médico do problema principal da paciente, a dor vulvar. Detalhes sobre a dor da paciente são necessários. É apenas associada a tentativas de intercurso? Quais são os detalhes do início da dor? Um novo parceiro? Um novo método contraceptivo? Uma nova terapia local, como ablação com *laser*?

O médico deve focar em certos detalhes da história, porque estes podem ser úteis para o planejamento de estratégia terapêutica subsequente. Se o intercurso doloroso começou sem ter havido problemas precedentes, deve-se estabelecer se isto foi relacionado com um novo parceiro sexual ou com um novo método de anticoncepção. Por outro lado, deve-se obter uma história detalhada das medicações que a paciente usou para tratar seus sintomas, questionando se tais medicações ajudaram, não fizeram diferença ou tornaram as coisas piores. O médico deve também ter conhecimento das drogas que a paciente está tomando atualmente. É extremamente importante saber se a paciente recebeu quaisquer tratamentos vulvares diretos que pudessem causar cicatriz na vulva, inclusive *laser* ou ácido tricloracético para "verrugas" ou uma operação para remover o tecido vulvar inflamado. Estas mulheres com falhas de tratamento precedente são os membros mais difíceis da população com VD para obter qualquer alívio da dor vulvar.

A linha seguinte de inquirição deve focar na presença de outras síndromes de dor sistêmicas, incluindo cistite intersticial, síndrome de intestino irritável e fibromialgia. Se estas forem diagnosticadas, devem ser anotados os detalhes dos tratamentos precedentes e atuais.

A suspeita inicial, com base na história, de que a paciente tem VD pode ser confirmada pelo exame físico. Há um certo número de características físicas frequentemente encontradas nesta população de pacientes. É importante notar que estes subgrupos poderiam simplesmente refletir o acesso das pacientes ao tratamento médico. Mulheres que não possuem seguro-saúde certamente terão menor probabilidade de ser avaliadas quanto à dor vulvar. Nas populações analisadas até o momento houve raras mulheres negras, e a maioria das mulheres brancas têm pele branca como porcelana, que com mínima estimulação tátil resulta em acentuado dermografismo. Os mastócitos no tecido subcutâneo destas mulheres respondem com liberação de histamina. Os linfonodos inguinais quase sempre são palpáveis e com sensibilidade dolorosa. O exame pélvico deve começar pelo afastamento dos lábios maiores com o polegar e indicador e inspeção cuidadosa da vulva. Um colposcópio é útil para uma avaliação destas pacientes por duas razões: a amplificação é um auxílio, e se uma imagem for obtida, a mesma fornece um registro permanente da aparência da vulva na primeira visita. O introito vulvar pode estar muito inflamado (Figura 13.1) ou minimamente inflamado (Figura 13.2). As pequenas glândulas vestibulares inflamadas devem ser tocadas com cotonete de algodão. O orifício das glândulas vestibulares usualmente não é maior que a ponta de uma caneta esferográfica. Apesar de inflamação mínima do introito, alguma pressão nas glândulas vestibulares causa dor que impede de ter intercurso ou usar um tampão (Figura 13.3). As glândulas mais dolorosas frequentemente são localizadas às 4:30 e 7:30 horas, e às vezes a dor à palpação é limitada a um lado (Figuras 13.4 e 13.5). Raramente a glândula mais sensível será em um lado às 10 horas (Figura 13.6). O sistema de imagem Syris V-600 é um

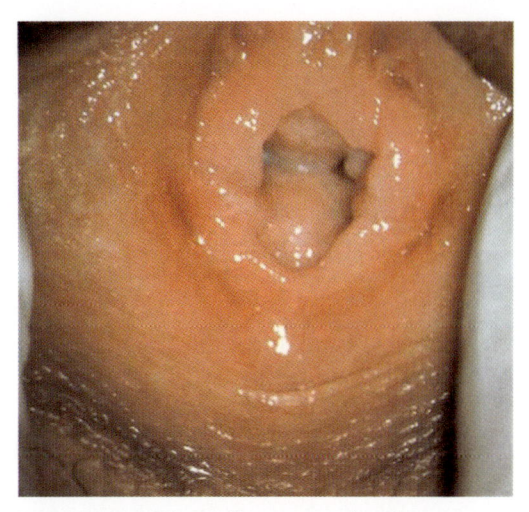

FIGURA 13.3 Mínima inflamação no introito em paciente com vestibulodinia. Esta paciente tinha dor intensa quando as glândulas vestibulares eram tocadas com um cotonete de algodão. Ela era incapaz de manter intercurso por causa da dor com a penetração e não conseguia usar um tampão por causa do desconforto.

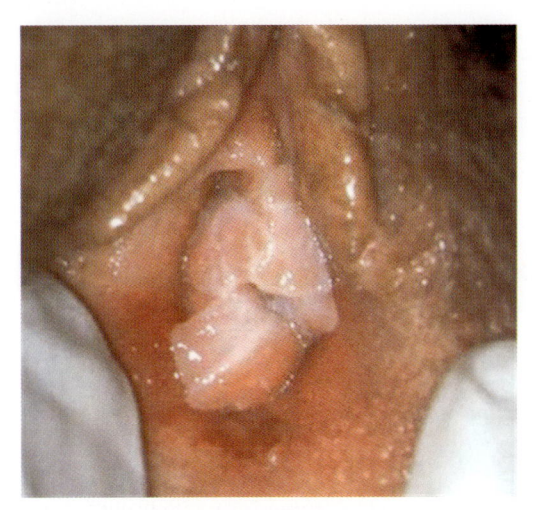

FIGURA 13.1 Acentuada inflamação no introito em paciente com vestibulodinia.

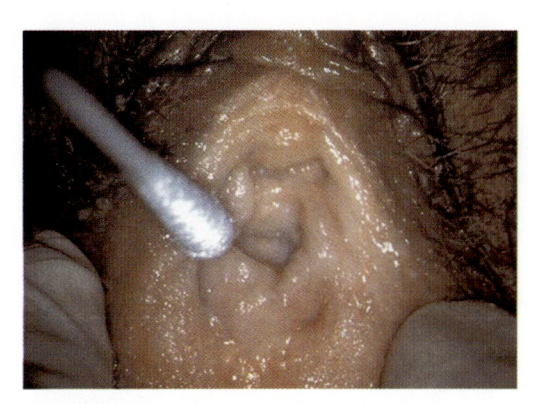

FIGURA 13.4 Paciente com vestibulodinia limitada ao lado esquerdo às 4:30 horas.

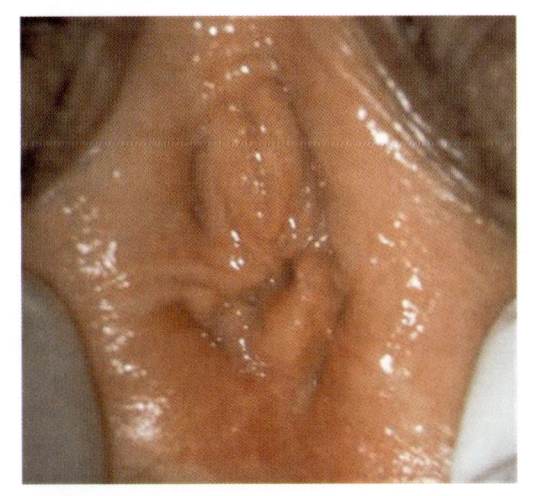

FIGURA 13.2 Outra paciente com vestibulodinia, com mínima inflamação no introito.

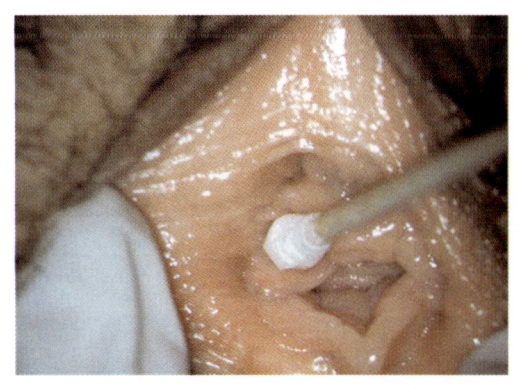

FIGURA 13.5 Paciente com vestibulodinia limitada ao lado direito às 7:30 horas.

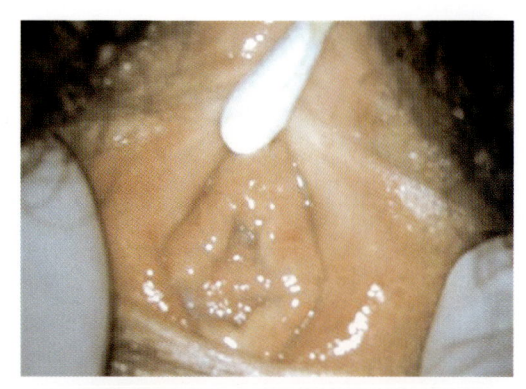

FIGURA 13.6 Paciente com vestibulodinia limitada a local incomum no lado direito às 10 horas.

auxílio tremendo para determinar se a inflamação é limitada às glândulas ou é disseminada. A luz normal se reflete na superfície da membrana mucosa, tornando difícil determinar a extensão da inflamação. Em contraste, este sistema documenta a extensão da inflamação no tecido subcutâneo.[2] Outro achado comum em muitas destas mulheres é uma cicatriz sensível, tipo corte de papel colocado, às 6 horas (ver Figura 13.7).

A comparação da resposta da paciente à pressão firme sobre as áreas vulvares sensíveis a uma exploração mais delicada com a extremidade de madeira do cotonete de algodão pode ajudar a diferenciar as pacientes com hiperalgesia, uma resposta exagerada à pressão branda do cotonete de algodão, e alodínea, uma sensibilidade aumentada a estímulos de um toque delicado com a extremidade de madeira do aplicador. A seguir, evitando as glândulas vestibulares, o examinador pode colocar um dedo dentro da vagina para avaliar a presença de tensão muscular do assoalho pélvico, e a capacidade da paciente de relaxar e contrair os músculos do mesmo.[31]

O passo seguinte no cuidado destas mulheres é inserir um espéculo de maneira que uma amostra do fluido vaginal possa ser obtida com uma espátula plástica para misturar separadamente com gotas de soro fisiológico e de KOH 10% sobre uma lâmina de vidro. Antes de cobrir a lâmina com a lamínula deve-se cheirar a mistura do fluido vaginal com o KOH para aminas voláteis (que emitem um odor semelhante a peixe). Um aplicador de algodão é esfregado contra a parede lateral da vagina e a seguir aplicado diretamente ao papel de pH, e culturas vaginais padrão podem ser colhidas para isolamento de *Candida* e bactérias aeróbicas. As preparações em soro fisiológico e KOH devem, então, ser observadas ao microscópio. A prevalência de uma infecção vaginal ativa nesta população é baixa. Por exemplo, em um estudo, vaginite por *Candida* estava presente em 11,4% da população e vaginose bacteriana em < 1%, e nenhum caso de vaginite por *Trichomonas* estava presente.[11] Quando uma infecção vaginal específica é reconhecida, deve ser tratada, porque a infecção pode contribuir para a inflamação persistente associada a esta doença. O tratamento bem-sucedido da vaginite isoladamente, no entanto, raramente resulta em cura. Finalmente, na clínica de vulvovaginite da *Weill Cornell*, em Nova York, são obtidos esfregaços bucais para determinar se a paciente tem um de dois polimorfismos genéticos que são associados a esta síndrome.[4,18] Pacientes com um polimorfismo no gene que codifica para IL-1ra têm produção reduzida deste bloqueador da citocina pró-inflamatória IL-1. O segundo polimorfismo genético é associado a uma produção diminuída do MBL estável.[4] MBL é uma substância produzida pelo corpo que é parte da primeira linha de defesa contra microrganismos que podem causar doenças humanas.

TRATAMENTO

Atualmente, o tratamento destas pacientes começa com uma entrevista pós-exame físico. Estas mulheres devem ser encorajadas a trazer seu parceiro na primeira visita, porque este é um problema do relacionamento. Os médicos devem começar afirmando "Você tem uma síndrome de dor vulvar que nós agora chamamos 'vestibulodinia'". Ambos, a paciente e o seu parceiro, devem ser avisados para não ficar assustados com o nome, porque é apenas um termo médico descritivo. A entrada para a vagina é chamada, bem naturalmente (para o leigo), "vestíbulo", as diminutas glândulas ali localizadas são, portanto, "vestibulares", e como elas doem, nós chamamos esta condição de "vestibulodinia". É útil desenhar um diagrama do vestíbulo para dar ao casal uma imagem visual do problema. O médico necessita salientar que esta é uma questão de qualidade de vida, não a ponta do *iceberg* de uma síndrome ameaçadora à vida. Muitas destas mulheres temem uma infecção séria ainda não detectada, uma DST, como a infecção pelo vírus da imunodeficiência humana. Isto nunca foi detectado na clínica de vulvodinia da Weill Cornell. A paciente é também informada de que na maioria das mulheres, a causa deste problema é desconhecida. Na nossa clínica, é efetuada testagem genética para determinar

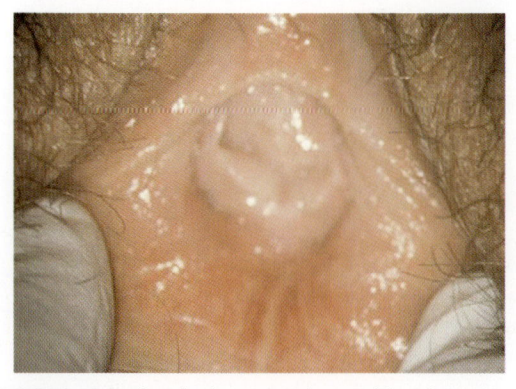

FIGURA 13.7 Cicatriz tipo corte de papel às 6 horas em paciente com vestibulodinia.

variações específicas de polimorfismo genético em relação ao normal que, se presentes, ajudarão a dirigir nossas estratégias terapêuticas futuras. Por outro lado, cada mulher necessita ser avisada de que este é um processo inflamatório crônico que será tratado empiricamente até que os resultados da testagem estejam disponíveis. Os médicos devem avaliar sucesso como qualquer diminuição na sintomatologia. Não há uma fórmula terapêutica mágica que realize cura instantânea, clinicamente ou por cirurgia. Finalmente, e mais importante, estas pacientes precisam ter esperança. Os médicos devem ser capazes de diminuir a sintomatologia na maioria destas pacientes.

O primeiro passo no planejamento da terapia é uma auditoria completa de todos os remédios que estas mulheres tomaram no passado e, particularmente, todos os que elas estão tomando atualmente. Nos planos futuros de tratamento de muitas destas mulheres, menos é melhor. Esta informação dá ao médico, ao prescrever, conhecimento de que drogas elas usaram previamente, assim como de quaisquer reações adversas às drogas, e os mantêm atualizados sobre as medicações atuais que a paciente está tomando. O objetivo é saber de quaisquer medicações que possam desencadear exacerbação de sintomas vulvares ou diminuir a efetividade de quaisquer medicações que a paciente estará tomando para VD. Por exemplo, ambos os contraceptivos orais Yasmin® e Yaz® contêm o amplamente usado etinil estradiol e o único agente progestacional drospirona, um análogo da espironolactona com atividade antimineralocorticoide. A diminuição de sintomas pré-menstruais foi atribuída ao efeito diurético da drospirona. Em algumas mulheres com VD, a drospirona foi associada a aumento da dor vulvar, que atribuímos ao ressecamento do tecido vulvar. Um estudo recente, no entanto, mostrou que as mulheres usando contraceptivo oral contendo drospirona por 3 meses tiveram uma diminuição na espessura dos lábios maiores, e a área do introito vaginal foi significativamente diminuída.[32] Em mulheres usando um contraceptivo oral contendo Drospirone, temos sugerido o uso de um anticoncepcional alternativo, embora um estudo publicado encontrasse um limiar de dor mecânica mais baixo no vestíbulo posterior em mulheres tomando anticoncepcionais orais.[33] Adicionalmente, outro estudo achou maior tendência de a VD ocorrer em mulheres tomando anticoncepcionais orais contendo apenas 20 pg de etinil estradiol.[34] A teoria proposta para este problema é baixos níveis de andrógenos plasmáticos e receptores a andrógenos ineficientes. Um tratamento sugerido foi interromper os contraceptivos orais e tratar localmente com um produto com estrogênio e testosterona.

Em contraste, níveis elevados de hormônio androgênico podem também aumentar a inflamação vulvar. Uma mulher de 68 anos tinha VD não provocada e sintomas controlados no passado pelo uso infrequente de amitriptilina oral 10 mg ao deitar mais a aplicação local de um creme de estradiol. Ela retornou para avaliação de dor vulvar progressivamente mais grave. Na sua visita, mencionou que recentemente tinha consultado um endocrinologista clínico para avaliação de perda de cabelo. Foi constatado que a testosterona sérica encontrava-se elevada, e ela foi tratada com espironolactona. Uma vez que a fonte da testosterona elevada não tinha sido determinada, uma ultrassonografia vaginal foi obtida e revelou tumor vascular sólido de $2,5 \times 2,5$ cm dentro do ovário esquerdo. A laparoscopia foi realizada, e uma salpingo-oforectomia esquerda foi feita sem incidente. O laudo da patologia foi um fibrotecoma. Seus níveis de testosterona sérica caíram precipitadamente após a operação, de um nível pré-operatório de testosterona total de 123-19 ng/dL e de um nível pré-operatório de testosterona livre de 14-1,70 ng/dL depois da operação. Em paralelo a esta queda na testosterona sérica, sua inflamação e dor vulvares também desapareceram.[35]

Além destas preocupações com influências hormonais sobre a saúde vulvar, outros fatores podem desempenhar um papel. Algumas pacientes reagem ao ejaculado masculino, enquanto outras têm dermatite de contato com látex ou nonoxinol 9.

Um braço de uma dupla estratégia de tratamento inicial consiste em focar no local da dor primária, a vulva. Se houver inflamação vulvar difusa, esteroides adrenocorticais são agentes anti-inflamatórios efetivos. Há preocupações com afinamento epitelial com uso a longo prazo, mas isto parece ser um problema menor na vulva do que em epitélio cornificado em outros locais no corpo. Uma vez que muitas destas mulheres desenvolveram uma sensibilidade local ao preservativo químico propilenoglicol, presente na maioria dos cremes, é prudente prescrever pomadas esteroides que não contêm este agente. A única exceção é clobetasol. Esta pomada disponível no comércio contém propilenoglicol e deve ser evitada se for suspeitada sensibilidade ao propilenoglicol. O uso concomitante de comprimidos vaginais de estradiol duas vezes por semana parece melhorar as taxas de resposta das pacientes com esteroides aplicados localmente. Se a inflamação vulvar for localizada, pode-se iniciar uma experiência de um creme de estradiol comercial que a paciente aplicará com o dedo no vestíbulo vulvar cada dia ao deitar. A anamnese é importante, porque se a paciente tiver tido uma reação inflamatória local prévia a esta medicação, ou a cremes antifúngicos vaginais comerciais, então creme com estradiol não deve ser usado. Existem alternativas para obter terapia com estradiol local. Alguns farmacêuticos podem manipular um creme de estradiol sem propilenoglicol. Alternativamente, o comprimido vaginal de estradiol pode ser inserido na vagina duas vezes por semana sem eliciar uma reação.

Um método alternativo para diminuir inflamação local é orientar a paciente a aplicar lidocaína localmente no vestíbulo vaginal por várias horas três vezes por semana. Embora isto vá causar entorpecimento na área enquanto a lidocaína estiver em contato, o resultado mais importante vem da evidência de que esta aplicação estimula o corpo a liberar localmente quantidades aumentadas de IL-1ra, um bloqueador inflamatório.[36] Embora em teoria esta representasse uma opção animadora, um estudo por Foster com controles com placebo não mostrou benefício.[37]

Terapias locais auxiliares incluem o uso de gordura de porco (Crisco®) ou óleo de coco após micção para reduzir a resposta inflamatória da mucosa inflamada à exposição ao contato local com urina concentrada. Nós preferimos estas duas opções à vaselina, que é mais oclusiva e pode causar necrose tecidual quando aplicada a superfícies epiteliais inflamadas.

O outro braço da abordagem terapêutica consiste em diminuir o número excessivo de sinais de dor a partir da vulva para centros de dor no cérebro. Há quatro classes de drogas que foram usadas nesta população de pacientes, cada uma das quais foi efetiva em algumas destas pacientes. A lógica subjacente ao uso destas drogas foi o registro de casos de sucesso em outras síndromes de dor, como fibromialgia e neuralgia pós-herpética. Há uma sequência na escolha do médico para estas drogas, começando com o agente que cause menos efeitos colaterais. Uma boa droga inicial é hidroxizina, um membro da família dos anti-histamínicos, na posologia de 10 mg ao deitar. As pacientes devem ser avisadas de que provavelmente dormirão melhor com esta droga e de que sua boca pode estar seca ao acordarem pela manhã. Duas semanas de observação determinarão o impacto inicial. A essa altura, os resultados das culturas já estão disponíveis. Se as pacientes não necessitarem terapia alternativa, a terapia original pode continuar. Se a paciente observar melhora, não uma cura, e estiver tolerando a medicação, a dose da hidroxizina pode ser aumentada gradualmente para 50 mg. Embora melhoradas, se elas ainda não forem capazes de ter intercurso com esta dosagem, é hora de usar outra droga. Se não houver melhora e as membranas mucosas da vulva parecerem secas à inspeção, outras medicações devem ser consideradas.

O grupo seguinte de drogas empregado são os modificadores do humor. É uma boa estratégia não começar com estas drogas, porque muitas pacientes ficam envergonhadas quando, por um lado, lhes é dito que elas têm doença vulvar e, pelo outro, que estão sendo tratadas com uma droga que elas pensam que é dirigida para sua cabeça, não sua vulva. Deve ser enfatizado que estas drogas são usadas com o objetivo de diminuir o número de mensagens dos nervos de dor da vulva para o cérebro, e a dose prescrita é muito menor do que elas receberiam se estivessem sendo tratadas de depressão. Uma ampla variedade de modificadores do humor foi usada com algum sucesso visto com todas as drogas. Até agora, nenhum agente fornece resultados melhores que outros. Amitriptilina, um antidepressivo tricíclico, foi largamente usado com uma dose inicial de 10 mg ao deitar. A posologia é aumentada gradualmente a intervalos de 1 semana, se a paciente tiver diminuição da dor e não tiver problema com o uso da droga. Novamente, uma opção alternativa de medicação deve ser escolhida, se a posologia tiver alcançado 50 mg ao dia e a paciente não tiver atingido o ponto em que é capaz de ter intercurso. À medida que as pacientes melhorarem, a penetração vaginal mais confortável pode ser acelerada pelo uso de técnicas de fisioterapia ou *biofeedback*. Em pacientes que experimentam ardência constante, VD não provocada, a amitriptilina parece mais efetiva do que hidroxizina. Em pacientes que estão melhorando com amitriptilina, mas que ficam sedadas demais com a droga, podem ser experimentados antidepressivos tricíclicos mais novos, como desipramina e nortriptilina. Alguns médicos experimentaram outro grupo de antidepressivos, aqueles que inibem a captação neuronal de serotonina no sistema nervoso central, incluindo a sertralina e a paroxetina.

Outra droga usada é o relaxante muscular ciclobenzaprina. As pacientes devem ser informadas de que elas não estão recebendo esta droga para relaxar seu assoalho pélvico, mas em vez disso para modular a sinalização nervosa excessiva da vulva ao cérebro. A ciclobenzaprina pode sedar acentuadamente algumas mulheres, de modo que elas permanecem sob ação da dose quando acordam pela manhã. Para evitar isto, a paciente deve começar com a dose mais baixa, 5 mg ao deitar. Em mulheres com peso abaixo de 50 kg, as pacientes devem cortar os comprimidos ao meio para começar com 2,5 mg. Se elas tolerarem isto e mostrarem melhora, a posologia pode ser aumentada gradualmente até 10 mg. Há preocupações com o uso a longo prazo da droga, e já foram descritos casos de toxicidade hepática, ainda que infrequentemente. Se o esquema de tratamento for prolongado além de 12 meses, é prudente realizar testes de função hepática. Novamente, haverá pacientes que não respondem a esta droga, devendo descontinuá-la.

Outra droga que pode ser usada empiricamente é a droga antiepiléptica, gabapentina. Outra vez, o fundamento é que este agente diminuirá o impacto do número excessivo de sinais nervosos enviados da vulva ao cérebro. A dose inicial é de 100 mg 3 vezes ao dia. Para obter alívio de sintomas, a posologia é gradualmente aumentada. Algumas mulheres necessitam 1.500 a 1.800 mg ao dia para uma resposta.

Todas estas drogas orais têm efeitos colaterais associados ao seu uso, principalmente sedação. Para evitar isto, estas medicações foram elaboradas em cremes para usar localmente. Diversos outros compostos locais foram usados em pacientes com VD. Capsaicina 0,025% compostos em manto ácido pode ser aplicada com um *swab* de algodão na vulva diariamente por 20 minutos para um esquema de tratamento de 12 semanas. Lidocaína gel 2% deve ser aplicada primeiro na área de tratamento por 10 minutos e, a seguir, removida antes que a capsaicina seja aplicada. Mais de 90% das pacientes foram capazes de ter relações sexuais após tratamento.[38] A capsaicina ativa os neurônios sensitivos A-Δ e as fibras C não mielinizadas. O mecanismo exato pelo qual este agente induz benefício não é conhecido. Gabapentina local, preparada como creme a 2, 4 ou 6% pode ser aplicada três vezes ao dia durante um mínimo de 8 semanas de terapia. A maioria das pacientes neste estudo observou alguma melhora.[39] Isto diminui a descarga nervosa da vulva para centros de dor no cérebro sem os efeitos sistêmicos de altas doses orais de gabapentina.

Outro agente usado no passado não é mais uma opção apropriada. A injeção local de interferon-α e interferon-β caiu em desuso por causa do preço estratosférico deste produto depois que esquemas de tratamento para hepatites B e C entraram em voga. Em um estudo não publicado da clínica da Weill Cornell usando injeções de interferon em todas as pacientes com VD, foi alcançada uma taxa de resposta de apenas 40%. Esta taxa de resposta combinada com o desconforto das pacientes com esta conduta de múltiplas injeções, mais os custos proibitivos associados, sugere fortemente que esta abordagem provavelmente será abandonada.

Durante as últimas três décadas, houve uma ênfase continuada sobre o papel do excesso de oxalatos urinários como origem da inflamação vulvar. A abordagem terapêutica empregada foi uma dieta muito restritiva em oxalatos, associada à ingestão diária de grande número de comprimidos de citrato de cálcio na esperança de que o citrato neutralizaria os oxalatos na urina. A taxa de sucesso com esta conduta foi baixa, 14,3%, e a maioria das mulheres sentia-se muito infeliz com a dieta.[11] Apesar disto, há pacientes ocasionais que se sentiram melhor com a dieta, e se isto as ajudar, elas podem continuar a seguir este esquema.

Para as pacientes com o polimorfismo genético associado à produção mais baixa de IL-Ira, as terapias orais padrão são descartadas, experimentando-se condutas alternativas. Um inibidor de COX-2, celecoxib 100 mg, é dado duas vezes ao dia, se estas mulheres não tiverem alergia a sulfas. Este inibidor de COX-2 não aumenta a produção de IL-1ra, mas bloqueia as ações anti-inflamatórias da potente citocina inflamatória IL-I. Além disso, há um produto IL-1ra injetável aprovado para o tratamento de artrite reumatoide, Kineret™. É muito caro e não foi estudado em pacientes com VD. As pacientes com este polimorfismo genético devem ser avisadas de que elas estão em risco aumentado de ter artrite, doença intestinal inflamatória e uma doença ocular, à medida que envelhecerem. As mulheres grávidas com este polimorfismo genético, cujos bebês têm o mesmo polimorfismo, estão em risco de trabalho de parto e parto prematuros.[40] Ainda não foram estudadas intervenções preventivas neste subgrupo de mulheres.

O outro polimorfismo genético frequentemente encontrado em mulheres com VVS é o alelo variante associado com uma produção diminuída de MBL. As pacientes com este polimorfismo também têm taxa aumentada de vulvovaginite recorrente por *Candida*.[18] Curiosamente, elas têm uma taxa mais baixa de tuberculose, porque o bacilo tuberculoso usa MBL para conseguir entrar nas células do hospedeiro. O conhecimento da deficiência imune destas pacientes deve indicar tratamento agressivo de qualquer infecção. Já foi produzido MBL recombinante, e o mesmo está atualmente sendo estudado em pacientes submetidas a transplantes hepáticos.

Intervenção operatória para pacientes com VD deve ser limitada a uma pequena lista de pacientes que tiveram insucesso com tratamentos clínicos. Isto exige disciplina do médico, porque as pacientes com VD estão desesperadas com o desconforto contínuo e ansiosas por uma correção rápida do seu problema. Qualquer médico que tenha repetidamente visto pacientes que são fracassos operatórios se torna mais seletivo, quando considera esta opção terapêutica. As melhores candidatas são aquelas sem inflamação vestibular macroscópica e com uma história de PVD. A idade da paciente também é importante. Um estudo da Holanda teve o melhor resultado em mulheres abaixo da idade de 30 anos, quando estas se submeteram a este procedimento operatório.[41] É prudente biopsiar uma pequena porção do local operatório proposto e então obter avaliação do espécime por um dermatopatologista, para verificar se está presente uma condição da pele que seja suscetível a tratamento clínico. Perícia operatória é uma condição necessária, mas de maneira nenhuma suficiente para o sucesso. A operação remove a glândula vestibular dolorosa e o tecido vestibular vulvar, com a incisão inicial variando de 2 horas a 10 horas, quase junto ao anel himenal. O tecido vaginal posterior é mobilizado e forma um enxerto de tecido novo sadio sobre o local operatório. Pós-operatoriamente, estas pacientes necessitam de *feedback* para aumentar a taxa de sucesso da operação. Isto é compreensível. Estas mulheres tiveram um padrão de intercurso doloroso durante meses ou anos e naturalmente se "acovardarão", *i.e.* contrairão os músculos do assoalho pélvico quando houver tentativa de intercurso. Uma alternativa é orientar as pacientes para usarem dilatadores graduados por sua própria conta, com um tamanho maior usado após o uso confortável de um tamanho menor. Depois de serem capazes de tolerar o maior dilatador, elas podem tentar intercurso, e a taxa de sucesso é de cerca de 50%,[11] enquanto que o estudo da Holanda descreveu um índice de sucesso de 93%.[41] Alternativamente, fisioterapia focada na musculatura do assoalho pélvico pode ser muito útil.

Este é o estado atual do arsenal terapêutico para o médico que cuida da paciente com VD. À medida que mais informações sejam obtidas sobre as múltiplas etiologias desta condição, a terapia será direcionada, e não empírica, como é no presente.

REFERÊNCIAS

1. Friedrich Jr EG. Vulvar vestibulitis syndrome. *J Reprod Med* 1987;32:110-114.
2. Farage M, Singh M, Ledger WJ. Investigation of the sensitivity of a cross-polarized light visualization system to detect subclinical erythema and dryness in women with vulvovaginitis. *Am J Obstet Gynecol* 2009;201:20.e1-20.e6.
3. Gerber S, Bongiovanni AM, Ledger WJ et al. Defective regulation of the proinflammatory immune response in women with vulvar vestibulitis syndrome. *Am J Obstet Gynecol* 2002;186:696-700.
4. Jeremias J, Ledger WJ, Witkin SS. Interleukin 1 receptor antagonist gene polymorphism in women with vulvar vestibulitis. *Am J Obstet Gynecol* 2000;182:283-285.
5. Babula O, Bongiovani AM, Ledger WJ et al. Immunoglobulin E antibodies to seminal fluid in women with vulvar vestibulitis syndrome: Relation to onset and time of symptoms. *Am J Obstet Gynecol* 2004;190:663-667.
6. Westrom LV, Willen R. Vestibular nerve proliferation in vulvar vestibulitis syndrome. *Obstet Gynecol* 1998;91:571-576.
7. Pukall CF, Binik YM, Khalife S et al. Vestibular tactile and pain thresholds in women with vulvar vestibulitis syndrome. *Pain* 2002;86:163-175.
8. Pukall CF, Strigo IA, Binik YM et al. Neural correlates of painful genital touch in women with vulvar vestibulitis syndrome. *Pain* 2005;115:118-127.
9. Sarma AV, Foxman B, Bayirli B et al. Epidemiology of vulvar vestibulitis syndrome: An exploratory case–control study. *Sex Transm Infect* 1999;75:320-326.
10. Smith EM, Ritchie, Galask R et al. Case–control study of vulvar vestibulitis risk associated with genital infections. *Infect Dis Obstet Gynecol* 2002;10:193-202.
11. Ledger WJ, Kessler A, Leonard GH et al. Vulvar vestibulitis—A complex clinical entity. *Infect Dis Obstet Gynecol* 1996;4:269-275.
12. Morin C, Bouchard C, Brisson J et al. Human papillomaviruses and vulvar vestibulitis. *Obstet Gynecol* 2000;95:683-687.
13. Jayaram A, Witkin SS, Zhou X et al. The bacterial microbiome in paired vaginal and vestibular samples from women with vulvar vestibulitis syndrome. *Pathog Dis* 2014;72:161-166.
14. Ashaman RB, Ott AK. Autoimmunity as a factor in recurrent vulvovaginal candidosis and the minor vestibular gland syndrome. *J Reprod Med* 1989;34:264-266.
15. Foster DC, Falsetta ML, Woeller CF et al. Site-specific mesenchymal control of inflammatory pain to yeast challenge in vulvodynia-afflicted and pain-free women. *Pain* 2015;156:386-396.
16. Falsetta ML, Foster DC, Woeller CF et al. Identification of novel mechanisms involved in generating localized vulvodynia pain. *Am J Obstet Gynecol* 2015;213:38.e1-38.e12.
17. Lev-Sagie A, Prus D, Linhares IM et al. Polymorphism in a gene coding for the inflammasome component NALP3 and recurrent vulvovaginal candidiasis in women with vulvar vestibulitis syndrome. *Am J Obstet Gynecol* 2009;200:303.e1-303.e6.
18. Babula O, Danielsson I, Sjoberg I et al. Altered distribution of mannose-binding lectin alleles at exon I codon 54 in women with vulvar vestibulitis syndrome. *Am J Obstet Gynecol* 2004;191:762-766.
19. Babula O, Linhares IM, Bongiovanni AM et al. Association between primary vulvar vestibulitis syndrome, defective induction of tumor necrosis factor-α, and carriage of the mannose-binding lectin codon 54 gene polymorphism. *Am J Obstet Gynecol* 2008;198:101.e1-101.e4.
20. Foster DC, Hasday JD. Elevated tissue levels of interleukin-1β and tumor necrosis factor-α in vulvar vestibulitis. *Obstet Gynecol* 1997;89:291-296.
21. Gerber S, Bongiovanni AM, Ledger WJ et al. Interleukin-1βgene polymorphism in women with vulvar vestibulitis syndrome. *Eur J Obstet Gynecol Reprod Biol* 2003;107:74-77.
22. Lev-Sagie A, Linhares IM, Ledger WJ et al. A manganese superoxide dismutase gene polymorphism and development of vulvar vestibulitis syndrome following physical vaginal trauma. *Ital J Gynaecol Obstet* 2010;22:59-64.
23. Tommola P, Butzow R, Unkila-Kallio L et al. Activation of vestibule-associated lymphoid tissue in localized provoked vulvodynia. *Am J Obstet Gynecol* 2015;212:476.e1-476.e8.
24. Jayaram A, Esbrand F, Doulaveris G et al. Decreased concentration of protease inhibitors: Possible contributors to allodynia and hyperalgesia in women with vestibulodynia. *Am J Obstet Gynecol* 2015;212:184.e1-184.e4.
25. Vergnolle N, Bunnett NW, Sharkey KA et al. Proteinase-activated receptor 2 and hyperalgesia: A novel pain pathway. *Nat Med* 2001;7:821-826.
26. Reed BD, Harlow SD, Sen A et al. Relationship between vulvodynia and chronic comorbid pain conditions. *Obstet Gynecol* 2012;120:145-151.

27. Witkin SS, Gerber S, Ledger WJ. Differential characterization of women with vulvar vestibulitis syndrome. *Am J Obstet Gynecol* 2002;187:589-694.
28. Harlow BL, He W, Nguyen RH. Allergic reactions and risk of vulvodynia. *Ann Epidemiol* 2009;19:771-777.
29. Ramirez De Knott HM, McCormick TS et al. Cutaneous hypersensitivity to *Candida albicans* in idiopathic vulvodynia. *Contact Dermatitis* 2005;53:14-18.
30. Nguyen RHN, Mathur C, Wynings EM et al. Remission of vulvar pain among women with primary vulvodynia. *J Lower Genit Tract Dis* 2015;19:62-67.
31. Lamvu G, Nguyen RHN, Burrows LJ et al. The evidence-based vulvodynia assessment project: A national registry for the study of vulvodynia. *J Reprod Med* 2015;60:223-235.
32. Battaglia C, Battaglia B, Mancini F et al. Sexual behavior and oral contraception: A pilot study. *J Sex Med* 2012;9:550-557.
33. Bohm-Starke N, Johannesson U, Hilliges M et al. Decreased mechanical pain threshold in the vestibular mucosa of women using oral contraceptives: A contributing factor in vulvar vestibulitis? *J Reprod Med* 2004;49:888-892.
34. Greenstein A, Ben-Aroya Z, Fass D et al. Vulvar vestibulitis syndrome and estrogen dose of oral contraceptive pills. *J Sex Med* 2007;4:1679-1683.
35. Geynisman JM, Ledger WJ. Vestibulodynia: A multifactorial syndrome. A case report. *J Reprod Med*. In press.
36. Lahav M, Levite M, Bassani L et al. Lidocaine inhibits secretion of IL-8 and IL-1beta and stimulates secretion of IL-1 receptor antagonist by epithelial cells. *Clin Exp Immunol* 2002;127:226-233.
37. Foster DC, Kotok MB, Huang LS et al. Oral desipramine and topical lidocaine for vulvodynia: A randomized controlled trial. *Obstet Gynecol* 2010;116:583-593.
38. Steinberg AC, Oyama IA, Rejba AE et al. Capsaicin for the treatment of vulvar vestibulitis. *Am J Obstet Gynecol* 2005;192:1549-1553.
39. Boardman LA, Cooper AS, Blais LR et al. Topical gabapentin in the treatment of localized and generalized vulvodynia. *Obstet Gynecol* 2008;112:579-585.
40. Genç MR, Gerber S, Nesin M et al. Polymorphism in the interleukin-1 gene complex and spontaneous preterm delivery. *Am J Obstet Gynecol* 2002;187:157-163.
41. Traas MA, Bekkers RL, Dony JM et al. Surgical treatment for the vulvar vestibulitis syndrome. *Obstet Gynecol* 2006;107:256-262.

Capítulo 14

DISTÚRBIOS DERMATOLÓGICOS CAUSANDO DOENÇA VULVAR

FUNDAMENTOS

As mulheres com doenças dermatológicas vaginal e vulvar representam desafios diagnósticos e terapêuticos para os médicos. Estes são problemas cutâneos que interferem no estilo de vida da paciente. A maioria das mulheres afetadas tem sintomas constantes, e estes problemas crônicos tornam-se uma provação para elas próprias, para suas famílias e para os médicos que estão procurando formular tratamento para elas. Não existem soluções rápidas e fáceis para estes problemas, nenhuma pílula mágica, remédio ou cirurgia que façam seus sintomas desaparecerem.

Estas mulheres frequentemente se apresentam com entidades clínicas complexas com a patologia dermatológica subjacente agravada por uma infecção secundária com *Candida* ou bactérias. Os médicos responsáveis pelo cuidado precisam ter em mente que a prevenção de infecção presente ou futura depende de uma barreira epitelial intacta, consistindo em alguns mícrons de ceratina no epitélio escamoso cornificado da vulva ou a fina cobertura de muco sobre as sensíveis membranas do introito e vagina. Quando estas barreiras protetoras se tornam interrompidas, a suscetibilidade à infecção aumenta. O tratamento bem-sucedido de uma infecção focal, em si próprio e por si próprio, não é adequado, porque ele não restaurará a integridade dos tecidos epiteliais comprometidos. Isto exigirá tratamento focado na patologia epitelial subjacente. Tratar infecção unicamente diminuirá sintomas, mas o fim deste tratamento sem um foco na patologia tecidual resultará no retorno rápido da sintomatologia.

Reconhecer e tratar a patologia da pele subjacente é a chave do sucesso. Uma vez que as apresentações clínicas de distúrbios dermatológicos sejam frequentemente diferentes na vulva em comparação a outros locais do corpo, uma biópsia do tecido fornece a informação necessária para um diagnóstico preciso. A própria biópsia exige tempo e paciência da parte do médico. O tecido obtido deve, então, ser avaliado por um dermatopatologista competente. Uma vez feito o diagnóstico, os médicos necessitam saber que eliminação das lesões e uma cura total raramente é alcançada. Em lugar disso, o foco será na dose mínima de uma medicação efetiva que controlará os sintomas sem toxicidade medicamentosa. Estas são pacientes que necessitarão repetidas visitas ao consultório para titular ou mudar medicações. Este tratamento de um problema crônico possui um lado luminoso. O médico que diagnostica e prescreve medicações que darão alívio a estas mulheres terá uma advogada paciente grata por toda a vida. Na casa daquela mulher e entre o seu círculo de amigos, o médico será saudado como um fazedor de milagres.

Existem duas classes amplas de respostas imunes que influenciarão a variada patologia epitelial vulvovaginal que podem ser encontradas. O problema imune comum associado à patologia vulvar é a indução de uma resposta imune Th2. O estímulo do subconjunto Th2 dos linfócitos T auxiliares resulta em inibição da imunidade mediada por células, manifestada por uma barreira epitelial comprometida de pele atópica. Com a descamação do epitélio, estas mulheres estão em grande risco de desenvolverem uma infecção secundária por *Candida*. A situação menos comum, porém mais séria, existe nas pacientes com uma resposta imune pró-inflamatória dominada por Th1. Inflamações excessivas e/ou prolongadas podem resultar em erosão epitelial, tão grave que não responde a tratamento local e, às vezes, exige terapia sistêmica para alívio. Estas considerações devem fazer parte da avaliação e tratamento destas mulheres. Quando um diagnóstico exato foi alcançado, a terapia apropriada pode ser prescrita.

IMUNOLOGIA E MICROBIOLOGIA

Muitas condições dermatológicas podem ter manifestações vulvovaginais. Em alguns casos, lesões genitais podem ser a primeira indicação de um distúrbio dermatológico subjacente que eventualmente envolverá outras superfícies do corpo. Por essa razão, é importante que os clínicos lidando com distúrbios do trato genital feminino reconheçam patologia dermatológica, para serem capazes de diferenciá-la de condições infecciosas, e/ou iniciar tratamento apropriado ou encaminhar a paciente para alguém com mais experiência nesta área.

A etiologia das condições dermatológicas que afetam o trato genital feminino permanece incompletamente compreendida. A evidência prevalente sugere uma patologia autoimune envolvendo respostas humorais e/ou celulares a componentes da pele. O possível envolvimento de bactérias ou vírus na iniciação da resposta imune original, levando ao desenvolvimento de autoimunidade, também foi postulado, e associações a microrganismos específicos foram observadas inconstantemente. Entretanto, microrganismos específicos não foram definitivamente envolvidos na patogênese de uma condição dermatológica particular.

LICHEN SCLEROSUS

Lichen sclerosus, uma condição cutânea inflamatória crônica manifestada por prurido intenso, afeta mais comumente a região genital. É encontrado mais frequentemente em mulheres que em homens. Embora possa estar presente em mulheres em qualquer idade, parece ocorrer principalmente em meninas pré-puberais ou mulheres pós-menopáusicas. O mecanismo para este início permanece não determinado, mas acredita-se que resulte da interação entre fatores ambientais e imunes em indivíduos geneticamente suscetíveis. Em algumas regiões do mundo, mas não nos Estados Unidos, uma associação a uma infecção por *Borrelia* foi proposta.[1] Associações entre *lichen sclerosus* e diversos haplótipos de antígeno leucocitário humano foram notadas.[2] Também foi sugerido que um aumento no estresse oxidativo, talvez decorrente de uma diminuição geneticamente determinada nos mecanismos de defesa antioxidante em pacientes com *lichen sclerosus*, conduziria à geração de determinantes antigênicos únicos que se tornam alvos para um resposta autoimune.[3]

LICHEN PLANUS

Lichen planus é uma doença inflamatória crônica limitada, principalmente, à mucosa oral. Ele parece ser decorrente de uma resposta autoimune a um componente dos ceratinócitos basais. O antígeno ativador específico nos ceratinócitos permanece indeterminado, mas sua natureza autoantigênica leva à classificação do *lichen planus* como uma provável doença autoimune. Comprometimento vulvovaginal foi notado, mas é muito menos comum que no *lichen sclerosus*. Ele é observado mais frequentemente em mulheres pós-menopáusicas e, tipicamente, afeta o vestíbulo, bem como a vagina. Um possível gatilho microbiano para o *lichen planus* permanece para ser identificado. Entretanto, um estudo recente demonstrou que expressão de *toll-like receptor* (TLR) é diminuída nas lesões de *lichen planus*.[4] Uma vez que TLRs reconheçam a presença de patógenos microbianos e iniciem ativação de mecanismos de defesa inatos antimicrobianos, sua aparente diminuição no *lichen planus* sugere que defesas antimicrobianas defeituosas podem desencadear esta condição. Alterações na expressão de microRNAs que regulam transcrição de genes em pacientes com *lichen planus* oral é compatível com esta possibilidade.[5] Níveis elevados de ciclo-oxigenase-2 e prostaglandina E_2 nas lesões de *lichen planus* reforçam ainda mais a probabilidade de um reação imune aberrante como contribuindo para esta afecção.[6] Similarmente à situação com úlceras aftosas (ver a seção seguinte), expressão elevada de proteína de choque térmico de 60 kDa (hsp60) foi observada em ceratinócitos de lesões de *lichen planus*.[7] Isto sugere que imunidade mediada por proteína de choque térmico poderia estar envolvida na patogênese desta doença. Secreções vaginais em mulheres com *lichen planus* vulvar manifestam um pH elevado e são altamente positivas para leucócitos e células parabasais.

ÚLCERAS AFTOSAS E DOENÇA DE BEHÇET

Úlceras aftosas recorrentes são predominantemente uma doença ulcerativa oral, mas também ocorrem úlceras isoladas ou múltiplas dolorosas na vulva. A patogênese desta doença não foi completamente caracterizada, mas a indução de uma resposta autoimune a um componente da pele em indivíduos geneticamente suscetíveis parece estar envolvida. Um mecanismo intrigante, ainda por ser demonstrado, envolve um gatilho primário infeccioso viral ou bacteriano que resulta na evocação de anticorpos e imunidade celular à hsp60 microbiana altamente conservada. Uma vez que existe uma hsp60 humana com uma homologia de aminoácidos de 50% à hsp60 microbiana, uma resposta autoimune à auto-hsp60 pode subsequentemente se desenvolver em indivíduos geneticamente suscetíveis. A hsp60 humana é uma proteína indutível cuja síntese é grandemente acelerada sob condições não fisiológicas, como inflamação ou temperatura elevada. Assim, formação de úlceras aftosas pode ser o resultado de uma forte resposta autoimune pró-inflamatória à auto-hsp60.[8] Estudos recentes tentaram caracterizar o microbioma da mucosa em pacientes com úlceras aftosas recorrentes orais, e diferenças de indivíduos livres de doença foram notadas.[9] Foi proposta a hipótese de que uma alteração no meio bacteriano global em vez da presença de qualquer microrganismo específico pode predispor ao desenvolvimento desta condição. A ativação local de leucócitos polimorfonucleares e a produção de citocinas pró-inflamatórias pelo subconjunto Th1 de linfócitos T muito provavelmente contribuem para a indução de destruição de células epiteliais e formação de úlceras nos indivíduos afetados.[10] Formação de úlceras aftosas pode ser associada à menstruação ou à fase lútea do ciclo em algumas mulheres, sugerindo o envolvimento de hormônios sexuais na modulação da resposta imune a este distúrbio. A maioria das mulheres com úlceras aftosas é sadia sob os demais aspectos sem nenhuma outra manifestação patológica.

Úlceras aftosas são um aspecto predominante da doença de Behçet, uma vasculite imunoinflamatória recorrente sistemática, afetando principalmente adultos jovens. Ela é caracterizada por ulcerações genitais e orais recorrentes, uveíte e manifestações neurológicas, vasculares, pulmonares e articulares em alguns indivíduos.[11] O aparecimento de úlceras aftosas genitais é muito comum. A doença é rara nas Américas e Europa e é mais comum na Turquia, Oriente Médio e Extremo Oriente. Esta distribuição geográfica sugere fortemente um componente genético, e ser portador de HLA-B51 foi associado ao desenvolvimento de doença de Behçet.[12] A hipótese prevalente é que quando um indivíduo com suscetibilidade genética de desenvolver doença de Behçet é exposto a uma infecção viral ou bacteriana, uma resposta autoimune é desencadeada, que resulta no aparecimento dos sintomas clínicos. Curiosamente, a concentração de um pequeno subconjunto de linfócitos T, células T gama delta, é aumentada na circulação dos indivíduos com úlceras aftosas recorrentes ou doença de Behçet. As células T gama delta reconhecem, proliferam e produzem mediadores pró-inflamatórios em resposta à hsp60, trazendo suporte adicional à sugestão de que hsp60 poderia ser o antígeno alvo para o desenvolvimento de autoimunidade, levando a ulcerações aftosas. Investigações muito recentes também observaram o envolvimento de células *natural killer*[13] e da citocina pró-inflamatória interleucina-33,[14] como contribuindo para sintomatologia de doença de Behçet. Uma vez que gravidez favoreça a predominância de uma resposta imune humoral e inibição da imunidade celular, foi de interesse determinar o efeito da gravidez sobre as manifestações da doença de Behçet. Nenhuma resposta constante foi observada. Sintomas melhoraram em algumas mulheres, tornaram-se piores em outras e permaneceram os mesmos em um terceiro grupo de pacientes.[15]

PEMPHIGUS

Pemphigus vulgaris e *pemphigus foliaceus* são duas doenças autoimunes penfigoides que resultam em vesiculação intraepidérmica da pele e membranas mucosas. Autoanticorpos de pacientes com estas doenças reagem, predominantemente, com desmogleínas, que são componentes glicoproteínas da epiderme da pele.[16,17] Isto leva à perda de coesão entre os ceratinócitos na epiderme, resultando na formação de bolhas. A transferência destes autoanticorpos para camundongos induziu *pemphigus*, enquanto a sua remoção impediu o desenvolvimento da doença.[18] Por que estes autoanticorpos se desenvolvem e persistem permanece, em grande parte, indeterminado, embora um estudo muito recente salientasse a presença de regulação anormal dos linfócitos B e T, prevalência de citocinas anti-inflamatórias e produção aumentada de interleucina-17 nos indivíduos afetados.[19] Um estudo britânico relatou que 51% das mulheres com *pemphigus vulgaris* tinham lesões no seu trato genital.[20] Destas, 92% eram nos lábios maiores, 28% nos lábios menores, 36% na vagina, e 15% no colo. Reconhecimento por anticorpo destas proteínas desencadeia recrutamento de neutrófilos, ativação da cascata do complemento e a liberação de proteases que dão início a alterações patológicas na epiderme.[21] Os gatilhos potenciais para desenvolvimento desta autoimunidade específica em indivíduos suscetíveis incluem vários membros da família dos herpes-vírus, bem como exposição a ultravioleta ou irradiação X ou queimaduras.[21]

DIAGNÓSTICO

Diagnóstico preciso de uma ampla variedade de distúrbios da pele do trato genital inferior é uma tarefa complexa para todo médico. Muitas vezes as pacientes têm uma história de distúrbios de pele em outras partes dos seus corpos. Esta informação será obtida da história, e outras áreas afetadas necessitam ser examinadas antes de avaliar a vulva e vagina. O exame pélvico é difícil por muitas razões. Outra fonte importante de confusão é a realidade de que alguns distúrbios dermatológicos comuns têm uma aparência macroscópica diferente no epitélio cornificado e membranas mucosas da vulva do que apresentam em outros locais cutâneos no corpo. Indícios da etiologia destes distúrbios do trato genital inferior podem vir de um exame completo de outras superfícies da pele e membranas mucosas. Estas mulheres necessitam um exame físico completo da cabeça aos pés.

Distúrbios de Descamação da Pele

Dermatite atópica (*lichen simplex chronicus*) é a afecção mais frequente da pele encontrada nestas mulheres sintomáticas. Elas se sentem desconfortáveis o tempo todo, particularmente à noite, e se apresentam com a queixa principal de prurido vulvar. Uma pergunta simples mas útil para estas sofredoras é a seguinte: "o prurido é fora ou no interior da vagina?" Questionamento adicional é necessário para determinar se estas mulheres têm uma história alérgica, incluindo alergias estacionais ou da pele. Gatilhos comuns para o desenvolvimento desta doença ou exacerbação dos sintomas incluem estresse psicológico no local de trabalho ou em casa e fatores ambientais locais, como calor, sudorese ou secura excessiva.[22] É frequente o caso de que outros médicos trataram empiricamente estas mulheres de candidíase vulvovaginal (VVC) sem um diagnóstico por cultura porque o médico tomou como equivalentes prurido e infecção por *Candida*. O excesso de diagnóstico de VVC é um fenômeno comum no cuidado das mulheres americanas.[23] Conforme esperado, o resultado deste tratamento local ou sistêmico é ausência de alívio dos sintomas, e ocasionalmente uma dermatite de contato da mucosa ao propilenoglicol nos cremes antifúngicos localmente aplicados torna a situação pior para estas pacientes, acrescentando ardência ao prurido persistente. Ao exame, estas mulheres têm a vulva inflamada, irritada com pele espessada demarcada, resultado de esfregar ou coçar frequentes (Figura 14.1). O resultado óbvio de coçadura é negado por muitas pacientes, pouco à vontade com o pensamento de que estiveram coçando sua região púbica, uma resposta que elas consideram ser um comportamento pessoal socialmente inaceitável. Elas devem ser tranquilizadas de que qualquer coçadura é um reflexo involuntário que ocorre quando elas dormem. Se houver um exsudato branco na superfície na sua pele vulvar espessada, uma raspagem delicada da superfície vulvar com uma espátula plástica deve ser feita e uma porção do exsudato branco colocada em uma gota de hidróxido de potássio (KOH) 10% e examinada ao microscópio do consultório para ver se hifas estão presentes. Uma porção da amostra deve também ser enviada para cultura fúngica. Estas áreas alteradas da superfície vulvar são propensas à infecção, e a inflamação resultante da infecção exacerba o ciclo prurido-coçadura-prurido. Um antifúngico azol local ou fluconazol oral pode ser prescrito para estas mulheres com cultura positiva. Ampliação destas lesões com um colposcópio constitui uma ajuda na avaliação, e uma câmera acoplada obtém um registro visível das lesões antes de qualquer tratamento. Estas alterações crônicas da pele vulvar são uma indicação para biópsia, particularmente em vista do fato de que a apresentação visível dessas condições na vulva como psoríase varia da imagem vista em outros locais do corpo. O médico fica mais bem servido enviando as biópsias para centro de dermatopatologia. Muito frequentemente, o laudo de patologia geral será inespecífico. A principal finalidade do patologista geral é determinar se um câncer ou pré-câncer está presente. Se não estiver, o laudo usual nota inflamação. Em contraste, o dermatopatologista estabelecerá o diagnóstico de dermatite atópica se presente, e, ocasionalmente, outra patologia de pele inesperada será descoberta.

Psoríase

Esta doença da pele tem uma aparência reconhecida com placas de locais epiteliais cornificados em outros lugares no corpo. Ela também pode comprometer a vulva. Esta é uma doença de pele encontrada menos comumente em afro-americanos. Trata-se de uma afecção em que os sintomas frequentemente pioram no inverno e melhoram no verão.[24] A maioria das mulheres se queixa de prurido, e todas sabem que a sua pele vulvar não parece ou tem sensibilidade normal. Indícios para o médico de que este poderia ser o diagnóstico incluem a história pregressa de psoríase da paciente ou o achado de placas psoriásicas em outros locais epiteliais cornificados do corpo, ao fazer o necessário exame físico geral destas pacientes. Os achados vulvares macroscópicos podem ser enganadores. Na vulva, as alterações na pele não incluem as placas proeminentes de psoríase vistas em outros locais no corpo (Figura 14.2). Estes achados físicos macroscópicos necessitam ser acompanhados por uma biópsia vulvar, com os espécimes sendo enviados a um dermatopatologista para que um diagnóstico definitivo possa ser obtido. Isto estabelece o cenário para intervenções terapêuticas apropriadas.

Lichen Sclerosus

Este é um problema mais comum, com um pico de frequência bimodal em casos com uma população de crianças pré-puberais, mas é visto mais comumente em mulheres menopáusicas.[25] Para o ginecologista, raramente chamado a examinar crianças, esta é uma condição frequentemente vista em mulheres acima da idade de 50. A maioria das mulheres queixam-se de prurido, mas uma preocupação mais séria é a dor associada à erosão tecidual. Estas mulheres queixam-se de dispareunia, disúria ou ardência vaginal.[26] Em contraste, algumas destas pacientes são assintomáticas.[26] *Lichen sclerosus* da vulva pode ter uma variedade de apresentações clínicas macroscópi-

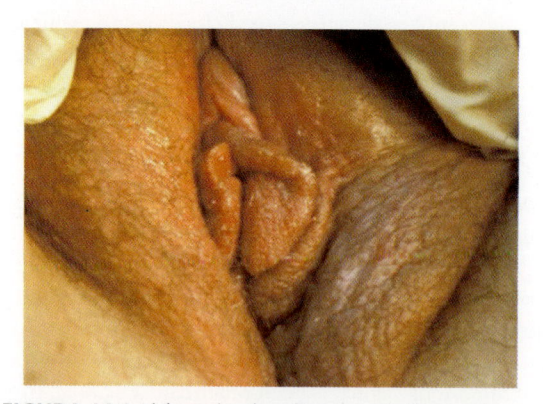

FIGURA 14.1 *Lichen simplex chronicus* de 6 anos de duração. A história era positiva para asma, febre do feno e eczema. Alterações cutâneas visíveis sugerem coçadura crônica, principalmente na área vulvar esquerda.
A condição respondeu à aplicação 2 vezes ao dia de esteroide de potência moderada. (Cortesia do Dr. Paul Sommers.)

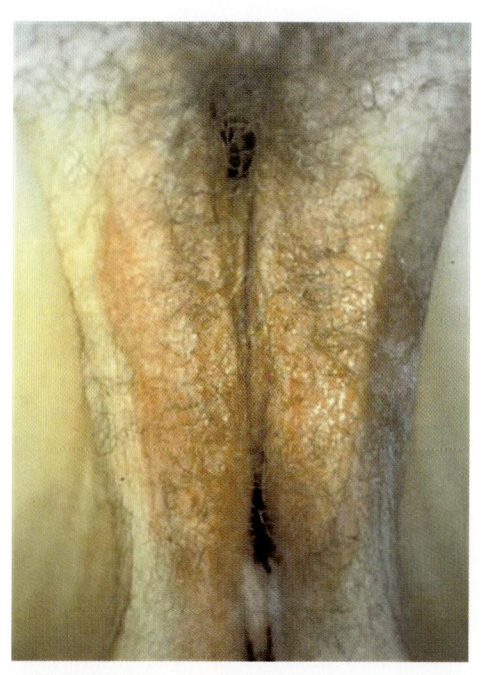

FIGURA 14.2 Psoríase vulvar assintomática. A paciente também tinha comprometimento psoriásico dos cotovelos. (Cortesia do Dr. Paul Sommers.)

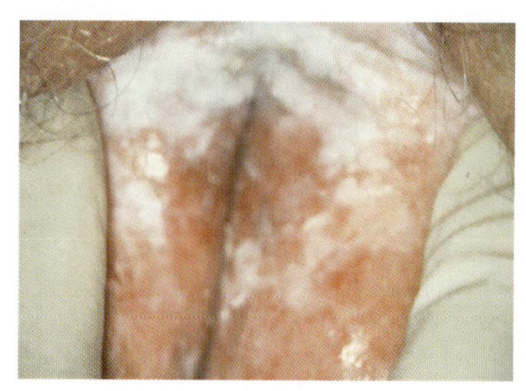

FIGURA 14.4 Paciente com *lichen sclerosus* coberto por exsudato branco.

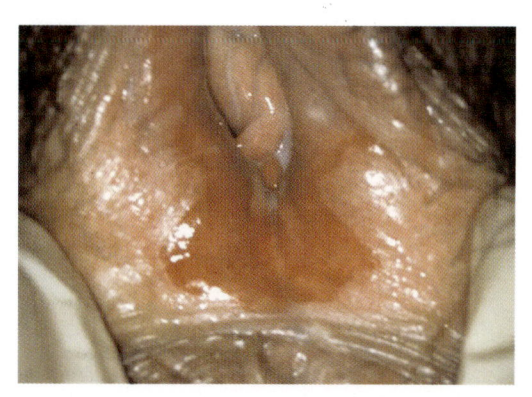

FIGURA 14.3 Paciente com *lichen sclerosus* confirmado por biópsia, visto inicialmente na evolução da doença.

cas. Inicialmente na evolução da doença, a pele demarcada tem um aspecto inflamatório, e a falta de flexibilidade tecidual já é óbvia (Figura 14.3). Algumas pacientes sintomáticas terão a vulva coberta com um exsudato branco aderente (Figura 14.4). Raspar estas lesões com uma espátula plástica, obter um pouco do exsudato, que quando posto em uma gota de KOH produz um quadro microscópico de hifas (Figura 14.5). Uma cultura de uma porção deste exsudato foi positiva para *Candida albicans*. A paciente foi tratada com 4 doses orais de 150 mg de fluconazol, dadas a cada 4 dias. Pós-tratamento, havia menos exsudato branco aderente à vista, ausência de hifas ao exame microscópico, e a cultura não mostrou crescimento de *C. albicans* (Figura 14.6). As alterações cutâneas subjacentes de *lichen sclerosus* ainda estavam presentes (Figura 14.6). A Figura 14.7 mostra estádios iniciais de *lichen slcerosus*. Estas alterações iniciais de *lichen sclerosus* podem ser melhoradas com o uso de uma pomada esteroide local. A Figura 14.8 mostra a mesma paciente 4 semanas após tratamento duas vezes ao dia com um esteroide local ultrapotente. Em uma análise de experiências controladas randomizadas de tratamento tópico de *lichen sclerosus*, propionato de clobetasol não teve diferença de pimecrolimo no tratamento dos sintomas, mas clobetasol foi o superior para melhorar a aparência macroscópica da vulva.[27]

Um tratamento auxiliar com um comprimido de estradiol vaginal é frequentemente útil para restaurar saúde epitelial básica no trato genital inferior destas mulheres e é uma ajuda adicional na eliminação dos sintomas de disúria e prurido. Com o tempo, em mulheres que não buscam uma avaliação médica, a pele vulvar não tratada pode assumir uma variedade de aparências anormais. A paciente pode desenvolver pele semelhante a pergaminho, estendendo-se para a região perirretal. Também pode haver aglutinação dos lábios menores (Figura 14.9). Em contraste, a pele pode assumir uma tonalidade macroscopicamente branca com um aspecto enrugado (Figura 14.10). Esta pele vulvar é menos maleável e mais propensa à formação de fissura (Figura 14.11). Pode haver lesões escleróticas de *lichen* semelhantes em outros locais do corpo, mas frequentemente estas alterações cutâneas são limitadas à vulva. A vagina não é comprometida com esta patologia cutânea. Esta é uma situação clínica em que uma biópsia vulvar é extremamente útil, porque ela confirma o diagnóstico nestas mulheres com um problema crônico da pele. Acesso a um dermatopatologista é novamente crucial para que um diagnóstico apropriado possa ser feito.

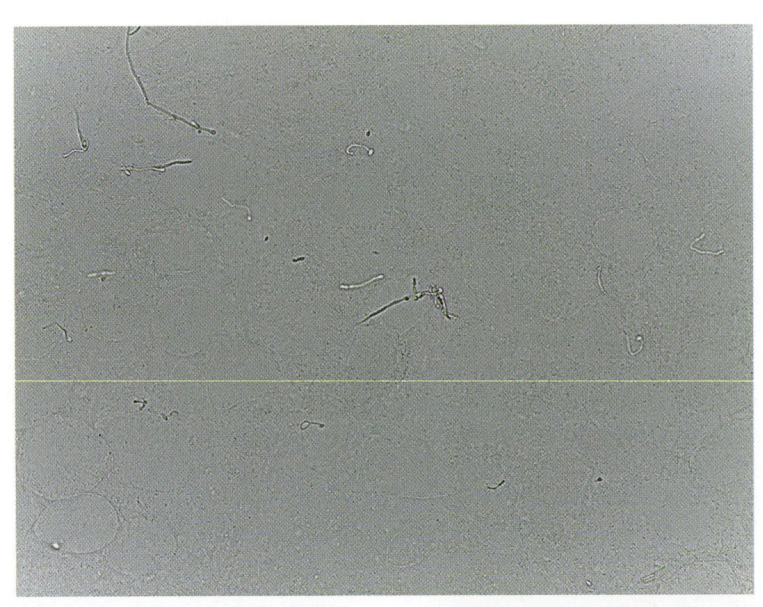

FIGURA 14.5 Raspado de lesão vulvar colocado em solução KOH 10%. Diagnóstico de cultura: *Candida albicans*.

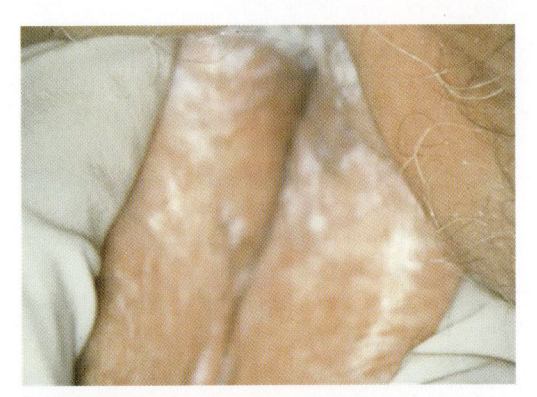

FIGURA 14.6 Mesma paciente da Figura 14.4 após tratamento com fluconazol. Não são vistas hifas ao exame microscópico e a cultura não mostrou levedura. Alterações subjacentes de *lichen sclerosus* foram identificadas.

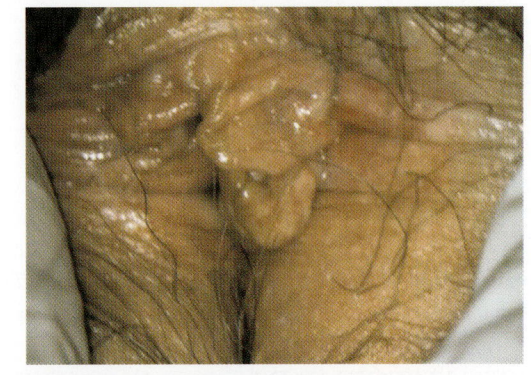

FIGURA 14.8 Pós-tratamento com esteroide ultrapotente da paciente mostrada na Figura 14.7 tomada com menor ampliação. Sintomas agora estão ausentes.

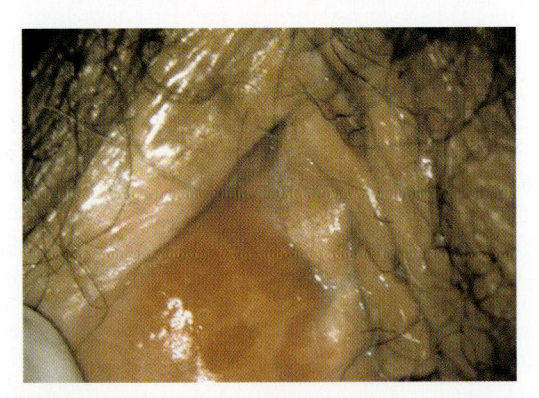

FIGURA 14.7 Estádio pré-tratamento de *lichen sclerosus* inicial com disúria e prurido vulvar.

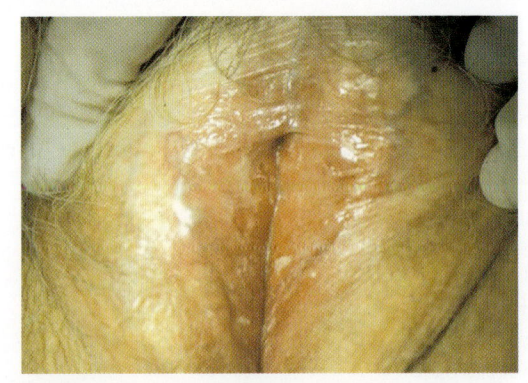

FIGURA 14.9 Paciente pós-menopáusica com *lichen sclerosus*. Notar aglutinação dos lábios menores na linha mediana. Globalmente, pele atrófica semelhante a pergaminho com algumas áreas de pele espessada branca.

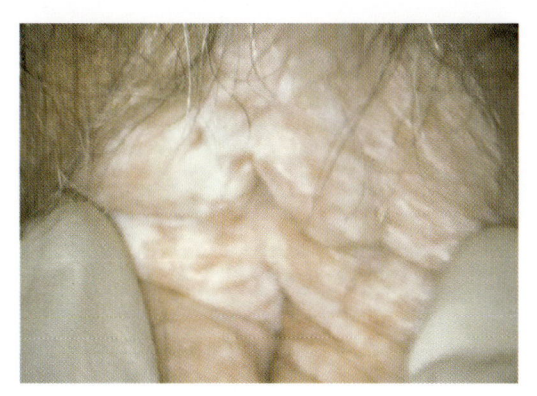

Capítulo 14 ♦ Distúrbios Dermatológicos Causando Doença Vulvar

FIGURA 14.10 *Lichen sclerosus* avançado com pele enrugada branca.

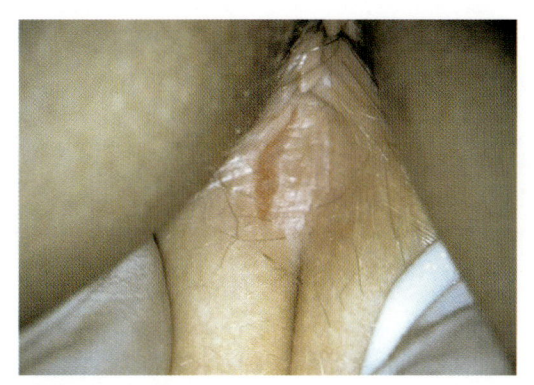

FIGURA 14.11 Fissura vulvar em uma parte do epitélio alterado de *lichen sclerosus*.

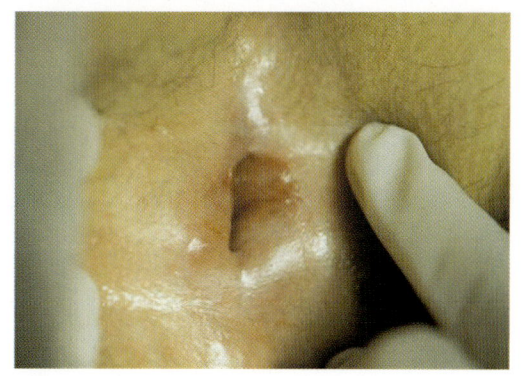

FIGURA 14.12 *Lichen planus* erosivo de longa duração resultando em estenose vaginal grave com perda da anatomia genital externa normal e pelos pubianos. A paciente também tinha erosão bucal crônica dolorosa com uma margem rendilhada branca e uma linha de eritema na base dos dentes. Três meses de azatioprina (Imuran) em dose plena restauraram anatomia normal e pelo pubiano com varicosidades importantes no períneo como único resíduo. A patologia recidivou gradualmente quando Imuran foi suspenso. (Cortesia do Dr. Paul Sommers.)

DOENÇAS EROSIVAS E INFLAMATÓRIAS DA PELE

A doença inflamatória da pele, *lichen planus*, tem diferentes apresentações clínicas, dependendo do local do corpo. Em pele ceratinizada, apresenta-se como pápulas pruríticas. Em membranas mucosas, progride com o tempo desde placas para doenças vulvares erosivas e ulcerativas.[28] As ulcerações resultantes são dolorosas e, às vezes, sangram, impedindo qualquer tentativa de intercurso sexual. Estas alterações na pele não são limitadas à vulva e comprometem outras membranas mucosas, incluindo a vagina e a mucosa oral. Se *lichen planus* for suspeitado, um exame completo da cavidade oral está também indicado. Se não tratadas, estas lesões do trato genital inferior podem resultar em formação de cicatriz e atrofia, com estreitamento extremo do intróito (Figura 14.12). Esta é ainda outra situação em que uma biópsia enviada a um dermatopatologista será valiosa. Ao planejar o local da biópsia, se houver uma erosão, a biópsia deve ser obtida da margem da lesão. Ocasionalmente, a biópsia vulvar não é definitiva. Quando isto ocorre, a paciente deve ser encaminhada a um cirurgião oral para avaliação e possível biópsia da cavidade oral.

Biópsia vulvar também é indicada em todas as lesões vulvares de aparência incomum. Estados de patologia vulvar incomum podem ser detectados. Um é a doença de Zoon da vulva, uma vulvite de células plasmáticas. As pacientes com esta afecção cutânea se apresentam com dor vulvar, prurido, uma sensação de ferroada, e úlceras labiais.[29] Macroscopicamente, estas lesões são notáveis em aparência, mas não são distinguíveis de *lichen sclerosus*, *lichen planus*, psoríase ou carcinoma de células escamosas (Figura 14.13). Uma biópsia é necessária para fazer o diagnóstico e deve ser colhida da margem das lesões. O dermatopatologista é importante para fazer a quantificação do infiltrado massivo de células plasmáticas e confirmar o diagnóstico.

Doença de Paget da vulva é outra lesão vulvar notável. Ela é uma lesão eczematoide vermelho-vivo da vulva.[30] Uma biópsia deve ser feita para confirmar o diagnóstico. Com base no diagnóstico antomopatológico, as pacientes podem ser divididas em quatro grupos: (a) doença de Paget intraepitelial, (b) doença de Paget invasiva, (c) doença de Paget intraepitelial com adenocarcinoma subjacente, e (d) doença de Paget intraepitelial com câncer coexistente ou no trato geniturinário, na mama ou na pele. Estas possibilidades necessitam ser mantidas em mente no exame físico geral destas pacientes, mais a necessidade de estudos de imagem e outros locais de biópsia em algumas destas pacientes.

Pacientes com *pemphigus* inicialmente relataram períodos de prurido vulvar que precedem uma vesícula vulvar.[31] Estas áreas afetadas se desenvolvem tendo pele hiperceratótica espessada. Quando vesículas estão presentes, a tração da pele permitirá que elas se estendam (sinal

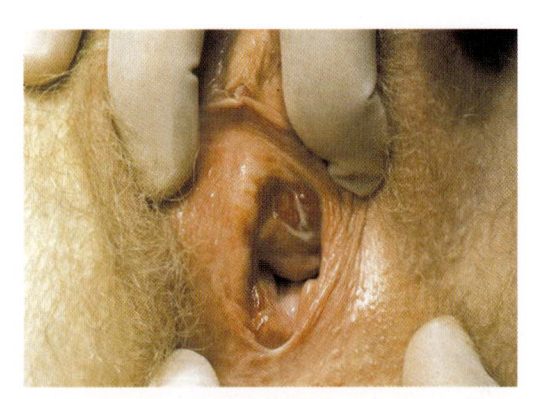

FIGURA 14.13 Vestibulodinia decorrente de doença de Zoon. Houve início agudo, e, a seguir, muitos meses de dispareunia de entrada persistente em uma paciente pós-menopáusica. Áreas de eritema circunferencialmente na área do vestíbulo eram dolorosas ao contato com um aplicador. Corrimento vaginal purulento associado, caracterizado por numerosos leucócitos e células parabasais, lentamente se acumulara no meato uretral. A paciente respondeu lentamente à pomada esteroide tópica de média potência. Após, a excisão de uma área para patologia curou-se com resolução da dor nesse local. (Cortesia do Dr. Paul Sommers.)

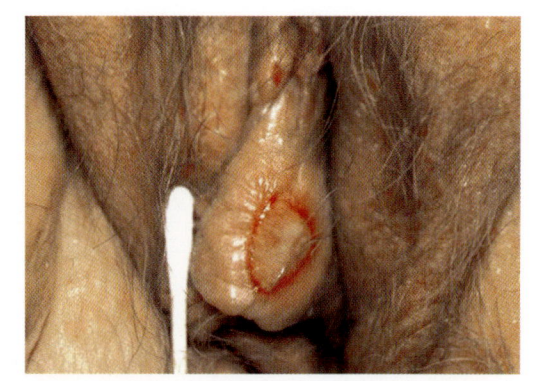

FIGURA 14.14 Úlcera aftosa labial dolorosa com importante edema labial associado. Isto pode ser distinguido de penfigoide vulvar e doença de Behçet por biópsia, com segmento de tecido de pele enviado para imunocoloração. Avaliação oftalmológica pode revelar inflamação na câmara posterior nos casos de doença de Behçet.

de Nikolsky). Isto reflete a patologia subjacente da perda de adesão das células epidérmicas. Este diagnóstico é confirmado por biópsia com microscopia de rotina e imunofluorescência direta. Um exame físico geral é importante, porque estas pacientes terão lesões na mucosa oral e também em outros locais cutâneos.[32]

Uma apresentação incomum e clinicamente causadora de confusão ocorre na paciente com úlcera aftosa. Meninas adolescentes frequentemente têm uma apresentação abrupta.[33] Grandes úlceras necrosadas são dolorosas e recorrentes, simulando, de muitas maneiras, a apresentação clínica de mulheres com herpes genital (Figura 14.14). Muitas destas mulheres terão lesões orais também.[33] Testes precisam ser feitos para diferenciar estas ulcerações de herpes genital. Anticorpos sanguíneos a HSV-2 e HSV-2 podem estar presentes a partir de exposições prévias a herpes que não foram relacionadas com estas lesões vulvares. Se o diagnóstico permanecer em dúvida, uma biópsia da margem da úlcera deve ser obtida, quando a mesma recidivar. Um dermatopatologista pode fazer imuno-histoquímica do tecido biopsiado para confirmar o diagnóstico de úlceras aftosas.

Outro problema incomum é doença de Behçet. Sua frequência a torna difícil de diagnosticar. É uma doença endêmica na população nativa das regiões mediterrâneas, Oriente Médio e Extremo Oriente e será encontrada nestas populações de pacientes. É classificada entre as vasculites e não limitada ao trato genital.[34] Úlceras orais estão presentes em 98% dos casos. Elas se curam em 10 dias, usualmente sem cicatriz. Lesões vulvares podem formar cicatriz. Uveíte posterior ocorre, bem como um largo espectro de lesões vasculíticas. Não há testes confirmatórios para estabelecer o diagnóstico. Em lugar disso, o mesmo tem que ser baseado em achados clínicos. Os critérios estabelecidos estão anotados na Tabela 14.1. Este diagnóstico deve ser considerado como uma possibilidade em uma paciente cujas raízes de família estiverem nas áreas geográficas antes mencionadas. Na área genital, são observadas úlceras recorrentes, muitas vezes com cicatriz subsequente. Estas pacientes não terão evidência laboratorial de herpes genital, e a biópsia vulvar não mostrará evidência de outra doença vulvar. O teste de patergia, citado na Tabela 14.1, avalia hipersensibilidade cutânea. Um teste positivo consiste em uma pústula estéril que se desenvolve 24–48 horas mais tarde no local de uma pica-

Tabela 14.1 Critérios internacionais de classificação de doença de Behçet

Na ausência de outras justificativas clínicas, as pacientes devem ter
1. Ulceração oral recorrente (aftosa ou herpetiforme) observada pelo médico ou paciente recorrendo pelo menos três vezes em um período de 12 meses, e pelo menos dois dos seguintes
2. Ulceração genital recorrente
3. Lesões oculares: uveíte anterior, uveíte posterior, células no vítreo ao exame com lâmpada de fenda ou vasculite retiniana observadas por um oftalmologista
4. Lesões na pele: *erythema nodosum*, pseudofoliculite, lesões papulopustulosas, ou nódulo acneiforme em pacientes pós-adolescentes sem uso de corticosteroides
5. Patergia, lida por um médico em 24-48 horas

da de agulha na pele.[35] Em adição ao exame físico geral para avaliar quanto a uma variedade de lesões da pele citadas na Tabela 14.1, um oftalmologista deve ser consultado para verificar quanto à patologia ocular, como uveíte anterior ou posterior, células no vítreo ou vasculite retiniana.

TRATAMENTO

O tratamento das mulheres com lesões dermatológicas exige curiosidade, *expertise* e paciência do médico. Em muitos casos, estas podem ser ajudadas por uma parceria clínica estreita com um dermatologista capacitado. Depois que o diagnóstico foi confirmado por biópsia, pode haver múltiplas facetas de doença que podem ser detectadas por observação cuidadosa e testagem apropriada, com ênfase na biópsia e consulta com dermatopatologistas. Um diagnóstico definitivo é necessário para planejamento do tratamento apropriado. Na maioria destas mulheres, a patologia de pele subjacente não pode ser curada, mas pode ser melhorada e mantida sob controle com tratamento adequado.

O tratamento da dermatite atópica (*lichen simplex chronicus*) demanda uma disciplina que não faz parte do padrão de prática usual dos ginecologistas. Diferentemente da ênfase nas doenças infecciosas no microrganismo e na droga, o processo diagnóstico em mulheres com *lichen simplex* é muito mais complexo, com mais de um fator envolvido, e o curso do tratamento geralmente é prolongado. O foco do médico no tratamento destas mulheres é primeiro tentar detectar e depois remover os gatilhos de irritação que estão contribuindo para o ciclo de inflamação, prurido, coçadura e mais inflamação. Isto exige atenção à anamnese dirigida e um foco sem pressa nos achados físicos ao tempo do exame. Um irritante é infecção, e estes locais com superfície cutânea alterada são tendentes ao crescimento excessivo de *Candida* e outros organismos. VVC é um problema frequentemente encontrado que, quando detectado, pode ser tratado pelo azol oral, fluconazol. Isto evita qualquer possível dermatite de contato local ao preservativo químico propilenoglicol, que está presente nos cremes antifúngicos aplicados localmente. Mais de uma dose oral de fluconazol oral usualmente é necessária, e estas devem ser dadas não mais frequentemente do que a intervalos de 4 dias. É importante atenção estrita à higiene pessoal da paciente. Muitas mulheres com prurido vulvar persistente acham que o mesmo é causado por limpeza pessoal inadequada, e assim elas tentam compensar esta percebida deficiência com uma experimentação compulsiva de lavagem repetida da área genital. Sabão é um irritante epitelial potente e frequentemente não é completamente removido por enxágue, após lavagem. O sabão residual na pele genital afetada perpetua a irritação local. Outros irritantes locais necessitam ser eliminados, como cremes vendidos livremente, comercializados para pele irritada que possuem ingredientes presentes, incluindo álcool ou propilenoglicol, que podem agravar a irritação vulvar.

Outro tratamento subsidiário pode elevar a saúde da pele vulvar alterada em pacientes com dermatite atópica.[22] A função da camada de barreira pode ser melhorada com compressas, de água pura ou solução de Burow. O uso de cremes para mãos é aconselhado, em vez de loções, géis ou lubrificantes, todos os que contêm ingredientes que podem irritar a pele. Inflamação local pode ser reduzida pelo uso de esteroides de média potência (triancinolona 0,1%) ou alta potência (propionato de clobetasol 0,05%). Então procurar romper o ciclo prurido-coçadura-prurido pelo uso de hidroxizina 10-25 mg ou um tricíclico como amitriptilina 10-25 mg ao deitar. Apesar de curas clínicas aparentes, recorrências são comuns, particularmente quando a paciente é exposta a tais gatilhos de inflamação, como estresse psicológico (em casa ou no trabalho), calor, sudorese, ou a secura excessiva encontrada nos meses de inverno dos climas mais frios, quando é frio e seco fora de casa e quente e seco nos edifícios com aquecimento central. Um agente alternativo aos esteroides, pomada de tacrolimo (0,1%), um inibidor de citocinas pró-inflamatórias, mostrou resultados equivalentes à pomada de butirato de hidocortisona (0,1%).[37] Alternativas à hidroxizina ou tricíclicos incluem o uso de um inibidor seletivo da recaptação de serotonina, como Celexa.[22]

PSORÍASE DA VULVA

Há muitas opções para o tratamento da psoríase genital. Isto é importante, porque a pele genital é sensível e, usualmente, não é capaz de tolerar o tratamento a longo prazo de psoríase usado em outras áreas do corpo. Retinoides tópicos ou luz ultravioleta têm pouco ou nenhum lugar no tratamento da psoríase genital. Terapia de primeira linha com um esteroide tópico frequentemente é satisfatória. Terapia de segunda linha inclui preparações de vitamina D ou tratamentos à base de alcatrão.[36] Uma vez que esta seja uma doença crônica de pele que afeta outras áreas do corpo, o tratamento em conjunção com um dermatologista deve ser a regra em vez da exceção. Novas medicações em estudo poderiam modificar o tratamento da psoríase genital no futuro.

Tratamento de *lichen sclerosus* pode ser uma fonte de confusão para os clínicos por causa de mudanças na terminologia e terapêutica. Termos mais familiares para descrever esta condição da pele no passado, incluindo leucoplasia, *kraurosis vulvae* e *lichen sclerosus* e *atrophicus* não estão mais em voga. Por outro lado, não há suporte de evidência para terapias mais antigas com base em testosterona tópica nestas mulheres. O esquema atualmente recomendado para novos casos é pomada de clobetasol 0,05% inicialmente 1 vez à noite por 4 semanas, e, depois, em noites alternadas por 4 semanas e duas vezes por semana no terceiro mês.[26] Se o tratamento tiver sucesso, haverá alguma resolução da hiperceratose, equimose, fissuração e erosões, mas a atrofia e alterações de cor permanecerão. Uma vez que esta seja uma condição crônica, o propionato de clobetasol pode ser usado ocasionalmente, quando necessário. Estas pacientes também devem ser aconselhadas a evitar uso de sabão, um irritante potente, nesta região. Outros problemas podem ser vistos. Nos Estados Unidos, ambos, o creme e a pomada de propionato de clobetasol, contêm propilenoglicol, que pode causar uma dermatite de contato local. Se isto ocorrer, uma farmácia de manipulação pode fabricar uma preparação isenta de propilenoglicol, ou uma pomada esteroide menos potente isenta de propilenoglicol pode ser usada em substituição. Uma vez que câncer de células escamosas tenha sido descrito ocasionalmente nesta população de pacientes, quaisquer áreas suspeitas de novo crescimento celular devem ser biopsiadas.

Pacientes com *lichen planus* da vulva são uma provação terapêutica. Elas têm uma doença ulcerativa crônica dolorosa com formação cicatricial que pode diminuir acentuadamente o tamanho da abertura vaginal e a própria vagina (Figura 14.12). Até esta data, não há cura, mas terapias apropriadas podem retardar a progressão da doença. Compressas locais podem ser suavizantes, e o uso do óleo alimentar Crisco® ou óleo de coco pode ser útil para manter superfície úmida da pele. Estes são muito preferíveis a Vaseline®, que é oclusivo e pode resultar em perda da superfície da pele. Doença erosiva é tratada com um esteroide potente, propionato de clobetasol (0,05%), aplicado na área uma vez ao dia. Alterações vaginais devem ser tratadas com esteroides também, mas não há esteroides vaginais disponível comercialmente. Os supositórios retais de hidrocortisona de 25 mg podem ser usados na vagina. Estes agentes locais vulvares e vaginais podem evitar progressão, mas não são restauradores. Agentes imunomoduladores sistêmicos, como azatioprina, foram usados com sucesso nestas pacientes. Isto exige um esforço de equipe terapêutica com um dermatologista e um reumatologista.

A terapia de pacientes com doença de Paget da vulva é a remoção operatória do tecido comprometido. Pacientes que receberam quimioterapia ou radiação como terapia primária tiveram um resultado pior.[30] Apesar disso, a conduta operatória é repleta de dificuldades. Uma vez que esta seja uma doença multicêntrica, ela frequentemente se estende além de margens visíveis. Em um estudo, as margens foram positivas em mais da metade dos casos, e a taxa de recorrência após cirurgia foi de 47%.[37] Em outro estudo, 53% daquelas operadas tiveram margens positivas na análise patológica, mas a avaliação de margens negativas não é uma razão para os médicos que as estão tratando relaxarem; vigilância estrita futura é necessária.[30] A doença recidivou em 31% das pacientes com margens positivas e em 33% das pacientes com margens negativas. Estes resultados operatórios promoveram um procura intensa de terapias clínicas alternativas, incluindo injeção intralesional de interferon α2β, ablação com *laser*, e terapia fotodinâmica com ácido aminolevulínico tópico, fluorouracil tópico e creme de imiquimod 5%.[38] Uma vez que esta seja uma doença rara, os estudos de tratamento frequentemente são relatos de casos. Uma dessas avaliações teve bons resultados com a aplicação tópica de creme imiquimod 5% em dias alternados durante 25 semanas.[38] Qualquer protocolo de tratamento clínico para pacientes com doença de Paget da vulva deve incluir acompanhamento a longo prazo e uso liberal de biópsias para detectar adenocarcinomas intraepidérmicos.

Vulvite de células plasmáticas ou doença de Zoon tem sido tratada com uma variedade de agentes clínicos. É uma condição tão rara — só 31 casos foram relatados mundialmente[39] — que não há série de casos de experiências comparativas de tratamento. Sucesso, conforme medido pela manutenção desta condição sob controle, foi descrito com aplicação tópica de esteroide ultrapotente, injeção intralesional de esteroides, ou injeção de interferon ou terapia com retinoide.[29] Outro estudo demonstrou uma resposta positiva com resposta local a imiquimod em uma paciente com vulvite de células plasmocitárias.[39] Uma experiência inicial com o esteroide ultrapotente propionato de clobetasol, 0,05% duas vezes ao dia por 4 semanas, é usada frequentemente.

Pemphigus vulvovaginal é outra doença raramente encontrada. Como resultado, há pouca informação disponível sobre tratamentos disponíveis, que na maioria dos casos são limitados a estudos observacionais. Uma variedade de agentes locais e sistêmicos foi experimentada.[31] Estes incluem o esteroide ultrapotente tópico, propionato de clobetasol 0,05%, corticosteroides sistêmicos, antibióticos e nicotinamida, azatioprina e outros agentes imunomoduladores.[31] Uma vez que esta seja uma doença recidivante crônica, terapia local pode ser iniciada com consultas dermatológica e reumatológica para tratamento imunossupressor a longo prazo. A terapia apropriada pode resultar em recuperação completa sem sequelas.[32]

Pacientes com úlceras aftosas necessitam de terapia porque, se não tratadas, haverá recorrências com dor, eventual destruição do epitélio comprometido e cicatriz. Esteroides locais são úteis, e em casos mais sérios ou naqueles sem resposta aos esteroides locais, esteroides sistêmicos e agentes imunomoduladores sistêmicos podem ser usados. Estes agentes incluem azatioprina, uma droga imunossupressora; levamisol, uma droga imunopotencializadora; ou talidomida, que inibe a produção de citocinas inflamatórias. A terapia a longo prazo em pacientes com este problema crônico deve envolver uma abordagem por equipe, com colaboração de dermatologistas e reumatologistas.

REFERÊNCIAS

1. Zollinger T, Mertz KD, Schmid M et al. Borrelia in granuloma annulare, morphea and lichen sclerosus. *Arch Dermatol* 2008;144:662-667.
2. McPrerson T, Cooper S. Vulvar lichen sclerosus and lichen planus. *Dermatol Ther* 2010;23:523-532.
3. Sander CS, Ali I, Dean D et al. Oxidative stress is implicated in the pathogenesis of lichen sclerosus. *Br J Dermatol* 2004;151:627-635.
4. Simon SH, Rich AM, Parachuru VP et al. Downregulation of toll-like receptor-mediated signaling pathways in oral lichen planus. *J Oral Pathol Med* 2015; doi: 10.1111/jop.12319.
5. Gassling V, Hampe J, Acil Y et al. Disease-associated miRNA-mRNA networks in oral lichen planus. *PLOS ONE* 2013;8(5):e63015.
6. El-Rifaie AA, Rashad LA, Doss RW. The role of cyclooxygenase-2 and prostaglandin E2 in the pathogenesis of cutaneous lichen planus. *Clin Exp Dermatol* 2015; doi: 10.1111/ced.12663.
7. Bayramgurler D, Ozkara SK, Apaydin R et al. Heat shock proteins 60 and 70 expression of cutaneous lichen planus: Comparison with normal skin and psoriasis vulgaris. *J Cutan Pathol* 2004;31:586-594.
8. Natah SS, Konttinen YT, Enattah NS et al. Recurrent aphthous ulcers today: A review of the growing knowledge. *Int J Oral Maxillofac Surg* 2004;33:221-234.
9. Seoudi N, Bergmeier LA, Drobniewski F et al. The oral mucosal and salivary microbial communities of Behçet's syndrome and recurrent aphthous stomatitis. *J Oral Microbiol* 2015;7:27150.
10. Lewkowicz N, Lewkowicz P, Kurnatowska A et al. Innate immune system is implicated in recurrent aphthous ulcer pathogenesis. *J Oral Pathol Med* 2003;32:475-481.
11. Hatemi G, Seyahi E, Fresko I et al. Behçet's syndrome: A critical digest of the 2013–2014 literature. *Clin Exp Rheumatol* 2014;32(4 Suppl):S112-S122.
12. Ohno S, Ohguchi M, Hirose S et al. Close association of HLA-Bw51 with Behçet's disease. *Arch Opthalmol* 1982;100:1455-1458.
13. Petrushkin H, Hasan S, Stanford MR et al. Behçet's disease: Do natural killer cells play a significant role? *Front Immunol* 2015;6:article 134.
14. Hamzaoui K, Bouali E, Hamzaoui A. Interleukin-33 and Behçet's disease: Another cytokine among others. *Hum Immunol* 2015;76:301-306.
15. Uzun S, Alpsoy E, Durdu M et al. The clinical course of Behçet's disease in pregnancy: A retrospective analysis and review of the literature. *J Dermatol* 2003;30:499-502.
16. Amagal M, Klaus-Kovtun V, Stanley JR. Autoantibodies against a novel epithelial cadherin in pemphigus vulgaris, a disease of cell adhesion. *Cell* 1991;67:869-877.
17. Amagal M, Karpati S, Prussick R et al. Autoantibodies against the amino terminal cadherin-like binding domain of pemphigus vulgaris antigen are pathogenic. *J Clin Invest* 1992;90:919-926.
18. Amagal M, Hashimoto T, Shimizu N et al. Absorption of autoantibodies by the extracellular domain of pemphigus vulgaris antigen (Dsg3) produced by baculovirus. *J Clin Invest* 1994;94:59-67.
19. Pan M, Zhu H, Xu R. Immune cellular recognition on autoantibody production in pemphigus. *J Dermatol* 2015;42:11-17.
20. Akhyani M, Chams-Davatchi C, Naraghi Z et al. Cervicovaginal involvement in pemphigus vulgaris: A clinical study of 77 cases. *Br J Dermatol* 2008;158:478-482.
21. Lo Schiavo A, Ruocco E, Brancaccio G et al. Bullous pemphigoid: Etiology, pathogenesis, and inducing factors: Facts and controversies. *Clin Dermatol* 2013;31:391-399.
22. Lynch PJ. Lichen simplex chronicus (atopic/neurodermatitis) of the anogenital region. *Dermatol Ther* 2004;17:8-19.
23. Ledger WJ, Polaneczky MM, Yih MC et al. Difficulties in the diagnosis of *Candida* vaginitis. *Infect Dis Clin Pract* 2000;9:66-69.
24. Schön MP, Boehncke WH. Psoriasis. *N Engl J Med* 2005;352:1899-1912.
25. Tasker GL, Wajnerowska F. Lichen sclerosus. *Clin Exp Dermatol* 2003;28:128-133.
26. Neill SM, Lewis FM, Tatnall FM et al. British Association of Dermatologists' guidelines for the management of lichen sclerosus 2010. *Br J Dermatol* 2010;163:672-682.
27. Ching-chi C, Kirtschig G, Baldo M et al. Systematic review and meta-analysis of randomized controlled trials on topical interventions for genital lichen sclerosus. *J Am Acad Dermatol* 2012;67:305-312.
28. Belfiore P, De Fede O, Cabibi D et al. Prevalence of vulval lichen planus in a cohort of women with oral lichen planus: An interdisciplinary study. *Br J Dermatol* 2006;155:994-998.
29. David L, Massey K. Plasma cell vulvitis and response to topical steroids: A case report. *Int J STD AIDS* 2003;14:568-569.

30. Parker LP, Parker JR, Bodurka-Bevers D *et al.* Paget's disease of the vulva: Pathology, pattern of involvement, and prognosis. *Gynecol Oncol* 2000;77:183-189.
31. Venning VA, Taghipour K, Mustapa MFM *et al.* British Association of Dermatologists' guidelines for the management of bullous pemphigoid 2012. *Br J Dermatol* 2012;167:1200-1214.
32. Malik M, Ahmed AR. Involvement of the female genital tract in pemphigus vulgaris. *Obstet Gynecol* 2006;106:1005-1012.
33. Lehman JS, Bruce AJ, Wetter DA *et al.* Reactive non-sexually related acute genital ulcers: Review of cases evaluated at Mayo Clinic. *J Am Acad Dermatol* 2010;63:44-51.
34. Saadoun D, Wechsler B. Behçet's disease. *Orphanet J Rare Dis* 2012;7:20.
35. International Study Group for Behçet's Disease. Criteria for diagnosis of Behçet's disease. *Lancet* 1990;335:1078-1080.
36. Meeuwis KA, de Hullu JA, Massuger LF *et al.* Genital psoriasis: A systematic literature review on this hidden skin disease. *Acta Dermatol Venereol* 2011;91:5-11.
37. Shaco-Levy R, Bean SM, Vollmer RT *et al.* Paget's disease of the vulva: A study of 56 cases. *Eur J Obstet Gynecol Reprod* 2010;149:86-91.
38. Anton C, da Costa Luiz AV, Carvalho FM *et al.* Clinical treatment of vulvar Paget's disease: A case report. *Clinics* 2011;66:1109-1111.
39. Frega A, Rech F, French D. Imiquimod treatment of vulvitis circumscripta plasmacellularis. *Int J Gynaecol Obstet* 2006;95:161-162.

ÍNDICE REMISSIVO

Números acompanhados pelas letras *f* em itálico e **q** em negrito indicam figuras e quadros respectivamente.

A

Ablação
  com *laser*, 140
Abscesso
  de Bartholin, *111f*
Aciclovir
  para herpes genital, **85q**
Ácido bórico, 42
  tratamento com, 43
Ácido láctico, 4
Alodínea, 140
Amsel
  critérios de, 49
Angioceratoma, 97, *97f*
Antifúngicos
  azólicos, 122
  tratamento com, 71
Atopobium vaginae, 23
Autofagia, 32
Azólicos
  prescrição de, 36
  uso prolongado de, 42

B

Bartholin
  abscesso de, *111f*
Beçet
  doença de, 80
Benjoim
  tintura de, 98

C

Cancro mole, 107
Candida albicans
  classificação, 29
  colonização, 29
    assintomática, 30
  espécies de, 29
  infecção por, 13
  vaginite por, 13, 21, 29, 117
Candidíase vulvovaginal, 29, 30, 71
  diagnóstico, 32
  imunologia, 30
  introdução, 29
  microbiologia, 29
  tratamento, 35
Captura híbrida II
  ensaio, 89
Carúncula uretral
  grande, *129f*
Células epiteliais
  vaginais
    imunidade das, 9
Chlamydia trachomatis, 13, 92
  tratamento para, **114q**
Choque térmico
  proteínas de, 10
Clindamicina, 54
  intravaginal, 70
Colposcopia, 91
Condiloma acuminado, 15, 90, 96
  descoberta de, *16f, 95f, 96f*
  diagnóstico de, 95
Culturas
  análises independentes de, 27
  obtenção de, 24

D

Dermatite atópica, 151, 157
  definição, 151
  diagnóstico, 152
  lesões, 152
Diabetes melito, 43
Doença de Beçet, 80, 150

Doença inflamatória pélvica
  terapia parenteral de, **114q**
Doença vulvar
  distúrbios dermatológicos causando, 149
    diagnóstico, 151
      distúrbios de descamação da pele, 151
    doenças erosivas e inflamatórias da pele, 155
    fundamentos, 149
    imunologia e microbiologia, 149
    lichen planus, 150
    lichen sclerosus, 150
    pemphigus, 151
    psoríase da vulva, 157
    tratamento, 157
    úlceras aftosas e doença de Beçet, 150
Doença vulvovaginal
  diagnóstico da, 13
    equipamentos necessários, 14
    exame físico, 15
    exame pélvico, 15
    foco do médico na paciente, 13
    história, 13
    introdução, 13
    testes de laboratório
      com demora nos resultados, 22
Doenças sexualmente transmitidas
  da vulva e vagina, 103
Donovan
  corpos de, *110f*
Donovanose, 105
  definição, 109
  sinais e sintomas, 109

E

Escabiose, 103
Esfregaço de Papanicolaou, 89
Esporos
  em preparação salina, *24f*
Exame
  físico, 15
  pélvico, 15
  vaginal, 16

F

Famciclovir
  para herpes genital, **84q**
Fluconazol, 39

G

Gardasil, 94
Gardnerella vaginallis, 62
Gestação
  microbiota vaginal durante a, 3

T. vaginalis na, 65
Gram
  coloração de, 22

H

Herpes genital, 77
  diagnóstico, 80
  fisiopatologia, 78
  imunologia, 79
  incidência do, 77
  introdução, 77
  microbiologia, 78
  tratamento, 83
    regimes de, **83q**, **84q**, **85q**
Herpes simplex virus, 15
Hifa(s)
  na preparação, *17f*
  solitária, 39
HIV, 13

I

Idade reprodutiva
  mulheres em, 2
Imiquimod
  creme de, 98
Imunologia vaginal, 7
  das células epiteliais, 9
  intercurso sexual e, 11
  proteínas de choque térmico, 10
  produção de anticorpos, 11
  receptores de reconhecimento padrão, **8q**
  resumo e conclusões, 11
Interferon gel, 100
Iodopovidine, 64
Itraconazol, 39

K

Klebsiella granulomatis, 105
KOH
  exame de, 51

L

Lactobacilli, 18, 51, 70
  crescimento de, 72
  na preparação, *19f*
Laser
  ablação com, 140
  no tratamento de verrugas cervicais, 99
Lichen planus, 150
  definição, 150
Lichen sclerosus, 150, 152
  causas, 150

definição, 150
início, 150
sintomas, 152
Linfonodos
   inguinais, 140
Líquido vaginal
   componentes do sistema imune no, **9q**

M

Máculas
   avermelhadas, 61
Metronidazol, 54
Microbiologia
   da vagina, 1
Microbioma
   humano, 1
   vaginal humano, 4
      análises do, 30
   vulvar, 3
Microbiota
   vaginal, **3q**
Molluscum contagiosum, 105
Monsel
   solução de, 98
Mycoplasma hominis, 60

N

Natural killer
   células, 9
Neisseria gonorrhoeae, 25, 104
   tratamento de, 106, **114q**
Nugent
   sistema de, 22, 49

P

Paget
   doença de, 155
      critérios de classificação, 156
      invasiva, 155
Papanicolaou
   esfregaço corado de
      T. vaginalis observada em, *63f*
Papilomavírus humano
   infecções genitais por, 89
      diagnóstico, 95
      imunologia, 93
      introdução, 89
      microbiologia, 92
      prevenção, 93
      tratamento, 98
Pediculosis púbis, 103
   esquema de tratamento para, **112q**

Pele
   descamação da, 151
   doenças erosivas e inflamatórias da, 155
Pemphigus, 151
   definição, 151
   lesões, 151
Penfigoide vulvar, 107
Piolho
   do corpo, *108f*
Polimorfismo genético
   testes de, 27
Prurido vulvar, 15
Psoríase, 152
   achados, 152
   da vulva, 157
   definição, 152
   diagnóstico, 152
   sintomas, 152

R

Reação em cadeia de polimerase, 90

S

Síndrome de vulvovestibulite, 137
Sistema de Nugent, 22, 49
Sistema imune
   modulação do, 10
Staphylococcus aureus, 70
Streptococcus pneumoniae, 25
Streptococcus pyogenes, 70

T

Testes
   de laboratório, 22
      coloração de Gram, 22
      de reação de cadeia de polimerase, 26
      de sonda de DNA, 26
      de polimorfismo genético, 27
Tinidazol, 62
Tintura de benjoim, 98
Trato genital
   inferior
      produção de anticorpos no, 11
Treponema pallidum, 92
Trichomonas vaginalis, 19, 52
   vaginite por, 59
      diagnóstico, 61
      genoma do, 59
      imunologia, 60
      introdução, 59
      microbiologia, 59
      tratamento, 62

U

Ulceração vulvar, 80, 107
  paciente com, *81f*
Úlceras aftosas, 150
  aspecto das, 151
  definição, 150
  sintomas, 151

V

Vagina
  microbiologia da, 1
    ácido láctico, 4
    características únicas do microbioma vaginal humano, 4
    do nascimento à puberdade, 1
    gestação, 3
    microbioma humano, 1
    microbioma vulvar, 3
    mulheres em idade reprodutiva, 2
    pós-menopausa, 4
    resumo e conclusões, 4
  microrganismos detectados na, **2q**
  outras doenças sexualmente transmitidas da, 103
    diagnóstico, 106
    introdução, 103
    microbiologia e imunologia, 105
    tratamento, 112
      esquemas de, **112q**
      terapia parenteral, **114q**
Vaginite
  aeróbica, 69
  inflamatória descamativa, 69
  por *Candida*, 47
  por *Trichomonas vaginalis*, 59
Vaginose
  bacteriana, 14, 47
    diagnóstico, 50
    exame microscópico, 48
    fisiopatologia da, 47
    imunologia, 50
    introdução, 47
    microbiologia, 48
    número de leucócitos em uma, 21
    quadro clínico, 48
    tratamento, 54
  citolítica, 69
    diagnóstico, 71
    imunologia, 71
    introdução, 69
    microbiologia, 70
    tratamento, 73
Valaciclovir
  para herpes genital, **84q**
Verrugas vaginais, 95
Vestibulodinia, *130f*, 137, *141f*
  diagnóstico de, 33, 140
  imunologia, 139
  introdução, 137
  limitada, *142f*
  microbiologia, 138
  tratamento, 142
    com gabapentina, 144
Vulva
  doença ulcerativa da, *104f*
  inspeção da, 33
  psoríase da, 157
Vulvite
  de células plasmáticas, 158
Vulvovaginite, 47
  aguda
    mulheres grávidas com, 40
  alérgica, 117
    diagnóstico, 119
    imunologia, 118
    introdução, 117
    microbiologia, 118
    tratamento, 121
  crônica, 41
  menopáusica, 125
    diagnóstico, 127
    imunologia, 127
    introdução, 125
    microbiologia, 126
    tratamento, 132
  por *Candida*, 29, 42
    diagnóstico, 32
  por excesso de bactérias, 29

W

Whiff test, 19, 61
  positivo, 20

Z

Zoon
  doença de, 158